U0378521

Practical Imaging of Brucellosis

实用布鲁氏菌病影像学

李宏军　郭　辉　主编

清华大学出版社
北　京

图书在版编目（CIP）数据

实用布鲁氏菌病影像学 / 李宏军，郭辉主编 .—北京：清华大学出版社，2022.7
ISBN 978-7-302-61080-9

Ⅰ . ①实…　Ⅱ . ①李…　②郭…　Ⅲ . ①布鲁氏菌病—影像诊断　Ⅳ . ① R516.704

中国版本图书馆 CIP 数据核字（2022）第 098181 号

责任编辑：周婷婷
封面设计：钟　达
责任校对：李建庄
责任印制：丛怀宇

出版发行：清华大学出版社
　　网　　址：http: //www.tup.com.cn, http: //www. wqbook. com
　　地　　址：北京清华大学学研大厦 A 座　　邮　　编：100084
　　社 总 机：010-83470000　　邮　　购：010-62786544
　　投稿与读者服务：010-62776969, c-service@tup.tsinghua.edu.cn
　　质量反馈：010-62772015, zhiliang@tup.tsinghua.edu.cn
印 刷 者：小森印刷（北京）有限公司
经　　销：全国新华书店
开　　本：210mm×285mm　　印　张：11.75　　字　数：338 千字
版　　次：2022 年 7 月第 1 版　　印　次：2022 年 7 月第 1 次印刷
定　　价：258.00 元

产品编号：096712-01

编 者 名 单

主　编　李宏军　郭　辉

副主编　张译徽　吴治胜　苟　丽　李　萍

编　者　(按姓氏拼音排序)

常玉山　新疆医科大学第一附属医院

苟　丽　新疆维吾尔自治区人民医院

郭　辉　新疆医科大学第一附属医院

韩金焕　新疆医科大学第一附属医院

何　雄　新疆医科大学第一附属医院

何元林　新疆医科大学第一附属医院

兰思琴　新疆医科大学第一附属医院

李　萍　哈尔滨医科大学附属第二医院

李宏军　首都医科大学附属北京佑安医院

李媛媛　新疆克拉玛依市中心医院

麦菊旦·提黑然　新疆伊犁州友谊医院

帕哈提·吐逊江　新疆医科大学第一附属医院

万　勇　哈尔滨医科大学附属第二医院

吴治胜　新疆医科大学第一附属医院

肖尊宇　哈尔滨医科大学附属第二医院

杨来红　新疆医科大学第一附属医院

于珊珊　哈尔滨医科大学附属第二医院

张译徽　新疆医科大学第六附属医院

主 编 简 介

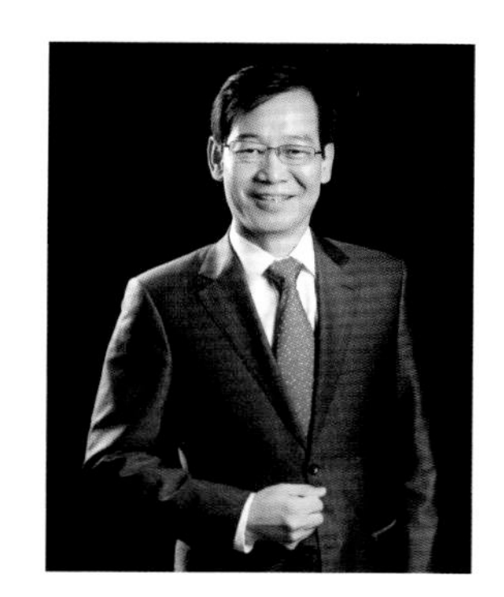

李宏军 医学博士、教授、主任医师、博士研究生导师，享受国务院政府特殊津贴专家。现任首都医科大学附属北京佑安医院医学影像学中心主任，首都医科大学医学影像学系副主任，*Radiology of Infectious Diseases*、*Radiology Science* 主编。北京市首批“十百千”卫生人才，北京市首批“215”高层次卫生人才学科（骨干）带头人。国家卫生健康委员会全国卫生健康技术推广传承应用项目放射学专业委员会主任委员，中华医学会放射学分会传染病学组组长，中国研究型医院学会感染与炎症放射学专业委员会主任委员。

主要从事感染与炎症放射学诊断工作。近年承担科技部重大研发项目、国际合作重点研发项目、国家自然科学基金面上及重点项目等 10 余项。主编教材 4 部，主编中、英文专著 40 余部，主译专著 3 部。代表性著作 *Radiology of HIV/AIDS* 和 *Radiology of Infectious Diseases* 1-2 分别于 2014 年和 2015 年获得年度“输出版优秀图书奖”，在 2017 年双双获得原国家新闻出版广电总局“图书版权输出奖励计划”普遍奖励。发表论文 200 余篇，其中 SCI 论文 60 余篇。获国家发明专利 2 项、知识产权登记 16 项。荣获中华医学科技奖等省部级奖项 9 项。

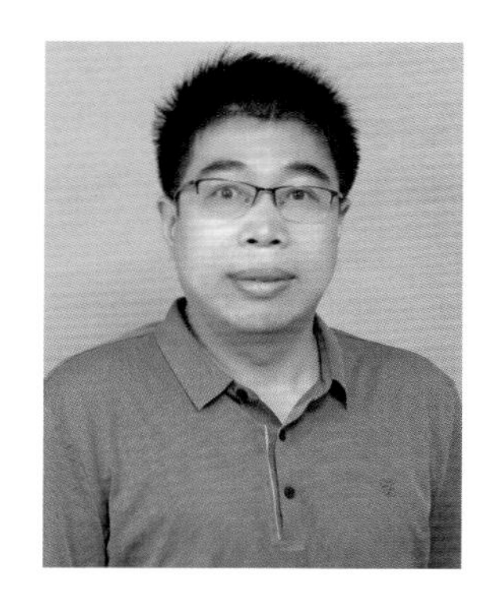

郭辉 主任医师、副教授、博士研究生导师。中华医学会放射学分会传染病学专业委员会委员，中国研究型医院学会感染与炎症放射学专业委员会委员，中国性病艾滋病防治协会感染（传染病）影像工作委员会委员，新疆维吾尔自治区抗癌协会肿瘤人工智能专业委员会委员，新疆医学会放射学分会骨与关节学组委员。《磁共振成像》及《中国组织工程研究》等审稿专家。发表论文 54 篇，其中 SCI 论文 7 篇。主持和参与课题 16 项。获新疆维吾尔自治区科技进步奖三等奖一项。

序

FOREWORD

近年来，医学影像学随着影像设备的发展而突飞猛进，X 线、CT 及 MRI 检查在临床诊疗工作中日益普及，影像学检查为循证医学提供重要、客观的诊断依据。影像学设备的不断更新，使医学影像学从解剖诊断向分子 / 功能影像诊断不断发展，这对影像医生提出了更多、更新、更高的要求，继续教育和终身学习已成为影像医生的责任。布鲁氏菌病是一种严重威胁人畜健康，对畜牧业产生危害的人畜共患性传染病。此病传染性较强，发病较急骤，严重者可导致死亡。对此，我们需要提高对其危害的认识，做好防治，同时要求医生在诊断时对布鲁氏菌病有一定了解，避免误诊。

医学是一门经验学科，除了需要认真努力地学习理论知识外，经验的积累也非常重要，医学影像专业更是如此。一位知识全面的影像医生，不仅要掌握本专业内各种影像技术的成像原理，还应该熟练地对不同成像结果进行综合分析，相互印证，有效地提高诊断的准确率。

该书编者为长期在临床一线工作的影像科医生，他们自身具有丰富的临床经验，运用多年来在临床的工作思维，以布鲁氏菌病为主线进行编写。该书内容包括较全面的布鲁氏菌病的临床资料、影像学表现等。读者在日常工作中遇到一些类似病例，可借助书中病例的诊断思路、分析方法，结合自己的病例特点，悟出诊断方向和得出结论。本书图文并茂，内容充实，不仅可供影像学专业医生使用，相信也可供相关科室医生使用。

本书文字精练、条理清晰，既紧扣临床需求，又结合当前基础研究热点，论述疾病的发生、发展的机制，综合临床和多种影像学表现，总结诊断要点，为读者提供了清晰的布鲁氏菌病影像学诊断思路，对我国的布鲁氏菌病诊疗水平的提高大有裨益。因而，我将此书推荐给广大读者，相信该书会为布鲁氏菌病患者的诊断和治疗提供帮助。

李宏军

2022 年 3 月

前言 PREFACE

布鲁氏菌是一种胞内寄生的病原菌，对哺乳动物具有较高的感染性和致病性，世界动物卫生组织将该病列为必须报告的动物疫病，我国将该病列为二类动物疫病。目前，《中华人民共和国传染病防治法》将布鲁氏菌病归类为乙类传染病。该病与我们熟悉的“非典”、“猪流感”、炭疽、艾滋病、狂犬病、乙肝等同属一类传染病。布鲁氏菌病不仅危害人民身体健康，同时影响畜牧业、旅游业、国际贸易及经济发展。

布鲁氏菌病是由各型布鲁氏菌引起的人畜共患的全身传染性及变态反应性疾病，此病可侵犯全身任何器官，以骨关节感染较为常见，最好发于脊柱，多数患者以腰痛就诊，其临床症状及影像学表现与脊柱结核等其他脊柱疾病相似，易引起误诊、误治。因此，熟悉此病的流行病学特点及影像学表现对正确诊断及治疗具有重要意义。

影像学技术的发展为我们认识布鲁氏菌病打开了新的窗口，使我们能够更深入地了解疾病的生理、病理变化，不仅仅从形态、功能上，还可从分子和基因层面对疾病的发生、发展和转归进行研究，为其诊断和治疗提供了可靠的工具和手段。例如，布鲁氏菌性脊柱炎影像学中 CT、MRI 有一定的特征性，CT 三维重建对骨质破坏及骨质增生显示清晰，而 MRI 对椎体破坏水肿、椎旁脓肿的观察敏感性高于 CT，两者结合对布鲁氏菌性脊柱炎有重要的诊断价值。

本书共两篇十一章，对布鲁氏菌病的概况、临床表现、发病机制及病理改变、实验室诊断、其他辅助检查等进行了较为全面的阐述，编写时力求涉及面广，内容有一定深度，在叙述上力求深入浅出，使读者易于理解和参考。本书可为影像学专业的学生提供学习参考，也对影像医学科的工作人员及相关研究人员有一定帮助。

本书撰写过程中，所有参与专家均认真仔细、严谨规范，数易其稿，反复修订、讨论并多次审核，但由于水平有限，仍可能存在疏漏和不足之处，恳请读者提出宝贵意见，以使本书趋于完善。

编　者

2022 年 3 月

目录 CONTENTS

上篇　总　　论

下篇　各　　论

上篇

总论

第一章　概　　述

第一节　布鲁氏菌病的发展历史

布鲁氏菌病（brucellosis）是由布鲁氏菌感染引起的，一种人畜共患的急、慢性传染 - 变态反应性疾病，属自然疫源性疾病，又被称为“地中海弛张热”“马耳他热”“波状热”等[1]。最早关于布鲁氏菌病的记录是在公元前 4 世纪，希波克拉底二世在他的《流行病》中描述：地中海沿海地区两例患者连续发热，约 120 天。从现有的科学知识及理论出发，认为上述两例地中海发热者最有可能与食用生牛奶或感染羊布鲁氏菌（*B. melitensis*）的绵羊食品有关。意大利维苏威（Vesuvius）火山爆发后，考古研究在古老的山羊标本中检测到布鲁氏菌，且在人类学检查显示，部分人群有与布鲁氏菌病一致的关节炎情况。1859 年，英国陆军外科医生杰弗里・马斯顿（Jeffery Marston）在患“马耳他热”康复后从医学角度仔细分析了该病。1860 年，Marston 对地中海弛张热做了系统描述，且将其与伤寒相区别。1886 年英国军医布鲁斯（Bruce）在马耳他岛从死于“马耳他热”的士兵脾脏中分离出“布鲁氏菌”，首次明确了地中海弛张热的病原体[2]。1897 年休斯（Hughes）根据地中海弛张热的热型特征，建议称“波状热”。为纪念 Bruce，学者们建议将该病取名为“布鲁氏菌病”。1897 年赖特（Wright）与其同事发现患者血清与布鲁氏菌的培养物可发生凝集反应，称为“Wright 凝集反应”，从而建立了迄今仍在使用的血清学诊断方法。

1897 年丹麦班（Bang）和 1912 年美国学者特劳姆（Traum）分别从流产母牛的羊水和猪流产胎儿分离到牛种布鲁氏菌和猪种布鲁氏菌（*B. suis*）。1920 年由迈耶（Meyer）将牛、羊和猪三种菌同归于布鲁氏菌属。1921 年南非的贝万（Bevan）和 1924 年基弗（Keefer），以及维维亚尼（Viviani）在意大利，埃文斯（Evans）在北美从患者身上分离到牛种和猪种布鲁氏菌，从而在流行病学上首次证实了病牛和病猪是人布鲁氏菌病的另两种传染源。1953 年，巴德尔（Buddle）发现了绵羊附睾中的布鲁氏菌（*Brovis*），1956 年，斯托纳（Stoenner）发现了沙林鼠布鲁氏菌（*Brmeotomae*），1966 年卡米歇尔（Carmichael）发现了犬种布鲁氏菌（*Br. canis*）[3]。

20 世纪 90 年代，从海豹、海豚、鲸和水獭等海洋哺乳动物中分离出两种布鲁氏菌，分离株具有完全不同于陆地哺乳动物源布鲁氏菌的表型和分子特征，分别命名为鳍足类布鲁氏菌（*Brucella pinnipediae*）和鲸类布鲁氏菌（*Brucella cetaceae*）。在 2008 年，德国和捷克科学家发现了田鼠种布鲁氏菌（*B. microti*）。科学家在 2008 年和 2009 年先后又报道一类新发现的布鲁氏菌种 *B. inopinata sp. nov.*，这个种目前发现了两株感染人（典型菌株 BO1 和不典型的 Brucella-like strain BO2）[4]。托拜厄斯・艾森伯格（Tobias Eisenberg）等在 2011 年从青蛙体内分离出疑似布鲁氏菌，可能是布鲁氏菌属一个新的种型[5]。2014 年从狒狒的宫颈拭子中分离到 *B. papionis*，但是否感染狒狒及对其他动物的致病性尚需进一步研究[6]。在对布鲁氏菌漫长的认知过程中，数位医学研究者或研究人员对布鲁氏菌的发现、认知做出了巨大的贡献。

布鲁氏菌病在我国也早已存在和流行，由于当时对该病认识水平有限，未能加以科学论述和命名。但对其临床表现和危害有一定了解，在我国古代医籍中对本病就有描述。我国关于布鲁氏菌病的确切记载是从20世纪初开始。布鲁氏菌病在我国流行范围广、危害严重，中华人民共和国成立后开展了全面系统防治。1955年《中华人民共和国传染病防治法》将布鲁氏菌病列为乙类传染病进行报告和管理[7]。我国首次报道在1905年，相关流行病学调查报告显示，重庆有两例。1916年在福建也发现1例布鲁氏菌病患者。1925年在河南发现4名印度侨民感染布鲁氏菌，并从患者血液中分离出羊种布鲁氏菌。1932年、1936年及1949年，谢少文先后在北京地区报告了29例布鲁氏菌病患者。1936年在内蒙古王爷庙发现109头牛中有21头流产，从流产牛胎儿中分离出2株牛种布鲁氏菌[8]。当时我国医疗资源薄弱且分布极不均衡，人民公共卫生意识较差，且我国为农业大国，多种复杂因素下，1960年前后布鲁氏菌病在我国人间流行情况较为严峻，尽管在20世纪70年代、80年代逐年下降，90年代初期基本得到控制，但现在随着病原菌的变异及人群流动范围明显扩大[2]，自2000年以后快速回升，人间布鲁氏菌病成为报告发病数上升速度最快的传染病之一[9]。2008～2017年布鲁氏菌病始终排在我国甲乙类法定传染病发病前十位[10]。2009年以来每年全国报告的病例数都超过35000例，2014年更是达到58142例，2015年全国发病59434例更是达到历史最高，2016年为47136例[11]。国家统计局统计结果显示，2017年我国布鲁氏菌病发病38554例，2018年为37947例，可以看出我国该病疫情自2015年后呈现出缓慢下降趋势。有研究认为，2011～2015年发病人数的升高可能与进入21世纪该病在世界范围内肆虐有关，2012年5月我国提出了全国布鲁氏菌病防治的2015年和2020年的阶段性目标，全国各地经过努力，到2015年防治工作初见成效，但形势依然严峻[12]。目前，全国各地呈现布鲁氏菌病发病率差异较大的现象，北方地区仍是我国的主要流行区。

新疆是我国五大牧区之一，也是布鲁氏菌病的高发区之一。1954年新疆首次报道了本土布鲁氏菌病病例后，1960年成立了布鲁氏菌病防治专业机构，1964年成立了畜牧相关组织机构，各级政府和机构始终贯彻“预防为主，防治结合”的基本方针，坚持政府主导、部门协调、全社会参与的工作机制，切实加强布鲁氏菌病防治工作，落实防控措施，使新疆人间布鲁氏菌病疫情于20世纪80年代逐渐下降，90年代基本控制。但2004年以后，人间布鲁氏菌病出现缓慢回升，尤其2010年以来，新疆畜间布鲁氏菌病监测阳性率呈现快速上升趋势，牛羊的布鲁氏菌病个体平均阳性率分别由2010年的0.52%和0.60%上升到2015年的2.05%和3.96%；同期，新疆人间布鲁氏菌病疫情亦呈上升态势，2015年和2016年全疆累计报告分别为发病8997例、发病率39.74/10万和发病8666例、发病率36.72/10万，与历年最高的2015年相比下降54.04%，但仍有92个县（市、区）报告布鲁氏菌病病例，发病率和发病人数位居全国第一，全疆94个县（市、区）有报告病例，覆盖率达97.92%。人类疫情2016～2019年连续下降，到2019年发病人数排全国第三位，新疆人类布鲁氏菌病疫情仍较为严峻[10]。

由此可见布鲁氏菌病防治相对困难，在我国发病形势尤为严峻。尽管我国对于布鲁氏菌病防治采取了积极的措施，但仍然面临着巨大挑战。

第二节　布鲁氏菌的类型

布鲁氏菌是布鲁氏菌病的病原菌，《伯杰氏系统细菌学手册》将布鲁氏菌归属为古生菌域，变形杆菌门，根瘤菌目，布鲁氏菌科，布鲁氏菌属。布鲁氏菌为革兰氏阴性短小杆菌，初次分离时多呈球状，球杆状和卵圆形，传代培养后渐呈短小杆状，一般光学显微镜下形态上难区分。光镜下观察猪种菌个体最大，牛种菌次之，羊种菌最小。菌体无鞭毛，不形成芽孢毒力菌株可有菲薄的荚膜，不产生外毒素，有毒性较强的内毒素（脂多糖）。在普通显微镜下观察常呈单个，极少数呈两个或短链状、串状排列，无特殊的排列[4]。

布鲁氏菌细胞膜是一个三层膜的结构，最外层膜含有脂多糖（lipopolysaccharide，LPS）、蛋白质和磷脂层[13]。根据 LPS 是否含有 O 链，将布鲁氏菌分为光滑型（smooth，S）和粗糙型（rough，R）2 种。光滑型布鲁氏菌主要具有 M（马耳他型）和 A（流产型）两种抗原，这两种抗原均为 LPS 抗原，在不同种布鲁氏菌的含量不同。除绵羊和犬种菌属于天然粗糙型外，其他种布鲁氏菌均属光滑型。

联合国粮食及农业组织 / 世界卫生组织（Food and Agriculture Organization of the United Nations，FAO/World Health Organization，WHO）布鲁氏菌病专家委员会根据宿主的亲嗜性，把布鲁氏菌分为 6 个经典种，即羊种布鲁氏菌（Brucella melitensis，又称“马耳他布鲁氏菌”）、牛种布鲁氏菌（Brucella abortus，又称“流产布鲁氏菌”）、猪种布鲁氏菌（Brucella suis）、绵羊附睾种布鲁氏菌（Brucella ovis）、沙林鼠种布鲁氏菌（Brucella neotomae）和犬种布鲁氏菌（Brucella canis）。根据血清型特征、抗菌素种类、染色的敏感性、培养时是否需要 CO_2、产生 H、S 情况以及代谢等生物学特性，布鲁氏菌的 6 个种又分为 19 个生物型，包括：羊种布鲁氏菌 3 个生物型（1，2，3 型）、牛种布鲁氏菌 8 个生物型（1，2，3，4，5，6，7，9 型）、猪种布鲁氏菌 5 个生物型（1，2，3，4，5 型），绵羊附睾种、沙林鼠种、犬种布鲁氏菌各 1 个生物型。1972 年，塔帕（Tapa）在猪种布鲁氏菌中增加一个粗糙型。2007 年英国科学家从海洋哺乳动物体内分离到鲸型布鲁氏菌（*B. ceti*）和鳍型布鲁氏菌（*B. pinnipedialis*）。2008 年，德国和捷克科学家又发现了田鼠种布鲁氏菌（*B. microti*）。随着不断的研究和探索，人类对布鲁氏菌的了解和发现更多。2008 年和 2009 年新发现了布鲁氏菌种 *B. inopinata sp. nov.*，2014 年分离出 *B. papionis*，但对其了解并不完全，需进一步研究，所以还未归类[14]。最终，原核生物系统学国际委员会小组明确建议布鲁氏菌为一个属，无论是古典或新发现的，目前仍视为不同的种。因此，目前布鲁氏菌属有 9 个种：羊种、牛种、猪种、绵羊附睾、犬种、沙林鼠种、鲸型、鳍型和田鼠种（更新于 2008 年 2 月）。其中对陆生动物具有致病性的有 7 个种：*B. abortus*、*B. melitensis*、*B. suis*、*B. ovis*、*B. canis*、*B. neotomae* 和 *B. microti*。对海洋动物具有致病性的有 2 个布鲁氏菌种：*B. ceti* 和 *B. pinnipedialis*。9 个已知的布鲁氏菌种中，可感染人类的有 5 个，对人致病性和侵袭力最强的是羊种布鲁氏菌（*B. melitensis*），其次为猪种布鲁氏菌（*B. suis*）、牛种布鲁氏菌（*B. abortus*）和犬种布鲁氏菌（*B. canis*）。20 世纪 90 年代，人们陆续从海豹、海豚、鲸及水獭中分离到布鲁氏菌，后经证实海洋生物种布鲁氏菌也可以传染给人类[15]。

很明显，分类学是动态进行着的，而不是静态的。准确地说，随着新发现布鲁氏菌的出现，对布鲁氏菌的分类是不断更新的。众多的资料显示依据宿主的亲嗜性和目前的生化鉴定作为布鲁氏菌种型的界定越来越显现了其局限性，根据 DNA-DNA 同源性高这一特性，将所有的布鲁氏菌全都归为 1 个种——羊种布鲁氏菌，较其他分型更为合理。当然，随着研究和发现的不断深入，相信对布鲁氏菌的认识更加清晰，将来每一株菌都在分类学上有其确切且准确的定位。

不同种类的布鲁氏菌大多具有不同宿主间交叉感染的能力，并具有极为明显的宿主危害倾向性[16]。经典种布鲁氏菌表现出明确的宿主范围（*B. melitensis* 感染绵羊和山羊；*B. abortus* 感染牛；*B. canis* 感染犬；*B. neotomae* 感染沙林鼠）。并且，动物发生交叉感染时，脱离天然宿主的布鲁氏菌，很难在非储存宿主和非偏好的宿主中永存。但是这种基于非常细微差别的分型，不可避免地带有主观倾向性。同时，特定宿主虽然对特定布鲁氏菌种易感，但并非绝对。*B. canis*（犬种）虽然主要是在其自然宿主犬中流行传播，但是有时也可引起人类疾病。尤其是 *B. suis*（猪种）表现极为明显（除 1 型和 2 型主要感染猪外，2 型可感染猪和野兔，4 型可感染驯鹿，5 型可感染野生啮齿类动物，而不单纯是猪），且除生物群 2 外，所有菌株均可感染人类。世界范围内布鲁氏菌的主要致病种为牛种、羊种和猪种，三种布鲁氏菌中，又以羊种的致病力最强，感染后症状较重，可引起暴发流行；牛种的致病力最弱，感染后症状较轻，甚至无症状，常呈散发。各菌株的致病力也不相同，羊种、猪种的强毒株的致病力强，而其弱毒株和牛种的各种毒株的致病力均弱。我国主要为羊种流行，其次为牛种，猪种仅存在于少数地区[17]。

羊种布鲁氏菌在野生动物的生态学范围与牛种和猪种布鲁氏菌相比是非常局限的[18]。虽然牛和其他反刍动物也可能感染羊种布鲁氏菌病，但小反刍动物是最主要的罹患动物。该种包含 3 个不同的生物群，对人畜均具有较强的致病力，因此被看作是最重要的布鲁氏菌病病原体。羊种布鲁氏菌可致成年山羊和绵羊流产和睾丸炎，延缓幼畜的性成熟。病畜生殖道排泄物是主要的传播媒介。

牛种布鲁氏菌有 8 个不同的生物群，主要感染牛，但也可以在骆驼、鹿、狗、马、山羊、绵羊等动物间传播。牛种布鲁氏菌主要导致奶牛流产、产后子宫炎以及胎儿病变，特别是纤维素性胸膜炎、心包炎和肺炎。公牛感染后可致睾丸炎、精囊炎和附睾炎，但一般不传播疾病。主要传播媒介为受污染的胎儿，胎膜，子宫分泌物等[19]。

目前，猪种布鲁氏菌病发病率有上升的趋势。前面提到，猪种除了感染家猪和野猪外，具有广泛的致病性。猪种布鲁氏病往往不会产生明显的临床症状，因此临床诊断非常困难。主要是生殖器以及骨骼和关节病变，如不孕症、流产、新生幼畜高死亡率、睾丸炎、关节炎、骨髓炎、骨炎和瘫痪性关节病。

绵羊附睾种布鲁氏菌感染绵羊，可致附睾炎、偶尔流产和新生幼畜高死亡率，也可能不出现临床症状。国际公认绵羊附睾种布鲁氏菌不感染人，但是最近的研究表明，在新疆地区分离的绵羊附睾种布鲁氏菌 019 株可以感染恒河猴，并会引发绵羊附睾种布鲁氏菌病的典型症状，证实可以感染灵长类，有潜在感染人的可能，可能是绵羊种的一个新发现生物型[5]。犬种布鲁氏菌病通过犬蛔虫感染家犬和野生食肉动物，很少感染其他家畜。可导致犬流产、无精子或畸形精子。此外，偶有犬种致人类疾病的报道。沙林鼠种布鲁氏菌分离于美国沙漠中生存的老鼠，目前还没有其他动物感染的病例报告。

第三节　布鲁氏菌的危害

布鲁氏菌是一种胞内寄生的病原菌，对哺乳动物具有较高的感染性和致病性，世界动物卫生组织（World Organization for Animal Health，OIE）将该病列为必须报告的动物疫病，我国将该病列为二类动物疫病[20]。《中华人民共和国传染病防治法》将布鲁氏菌病归类为乙类传染病，该病与我们更为熟悉的“非典”、“猪流感”、炭疽、艾滋病、狂犬病、乙肝等同属一类传染病[21]。布鲁氏菌还因具有存活力强、容易传播、治疗预后差等特点，曾被世界多个国家作为生物战剂来研究。据统计，全世界每年因布鲁氏菌病造成的经济损失近 30 亿美元，布鲁氏菌病对人类健康和畜牧业发展构成重大威胁[19]。世界上大多数国家有过布鲁氏菌病流行，发生过该病的国家和地区达到 170 多个，全世界 1/6～1/5 的人受到威胁。WHO 公布每年约有 50 万新发布鲁氏菌病病例，全世界该病患者有 500 万～600 万人[22]。全球有包括英国、荷兰、瑞典、日本、澳大利亚、加拿大等在内的 20 余个国家和地区经过数十年的努力，已经消除了布鲁氏菌病[23]，但对于发展中国家来说，布鲁氏菌病仍然难以控制。进入 21 世纪，布鲁氏菌病在世界范围内呈现回升趋势，不同国家或者同一个国家的不同地区，该病的发病率差别也很大。在亚洲，布鲁氏菌病分布广泛。

随着我国畜牧业的迅速发展，我国布鲁氏菌病发病率近年来呈增高趋势，由于该病防治相对困难，故而尤其需要正确认识其危害，采取准确而有效的手段防止布鲁氏菌病的流行和发生。

布鲁氏菌病主要感染巨噬细胞和胎盘滋养层细胞，在急性感染期，布鲁氏菌可侵袭胎盘绒毛膜的滋养层细胞，引起流产；持续感染时，布鲁氏菌可在生殖器官、乳腺和淋巴细胞定居；慢性感染时，布鲁氏菌可随乳汁排出。布鲁氏菌病危害是多方面的。

一、对人类健康的危害

研究表明，每年有1700万人由于传染病而死亡，其中有20%～30%是由于布鲁氏菌病感染而发生死亡[24]。人类被该病传染的风险较高，因为布鲁氏菌的传播途径繁多。①通过直接接触感染：该菌常在人们工作（饲养与管理或诊治动物，挤奶，剪毛，屠宰以及加工皮、毛、肉等，炊事，狩猎）、人类生活生产过程中直接接触了被感染的动物（流产胎儿）及其组织器官（如胎盘胎衣、肌肉）、体液（如血液、羊水）、分泌物（如乳汁、精液、脓液）、排泄物和被其污染的用具以及垫料、畜禽舍（圈）、草地等，而乘机通过有伤口的皮肤或眼结膜侵入体内造成感染。②通过消化道感染：此类传播主要是在人们食用了未经检疫、未经高温（烤、煮、涮）熟透的被布鲁氏菌污染的食品，如牛羊肉、内脏等，或饮用了被污染的水、生奶而经人畜消化道感染，造成危害。③通过呼吸道感染：被布鲁氏菌污染的飞沫、尘埃、气溶胶等随着人的呼吸而侵入呼吸道造成感染。这是该菌危害动物饲养管理员、兽医，特别是使用（免疫）布鲁氏菌苗的动物防疫员、皮毛加工工人、从事布鲁氏菌培养与检测及其疫苗生产等工作的实验室和工厂的相关人员，或在布鲁氏菌污染区里生活的居民等的主要途径。据报道，2019年底，兰州兽医研究所布鲁氏菌抗体阳性事件是典型的气溶胶经呼吸道感染的事件。吸血昆虫也是该菌危害人畜的重要生物媒介和（叮咬）感染途径。但人的感染几乎都是由接触感染动物所致，人与人之间的水平传播罕见。但也有报道哺乳期内的母亲可以感染婴儿，人与人之间可通过输血、骨髓移植以及性传播[25]。

人类布鲁氏菌病是一种全身性的疾病，临床表现复杂多变、症状各异，轻重不一，呈多器官病变或局限在某一局部，根据细菌寄生部位的不同，临床症状也是多变的[4]。男性通常容易引发睾丸感染，女性通常容易引发乳房、卵巢及子宫内膜等部位的感染，对孕期女性还容易造成流产。急性期主要表现为寒战、发热、多汗、头痛、游走性关节痛及肝脾大等；慢性期症状多不明显，表现为骨关节病及包括神经系统在内的多系统、多器官的损害，大部分患者会表现出神经 - 精神症状，此病病程较长，患病后复发率为6%～10%，常在3个月以内发生，可导致残疾及劳动力的丧失。临床上与感冒和风湿病的症状相似，感染后常常是缓慢发病，轻度感染者仅感到乏力、头痛、关节和肌肉酸痛或无任何自觉症状。本病在城市中少见，一般综合医院的医生很难想到或认识到这种病，容易造成误诊，延误病情。虽然布鲁氏菌病在急性期是可以治愈的，但如果感染后治疗不及时，数周或数月后可转为慢性，一旦转为慢性，治愈难度较大，也可能终生不愈[16]。当人类患上布鲁氏菌病后，劳动能力降低或减弱，并影响生育，给患者及家庭带来巨大的精神和经济压力。

二、对动物的危害

布鲁氏菌病可感染的生物种类繁多，上至高等动物的人类和灵长类，下至冷血动物的蛇、节肢动物的蝇和螨、啮齿类动物的小家鼠和黑线姬鼠，中间有家畜、家禽和一些野生动物等，共60多种动物可受其害[26]。畜类和禽类均为易感动物，蜱、螨、蝇、虻、蚤、臭虫、恙虫、蛇等都可能是其储存宿主或侵害的对象，都可不同程度地受害或成其帮凶（传染源或传播媒介），其中受害最严重的是羊、牛、猪、犬和人。牛、羊、猪等家畜感染该病后，症状一般大同小异，通常会表现为发热及结膜感染。对于母畜来说，若处于妊娠期，容易在2～8个月内引发流产，或导致生下来的幼畜体弱等。还容易导致子宫内膜炎乃至不孕不育。对于公畜来说，容易造成生殖系统感染，如睾丸炎以及关节炎等。同时，布鲁氏菌病还容易引发肢体尤其是关节等部位的感染，引发腹泻等肠道症状[27]。在被感染的动物中，大部分为隐性感染，只有少部分出现明显的症状[28]。因此患有布鲁氏菌病的动物不易被及时发现，增加了人类、畜类的感染风险，容易造成大规模疫情。

三、对社会安全与国家经济的危害

动物感染布鲁氏菌主要危害是受胎率下降、孕畜流产，会直接导致动物数量的减少，且病情严重者只能捕杀处理。有数据统计显示，绵羊患布鲁氏菌病后流产率为57.7%，牛布鲁氏菌病流产率为31.2%。我国过去动物布鲁氏菌病严重时期，每年牛、羊、猪感染有百万头之多，损失于流产的牛犊至少达5万头，因流产、空怀等原因造成每年幼畜少生105万～140万头，所造成的经济损失可达十几亿元[16]。且布鲁氏菌病在畜间主要易感对象是牛羊等草食动物，牛羊是人类优质奶产品、肉食品的主要提供者，如果将患有布鲁氏菌病或带有布鲁氏菌病病菌的牛羊及其产品流入人类肉食品消费市场，不仅影响牛羊猪等动物产品的对外贸易，给经济和发展造成严重损失和影响，而且将对人类健康造成极大危害。此外，布鲁氏菌病严重危害公共卫生安全。畜间布鲁氏菌病疫情可以通过多种方式传染给人类，一旦畜间布鲁氏菌病疫情暴发流行且人间、畜间防控措施落实不力，很可能造成人间布鲁氏菌病疫情的发生或流行，给人类社会带来生物灾难，严重危害公共卫生安全，影响社会稳定。例如2019年8月，广东省某县出现一起人间布鲁氏菌病暴发疫情。经三级疾控机构联合调查，核实为一起因饮用受羊种3型布鲁氏菌污染的生羊奶导致。共发现30例病例和6例隐性感染者，均为同一个镇的居民，无重症病例，经过积极救治未出现死亡病例[7]。

四、作为生物袭击病菌对国际安全的危害

布鲁氏菌具有在体内外环境中较强存活能力、容易气溶胶化、传染性强、杀伤范围大、难防难治等特点，因此，恐怖主义可把该菌作为生物战剂用来制造恐怖事件[4]。20世纪50年代中期，布鲁氏菌成为美军发展生物武器时率先尝试的细菌。美国试验性的细菌战项目主要研究三种布鲁氏菌：猪布鲁氏菌、牛布鲁氏菌、山羊布鲁氏菌。“二战”临近结束时，猪布鲁氏菌被率先开发。美国陆军航空队想要拥有生物作战能力，化学兵部队便在M114小炸弹里装了布鲁氏菌，这种小炸弹在“二战”期间爆炸后会传播布鲁氏菌病。但是在M114炸弹的运转试验中，美军发现，这种细菌稳定性差、保质期短。因此美国陆军航空队将它作为一种临时作战能力储备着。虽然国际上明确规定禁止使用细菌武器，然而一些国家却一直在研究和使用它。随着分子生物学和遗传重组等技术的发展，布鲁氏菌还可能被赋予新的致病特性，使其攻击性更强，因此，我国也应该加强对布鲁氏菌病疫情的监测，及时发现和处置可能出现的布鲁氏菌生物威胁。

总而言之，布鲁氏菌病对于牲畜和人类的危害都是巨大的。而最近几年，伴随着全国畜牧养殖业的发展，布鲁氏菌病疫情出现了逐年上升的趋势，波及范围越发广泛，动物发病数逐年增多，人间发病数也随之增高。人类布鲁氏菌病与动物布鲁氏菌病密切相关，呈一定的线性关系[29]。因此，应建立农业、卫生等多部门联动机制，并通过广播、电视、报刊、网络等多种途径，广泛宣传，提升公众对防控布鲁氏菌病重要性的认识，特别是相关从业人群的防护意识和能力，使其保持健康正确的工作和生活习惯，降低布鲁氏菌感染的概率。

参考文献

[1] 张鹏. 沈阳市某医院296例布鲁氏菌病临床病例分析[D]. 长春: 吉林大学, 2016.

[2] 高金华. 布鲁氏菌病在发展中国家的流行现状及防控措施 [J]. 青岛医药卫生, 2021, 53 (3): 214-216.
[3] 关团. 4 株布鲁氏菌弱毒株对小鼠毒力及免疫保护力的评价 [D]. 石河子: 石河子大学, 2014.
[4] 陈燕芬. 布鲁氏菌中国分离株遗传多态性研究 [D]. 长春: 吉林大学, 2012.
[5] 杨毅. 不同种型布鲁氏菌进化中基因获得与缺失研究 [D]. 北京: 中国人民解放军军事医学科学院, 2011.
[6] 韩文东, 瞿涤. 布鲁氏菌及其疫苗的相关研究 [J]. 中国比较医学杂志, 2020, 30 (2): 114-120.
[7] 任清明, 汪春晖, 杨义军, 等. 布鲁氏菌病的流行特点与防治对策 [J]. 中华卫生杀虫药械, 2020, 26 (2): 97-102.
[8] 齐景文. 布鲁氏菌病概述 [J]. 中国兽医杂志, 2004 (9): 50-53.
[9] 马旭, 马天波, 付益仁, 等. 2005—2015 年宁夏布鲁氏菌病流行现状及发病预测 [J]. 宁夏医科大学学报, 2017, 39 (10): 1163-1165, 1170, 1111.
[10] 木合塔尔・艾山, 何海波, 郃新平, 等. 新疆人间布鲁氏菌病防治 70 年历程 [J]. 疾病预防控制通报, 2020, 35 (6): 56-60, 67.
[11] 施玉静, 赖圣杰, 陈秋兰, 等. 我国南北方 2015—2016 年人间布鲁氏菌病流行特征分析 [J]. 中华流行病学杂志, 2017, 38 (4): 435-440.
[12] 康育慧, 崔咏梅, 曹文君. 2011—2017 年我国人间布鲁氏菌病发病的长期趋势和季节性研究 [J]. 中国卫生统计, 2018, 35 (6): 895-897.
[13] 胡剑飞, 崔步云, 关平原, 等. 布鲁氏菌外膜蛋白的研究进展 [J]. 疾病监测, 2010, 25 (5): 380-389.
[14] 孙涛, 赵宝, 冉红志, 等. 布鲁氏菌病病原学研究进展 [J]. 家畜生态学报, 2014, 35 (1): 85-87.
[15] 施旭光, 凌锋. 布鲁氏菌病研究进展 [J]. 浙江预防医学, 2014, 26 (6): 576-580.
[16] 赵凤菊. 布鲁氏菌病的流行情况及危害 [J]. 中国畜牧兽医文摘, 2011, 27 (2): 62-63.
[17] 张辉. 羊种布鲁氏菌感染胚胎滋养层细胞的分子机制研究 [D]. 石河子: 石河子大学, 2009.
[18] 崔丽瑾, 王兴龙, 王英超, 等. 野生动物布鲁氏菌病 [J]. 中国人兽共患病学报, 2010, 26 (3): 283-288.
[19] 李振波. 布鲁氏菌病的危害与个人防护措施 [J]. 农业工程技术, 2016, 36 (32): 58.
[20] 周莉, 候权书, 黄诚, 等. 布鲁氏菌病的危害与个人防护 [J]. 中国动物检疫, 2016, 33 (6): 52-54, 76.
[21] 饶慧丽, 邓楚瑶. 五分熟牛排引发的 "血案" [J]. 健康博览, 2021 (2): 36-37.
[22] 王艺娟, 曾中华, 李顺芳. 动物布鲁氏病危害及防控措施 [J]. 中国畜禽种业, 2017, 13 (4): 50-51.
[23] 范伟兴, 狄栋栋, 黄保续. 发达国家根除家畜布病的主要措施 [J]. 中国动物检疫, 2013, 30 (4): 68-70.
[24] 蒙晓雷, 崔捷. 人畜共患布鲁氏菌病的危害与防治 [J]. 畜牧兽医科技信息, 2021 (6): 51.
[25] 陈俊, 吴敏, 施永超, 等. 布鲁氏菌病的研究进展 [J]. 上海畜牧兽医通讯, 2014 (1): 24-25.
[26] 成岩, 白靓, 张树军. 我国布鲁氏菌感染的研究现状及展望 [J]. 内蒙古民族大学学报 (自然科学版), 2012, 27 (3): 343-346.
[27] 陈芬梅. 布病的危害诊断及其防治 [J]. 中国畜禽种业, 2019, 15 (5): 143.
[28] 李小明, 田波, 杨儒爱, 等. 布鲁氏菌病的危害及流行情况概述 [J]. 兽医导刊, 2019 (5): 29-30.
[29] 谢建华, 周莉, 汪子淳, 等. 羊肉产品中的布鲁氏菌污染及其风险传递调查 [J]. 中国动物检疫, 2017, 34 (5): 31-34.

第二章　病　原　学

第一节　布鲁氏菌的形态结构与理化特性

一、布鲁氏菌简介

布鲁氏菌又名“布氏杆菌”，是一类革兰氏阴性的短小杆菌，牛、羊、猪等动物最易感染，引起母畜传染性流产。人类接触带菌动物或食用病畜及其乳制品，均可被感染，发生波状热[1]。布鲁氏菌病广泛分布于世界各地。革兰氏阴性小球杆菌，两端钝圆，偶见两极浓染，一般长 0.4～1.5 μm，宽 0.4～0.8 μm。因开始是从羊身上发现该菌，故称之为“羊型”，之后又从牛流产的羊水中及猪胎儿中分离到该菌，故又定名为“牛型”“猪型”。随后人们逐渐将发现的布鲁氏菌分为 6 个种：根据生物学特性又将其分为 19 个亚型。包括：*B. melitensis*（羊种，主要感染绵羊和山羊种，包括 1，2，3 型），*B. abortus*（牛种，包括 1，2，3，4，5，6，7，9 型），*B. suis*（猪种，包括 1，2，3，4，5 型），*B. canis*（犬种），*B. neotomae*（沙林鼠种），*B. ovis*（绵羊附睾种）。最近又先后鉴定到 3 个新种 *B. microti*（田鼠型），*B. pinnipediae*（鳍型），*B. cetacea*（鲸型）[2]。近几年在海洋动物体内还分离到了 *B. pinnipedialis*（海豹和海象种）和 *B. ceti*（鲸、海豚和鼠海豚种），在田鼠中分离到了 *B. microti* 种[3]。其中，羊种、牛种及猪种 3 个种属最常引起人类布鲁氏菌感染。一般光镜下难以区分各种属布鲁氏菌的形态。每种布鲁氏菌蛋白质组的特异性导致了不同表型和宿主，但种属之间又表现出高度的种间同源性。

二、布鲁氏菌形态结构

布鲁氏菌菌属初次分离培养时多呈小球杆状，毒力菌株有菲薄的微荚膜，牛、猪布鲁氏菌经传代培养渐呈杆状，羊布鲁氏菌则不变。布鲁氏菌多为长 0.6～1.5 μm，宽 0.5～0.7 μm 的球杆菌或短杆菌。羊种布鲁氏菌较小，长 0.3～0.6 μm，近似球状，猪种布鲁氏菌和牛种布鲁氏菌长 0.5～1.5 μm，次代培养猪、牛种可呈杆状，羊种仍为球状。通常呈散在状态，很少成对或短链状排列。无鞭毛，无芽孢，光滑型有荚膜，常在细胞内寄生。它们多单独存在，很少成对或成团。布鲁氏菌形态稳定，在老龄培养物中可以多晶体形式存在。布鲁氏菌无鞭毛不运动、无菌毛、无芽孢、不形成真正的荚膜。布鲁氏菌革兰氏染色阴性，一般不发生两极着染。其抗酸性不强，却可以抵抗弱酸的脱色作用，而染成红色。用改良齐 - 内（Ziehl-Neelsen）染色，布鲁氏菌菌体染成红色，背景为蓝色。也可用荧光素或过氧化物酶标记的抗体结合物染色，若细胞内出现大量堆积物，发现弱抗酸性布鲁氏菌形态细菌或具有免疫特性着色的细菌，则可判定为布鲁氏菌病。

三、布鲁氏菌性质

1. 培养性质

布鲁氏菌为严格需氧菌。牛布鲁氏菌在初次分离时，需在5%～10% CO_2环境中才能生长，最适温度为37℃，最适pH为6.6～7.1，实验室常用肝浸液培养基或改良厚氏培养基。其营养要求高，生长时需硫胺素、烟草酸和生物素、泛酸钙等，甘油和复合氨基酸可以加速其生长。此菌生长缓慢，固体培养基48 h后才出现表面光滑的半透明圆形菌落，有时也可呈黏液样或硬皮样。而在液体培养基中，布鲁氏菌呈现均匀混浊生长。

2. 抵抗力

布鲁氏菌在自然界中抵抗力较强，在病畜的脏器和分泌物中一般能存活4个月左右，在水、土壤、粪便及皮毛上可存活数月，在食品中约能生存2个月。但是它对物理化学因素的抵抗力不强，自然日照下2 h左右即可杀死，对湿热环境的抵抗力很差，100℃环境下1～2 min就会死亡，而干热情况下100℃需10 min才可杀死。对低温的抵抗力强，对链霉素、氯霉素和四环素等均敏感，头孢菌素不敏感。

3. 生化特性

布鲁氏菌测定需用半固体培养基进行糖发酵试验。布鲁氏菌能分解糖类，但产酸较少，且各种分解糖类能力不一，不分解甘露醇，不产生靛基质，不液化明胶，不凝固牛乳，不利用枸橼酸盐，甲基红试验和V-P试验阴性，能还原硝酸盐成为亚硝酸盐，有些种、型可产生硫化氢；过氧化氢酶试验阳性，而以猪种活力最强，氧化酶试验除森林鼠种和羊种外均为阳性；能分解尿素，但各种尿素酶的活力不一。

4. 抗原结构

布鲁氏菌具有两种抗原成分：牛布鲁氏菌主要抗原成分（A）和羊布鲁氏菌主要抗原成分（M）。两种抗原在各种菌中含量不同，牛布鲁氏菌（Am）含A抗原多，含M抗原少。羊布鲁氏菌（aM）含M抗原多，而含A抗原少。可利用凝集吸收试验制备出单因子血清（单价A血清或M血清），供菌种鉴定之用。

5. 致病性

布鲁氏菌不产生外毒素，其内毒素是一种脂多糖，其中羊布鲁氏菌的内毒素毒力最强，猪布鲁氏菌次之，牛布鲁氏菌最弱。

第二节　布鲁氏菌的检测方法

一、布鲁氏菌分离与鉴定

布鲁氏菌的分离培养是诊断布鲁氏菌病的金标准，但由于血培养阳性率低，所以不作为布鲁氏菌病的诊断标准。目前多选用血清葡萄糖琼脂、胰蛋白大豆琼脂、法雷尔（Farrell）氏培养基培养患者血液、骨髓、脑脊液等。通过判断布鲁氏菌形态、染色、菌落形态、生长特性、氧化酶及过氧化氢酶试验及抗布鲁氏菌多克隆抗体玻片凝集试验来鉴定布鲁氏菌，柯氏染色虽然是布鲁氏菌的鉴别染色法，但在组织中细菌的形态不清晰，易与组织中的杂质混淆，不易判定，因此有一定局限性。虽然布鲁氏菌病急性期培养阳性率较慢性期高，但是由于布鲁氏菌的分离率比较低，容易污染，若应用抗生素，则分离效率更低；此外，分离所需要的时间较长，3～45天不等，往往不能做出及时诊断；又因为分离布鲁氏菌对环境和工作人员存在生物安全风险，因此分离培养不适合普遍应用。

二、血清学检查

布鲁氏菌病的血清学诊断技术种类较多，常用的有试管凝集试验（serum agglutination test，SAT）、缓冲布鲁氏菌平板凝集试验如虎红平板凝集试验（rose-bengal plate agglutination test，RBPT）、补体结合试验（complement fixation test，CFT）以及酶联免疫吸附试验（enzyme-linked immunosorbent assay，ELISA）等。

（1）血清凝集试验：SAT 或 RBPT 主要检测特异性 IgG。RBPT 常用于现场或牧区大群检疫，可以用于初筛，但是其特异性不高。SAT 是我国布鲁氏菌病诊断的法定方法，敏感性较高，主要用于布鲁氏菌病的早期诊断，也可用于检测人畜布鲁氏菌病疫苗免疫后机体血清抗体，但该法操作相对繁杂、费时，不适于现场采用。当滴度为 1∶100 及以上或病程一年以上滴度 1∶50 及以上；或半年内有布鲁氏菌疫苗接种史，滴度达 1∶100 及以上者有诊断意义。研究发现，SAT 结果阳性滴度越高，患者肝功能异常比例越高，可能与诱导机体免疫反应强弱有关。

（2）CFT：CFT 是目前诊断布鲁氏菌病最准确、应用最广泛的技术之一，方法是用已知抗原检测相应抗体或用已知抗体检测相应抗原，一般 1∶10 及以上即为阳性。特异性及敏感性均较高，但由于实验条件要求较高，故较难在基层医疗站实施。综上所述，在初筛阶段可以选用 RBPT 方法，但随后要选用 SAT 或者 CFT 确诊。

（3）ELISA：ELISA 方法是继血清凝集试验及补体结合试验后新兴的检验方法，因其简单、快速、稳定、安全及污染少、易于自动化操作等特点，ELISA 法可以适用于多种情形，既可用于初筛，又可作为确定检测。它的缺点在于操作较烦琐，且对实验环境要求较高，需要一定的仪器，不宜用作流行病学调查或者是快速诊断。

（4）胶体金免疫层析技术（colloidal gold immunochromatography assay，GICT）：GICT 是近年发展起来的新型标记技术。与前面所述多种血清学诊断方法相比，其敏感性及特异性均较强，且操作更加简便，血清样本需求更少，因此正逐渐成为布鲁氏菌病防治过程中的一种新检测手段[4]。

三、分子生物学检测

1. 基因探针技术

最早于 1996 年，有团队用扩增的高度保守序列制备探针，准确地检测布鲁氏菌病患者的血清和阴性血清。2000 年，另一个团队以流产布鲁氏菌 16SrRNA 序列制备荧光核酸探针，通过分离 9 种不同种属的布鲁氏菌及其他非布鲁氏菌进行杂交检测最后成功分离，表明布鲁氏菌 16SrRNA 全菌杂交技术在布鲁氏菌检测、鉴定中是非常有价值的诊断方法。阿克塞尔（Axel）等人利用 PCR-RFLP 技术发现了两种主要外膜蛋白基因的多态性即 Omp2 基因的差异，以 Omp2a 和 Omp2b 为探针进行杂交或 RFLP 分析，可以对不同布鲁氏菌进行分型及诊断。南希（Nancy）等人利用布鲁氏菌 16s-23srRNA 间隔区中有一段 800 bpDNA 的保守序列设计布鲁氏菌特异性引物和核酸探针，通过巢式 PCR 法，检测奶中布鲁氏菌的含量。基因探针技术不仅开创了分子生物学检测布鲁氏菌的先河，也同时与 PCR 技术检测相联系，提供了更多的检测思路。

2. 聚合酶链式反应（polymerase chain reaction，PCR）技术

由于在不同种属的布鲁氏菌中均存在重复基因，因此可采用 PCR 技术即针对各种属布鲁氏菌应用不同的引物，扩增其保守重复的基因单元 IS711。人们又在不同种属的基因组中发现了位置数目各不相同的基因单元 IS6501，从而设计出 IS6501 锚定 PCR 法，可用于区分不同种属的布鲁氏菌。在 21

世纪初，许多人都对 PCR 技术检测布鲁氏菌进行了改革，2004 年，王丽等[5]通过提取抗凝全血和血清中的 DNA 进行扩增。2005 年，邱昌庆[6]等建立了只扩增布鲁氏菌 DNA 的乳牛原乳中布鲁氏菌外膜蛋白 25 ku 基因套式聚合酶链反应检测技术。该方法可以排除同样能引起乳牛流产的鹦鹉热衣原体、弓形虫、胎儿弯杆菌 DNA，从而大大提高了检测精度。2007 年，杨莲茹根据编码牛种布鲁氏菌外膜蛋白的基因设计引物，证明了该引物对引起奶牛布鲁氏菌病的多种属布鲁氏菌均有检测意义。2008 年，姜风华等人设计出 PCR 快速检测方法；钟旗等人则将布鲁氏菌与大肠埃希菌、金黄色葡萄球菌等常见病原菌进行对照，建立起了有很高特异性和敏感性的布鲁氏菌病快速诊断方法[7]。

3. 实时荧光定量技术

实时荧光定量技术是一种联合光谱技术与计算机技术的精确检测技术。该技术的原理是 PCR 的扩增产物和荧光信号同时产生。2006 年李光辉以布鲁氏菌核周质蛋白的 BCSP31 基因设计了引物 Taqman 荧光探针，从而成功设立布鲁氏菌属荧光定量 PCR 检测方法[8]。该方法较普通的 PCR 技术进一步提高目的基因检测的特异性及灵敏度，其检测成本也较高，因此目前还不适用于基层检测，但日后可能有望取代目前主流的检测手段。

第三节　布鲁氏菌的基因结构

一、布鲁氏菌的基因结构

布鲁氏菌属中基本均为两条染色体，仅猪种 3 型中 686 株含一条染色体。人们通过脉冲电场凝胶电泳方法确定了布鲁氏菌的基因组大约为 3.3 Mbp。其中大染色体为 2.1 Mbp，含一个复制起始区；小染色体约 1.2 Mbp，含一个质粒复制功能区。最早于 2002 年第一株布鲁氏菌羊种 16 M 株的基因序列公布，后来又公布了猪种布鲁氏菌 1330 株。它们基因组中大部分完全相同（>90%）。由于布鲁氏菌是胞内寄生菌，因此同其他病原菌相比，布鲁氏菌无明显的毒力因子或磷脂酶。剩下微小的差异基因，例如一些遗传标记，如Ⅳ型分泌系统，另外还有编码一些细菌表面的蛋白基因，如外膜蛋白、膜转运蛋白等。布鲁氏菌临床株的外膜蛋白中的多样性可能是由于宿主选择造成，因为外膜蛋白在感染中首先与细胞结合、黏附以及附着。基于 Omp2a、Omp2b 和 Omp 31、Omp25 等编码外膜蛋白多样性基因的研究，发现了一种限制性片段长度多态性多聚酶链式反应，可以在临床上提供鉴定布鲁氏菌和区分布鲁氏菌各典型菌株以及其亚型的方法。关于布鲁氏菌族宿主偏好性、毒力和感染周期等差异，鉴于它们基因序列的高度相似性，可能是其保守 DNA 中的一些微小差异或保守基因差异表达造成的，而不是由于其独特的染色体 DNA 结构造成的。

比较发现两株牛种基因组，只存在 12 个基因差异。针对布鲁氏菌宿主偏好性的选择可能与 3 个种的毒力保守基因和种特异基因的失活有关，它们可能通过影响转录调节和外膜蛋白，从而推动了物种进化及宿主选择的差异。大量基因缺失影响代谢过程，失去合成和储藏能量的能力，如糖原、多聚羟酸盐等被认为是布鲁氏菌为适应胞内低养料、低氧环境所做出的反应。

对比羊种、牛种及猪种，研究发现：羊种、猪种和牛种中有一个大而特殊的遗传岛，位于猪种、羊种小染色体，编码转化功能有关的同系物和噬菌体相关的基因。噬菌体相关区域内有很大比例基因暴露在细菌表面，因此推测这些区域导致了布鲁氏菌在宿主选择性以及疾病表现形式上的不同。牛种的 1、2 以及 4 型的小染色体中有一个大的倒位，其小染色体中包含一个质粒复制起点，还有一个大的转座子用于编码氨基酸、二肽和糖基转运，其中包括至少两个遗传岛编码噬菌体相关蛋白。人们推测牛种的Ⅱ号染色体以及许多基因是布鲁氏菌通过水平转移获得，也可能其中的某些基因和质粒复制位点是同时获得的。

布鲁氏菌中的IS是基因组不稳定性和多样性的来源之一，还有不同种类的重复序列，而这些序列的积聚、分布以及功能等研究还不清楚。IS与重复序列共同作用，通过在基因组及染色体中移位引起基因重新配对，或是稳定mRNA的方式，直接或间接导致布鲁氏菌的基因多样性。由IS引起的遗传差异可能是某些IS直接插入造成，因为大多数IS并不是随机，而是在靶序列中发生移位。布鲁氏菌中遗传差异来源于一些独特基因移位，如插入序列IS 711/IS 6501在布鲁氏菌祖先中就存在，而且有相同的复制数。有研究发现：牛种IS 711基因有流动性，牛种的1型2308和RB51与牛种标准株544相比有更多的IS 711复制数。牛种S2308中有两个直接串联的IS 711复制。在粗糙型RB51选种中再一次诱导了IS 711的流动，因此针对IS 711复制数的PCR手段为区别临床感染还是疫苗株接种提供了有效的临床诊疗措施。布鲁氏菌种典型的重复序列包括Bru-RS1和Bru-RS2序列，Bru-RS1序列是IS 711插入的热点。它们类似于肠杆菌基因间重复共有（enterobacterial repetitive intergenic consensus，ERIC）序列和基因外重复回文（repetitive extragenic palindromic，REP）序列。Bru-RS1和Bru-RS2两个序列同ERIC一样，发生在非编码区域而不是DNA序列中。Bru-RS中二者有65%的相似，在两侧存在倒位重复，这就导致了Bru-RS1中有一个8 bp的正向重复的70 bp序列和8 bp的反转重复顺序的38 bp序列。而Bru-RS2中有一个相似的结构，它们的反转重复序列较短，仅有6 bp。然而在Bru-RS2左侧末端有17 bp正向重复81 bp序列，同时左侧末端形成一个40 bp的内部正向重复。Bru-RS1和Bru-RS2都有多个重复序列5′-GAAA-3′，显示为稳定的RNA发夹[9]。可能是由于这些因素高度的重现性，容易使DNA结构被打断。目前对布鲁氏菌的基因测序仅限于部分临床株及疫苗株，随着临床分离株基因组测序数量的增加，可以在分析全基因组多态性的研究中更加深入。

二、布鲁氏菌的传播

1. 布鲁氏菌病的流行病学调查

布鲁氏菌病遍及世界各地，以中东、西亚和南美洲最多[10]，我国主要在内蒙古及西北牧区流行。传染源以牛、羊和猪等家畜为主，布鲁氏菌病往往先感染家畜或野生动物，随即传染给人类，目前尚未有确切的证据证明患者可作为传染源传染给其他人，也没有关于家庭及医院内相互感染等人传人实例报道，因此人作为传染源的意义不大。布鲁氏菌病一年四季均可发病，一般晚冬和早春开始发生，夏季进入发病高峰期，秋季以后发病逐渐下降。其中，农村高发于城市，牧区高发于农区，流行地区如内蒙古、黑龙江、山西等省、自治区在发病高峰季节可呈暴发和流行之势。人群普遍易感，男性多于女性，以青中年为多，与其职业有关[11]。布鲁氏菌病患者免疫力较弱，因此重复感染者较多。

2. 传播环节

1）传染源

布鲁氏菌的储存宿主有很多。目前为止，人们发现有超过60种动物家畜、家禽、野生动物、驯化动物均可以作为布鲁氏菌的储存宿主。因此布鲁氏菌病往往是从家畜或野生动物中传播，随后波及人类，是人畜共患的传染病。疫畜是布鲁氏菌病的主要传染源，在我国北方主要以羊为传染源，而南方主要以猪为传染源。

2）传播途径

布鲁氏菌大致有三种传播方式：接触体表黏膜、通过消化道及呼吸道传播。常人的感染途径多是与自身职业、日常接触或是生活习惯有关。①接触：是最主要的传播途径，多发生于从事如饲养放牧、接产牛羊等相关职业的人，尤其是在接产时，布鲁氏菌的传播概率很大。②消化道：多发生于喜饮生乳或居住于牧场附近的人群。常于进食带菌生奶、奶制品或饮用被污染水源致病。③呼吸道：于吸入被布鲁氏菌污染的飞沫、尘埃致病。同样易发生于牧民等人群。④其他：有研究表明，人布鲁氏菌病还与输血、骨髓移植、母乳喂养、性行为相关[12]。

3）易感人群

某些人有更高的感染风险（职业相关），如兽医、实验相关研究人员、屠宰场工人、农民[1]。人对布鲁氏菌属中的大多数细菌都是易感的，值得注意的是，病后或疫苗接种后仅能获得不牢固的免疫力，所以布鲁氏菌病容易复发。

4）易感因素

自然因素：气候因素是最关键的因素。生存气候恶劣或是饮食情况较差等因素都会导致病畜抵抗力下降，从而导致布鲁氏菌增加在畜类之间的传染机会；对人来说，恶劣的天气影响人的身体健康和免疫功能，也更易导致布鲁氏菌从病畜传播至人。其他因素如卫生情况不好，但随着时代进步，这种情况已经越来越少。

5）人群分布特点

男女发病比例约为 2.9：1，发病年龄以青中年为主，可能是因为青中年人与畜类有更多的接触机会[13]。在我国北方、东北及西部，农民和牧民的发病率较高。在南方及城市地区，也可见其他职业的报告病例。近几年来，可见许多临床或实验室获得性布鲁氏菌病报告病例[14]。自 1905 年我国首次在重庆报告两例布鲁氏菌病以来，现全国除澳门、台湾外的所有省级单位均有布鲁氏菌病的感染报告。

6）发病季节

本病一年四季均可发病。羊种布鲁氏菌病流行区有明显的季节性高峰。我国北方牧区人间发病高峰在 4～5 月。夏季剪羊毛和乳制品增多也可出现一个小的发病高峰。猪种布鲁氏菌病和牛种布鲁氏菌病流行区发病季节性不明显。

参考文献

[1] TAJDINI M, AKBARLOO S, HOSSEINI S M, et al. From a simple chronic headache to neurobrucellosis: a case report [J]. Med J Islam Republic Iran, 2014, 28 (12) : 22-25.

[2] ROSS H M, JAHANS K L, MACMILLAN A P, et al. Brucella species infection in North Sea seal and cetacean populations [J]. Vet Rec, 1996, 138 (26): 647-648.

[3] SCHOLZ H C, HUBALEK Z, SEDLACEK I, et al. Brucella microti *sp. Nov*, isolated from the common vole Microtus arvalis [J]. Syst Evol Microbiol, 2008, 58 (2): 375-382.

[4] 朱明东, 杨蓉, 洪林娣, 等. 快速诊断布鲁氏菌病胶体金免疫层析法的建立 [J]. 中国卫生检验杂志, 2008, 18 (7): 1344-1345.

[5] 王丽, 马国柱. PCR 技术用于布鲁氏菌病的诊断研究 [J]. 中国地方病防治杂志, 2004, 19 (2): 65-67.

[6] 邱昌庆, 曹小安, 杨春华, 等. 乳牛布鲁氏菌病病原 DNA 快速检测技术的研究 [J]. 中国兽医科技, 2005, 35 (2): 85-89.

[7] 钟旗, 范伟兴, 吴冬玲, 等. 布鲁氏菌 VirB8-PCR 方法的建立 [J]. 中国人兽共患病学报, 2008, 24 (1): 50-54.

[8] 李光辉. 布鲁氏菌荧光定量 PCR 快速检测方法的建立及检测试剂盒的组装 [D]. 长春: 吉林大学, 2006.

[9] 钟志军, 汪舟佳, 杜昕颖, 等. 布鲁氏菌比较基因组学研究进展 [J]. 中国人兽共患病学报, 2011, 27 (4): 346-350.

[10] ATLURI V L, XAVIER M N, DE JONG M F, et al. Interactions of the human pathogenic brucella species with their hosts [J]. Annu Rev Microbiol, 2011, 65: 523-541.

[11] 王复昆, 李建伟. 布氏杆菌病 187 例流行病学调查及临床特点分析 [J]. 中国医药科学, 2013, 39 (15): 67-68.

[12] MELTZER E, SIDI Y, SMOLEN G, et al. Sexually transmitted brucellosis in humans [J]. Clin Infectious Diseases, 2010, 51 (2): 12-15.

[13] 廖雅丽, 张哲林, 任彩云, 等. 布氏杆菌病研究进展 [J]. 内蒙古医科大学学报, 2015, S1: 5.

[14] TRAXLER R M, LEHMAN M W, BOSSERMAN E A, et al. A literature review of laboratory-acquired brucellosis [J]. Clin Microbiol, 2013, 51 (9): 3055-3062.

第三章　流 行 病 学

第一节　布鲁氏菌病的流行概况

一、世界布鲁氏菌病疫情概况

布鲁氏菌病流行十分广泛，几乎遍及全世界。该病被 OIE 规定为强制性报道疫病。虽然很多国家提出控制布鲁氏菌病的规划和成熟的技术方案，取得一定效果，但迄今为止还无法彻底根除这种疾病。据统计，每年有 50 余万新发布鲁氏菌病例出现。世界各地的人布鲁氏菌病发病率波动较大。已有 170 多个国家和地区报告有人、畜布鲁氏菌病疫情的发生，而在一些国家年发病率甚至超过 10/10 万。布鲁氏菌病的流行地区有地中海地区、东欧、中东、非洲、中南美洲、亚洲，欧洲疫情最轻。布鲁氏菌病时有暴发，如保加利亚、墨西哥、秘鲁、地中海区域、韩国均有暴发，甚至非流行地区马来西亚也有发生。

世界上畜间布鲁氏菌病以牛最多，牛的布鲁氏菌病疫情主要集中在非洲、中美洲、南美洲、欧洲南部及东南亚等地 100 余个国家和地区。羊的布鲁氏菌病疫情主要在非洲和南美洲的 50 余个国家和地区。猪的布鲁氏菌病流行主要集中在美洲、非洲北部和欧洲等 30 余个国家和地区。人类布鲁氏菌病发病率超过 1/10 万的有美国、俄罗斯、意大利、西班牙、墨西哥等 19 个国家。在亚洲，发病率以伊朗为最高，人类发病率较高并且几乎各种家畜都有布鲁氏菌病流行。我国也是布鲁氏菌病疫区，近几年也有疫情回升的趋势[1]。

二、我国布鲁氏菌病疫情概况

我国的古代医书《内经》《金匮要略》《伤寒论》《温病条辨》等均有类似布鲁氏菌病的临床症状体征描述。1905 年博纳（Boone）于重庆报告两例布鲁氏菌病患者，1916 年福建也发现了 1 例布鲁氏菌病患者。河南省最早有关布鲁氏菌病的报道见于 1925 年，曾有 4 名印度侨民在河南焦作因饮用山羊奶而患布鲁氏菌病，并从患者血液中分离出羊种布鲁氏菌。谢少文于 1932 年、1936 年和 1949 年先后在北京地区报告了 29 例布鲁氏菌病患者。1936 年，在内蒙古首次从流产牛胎儿中分离出 2 株牛种布鲁氏菌。

人布鲁氏菌病以 20 世纪 50 年代、60 年代最为严重，发病率均超过 1/10 万。20 世纪 70 年代后疫情有所下降。1992 年全国报告新发病例数仅 219 例。发病率为 0.02/10 万。自 1995 年开始发病率呈上升趋势，并逐年递增。1996～2004 年发病率为 0.09/10 万～0.88/10 万。2005 年新发病例数 18416 例，发病率达到 1.5/10 万，首次超过 1/10 万。2008 年，全国报告新发病例数 27767 例，发病率为 2.15/10 万，比 2007 年同期上升了 40.07%，首次超过中华人民共和国成立以来的历史最高水平。进入 2000 年以后，布鲁氏菌病报告新发病例由1993年的326例（发病率为0.028/10万）上升至2015年的59434例（发病率4.183/10万），波及范围不断扩大。据原卫生部2006～2011年“全国法定传染病报告发病、死亡统计表”显示，这6年布鲁氏菌病发病数依次为19013人、19721人、27767人、35816人、33772人和38151人。尤其2008年至今，布鲁氏菌病发病率上升迅速，老疫区重现疫情的同时，不断出现小规模疫区，这给疫情的预防与控制带来巨大的挑战。布鲁氏菌病疫情呈地区性和季节性暴发，且人和家畜发病率连年增加，发病从牧区转向非牧区，从农村转向城市，甚至南方一些省市也成为流行地区[1]。

布鲁氏菌病在我国绝大多数省、自治区、直辖市有不同程度的发生和流行，范围已波及全国28个省、自治区、直辖市。之前报道发病率居前十位的依次为内蒙古、山西、黑龙江、河北、吉林、陕西、河南、辽宁、新疆、山东。1994～1996年，山西、西藏、新疆、辽宁、内蒙古、吉林等10个省、自治区人间布鲁氏菌病疫情出现大幅上升。动物布鲁氏菌病在我国28个省、自治区、直辖市都曾有过流行，感染的家畜和野生动物有20余种，畜间疫情以20世纪60年代较重，以后出现下降趋势，到90年代疫情开始上升。据不完全统计，20世纪90年代之前人畜间疫情报告存在一定程度的分离现象。近几年来，我国布鲁氏菌病病例主要分布于内蒙古、山西、黑龙江、新疆、河北、辽宁、吉林和宁夏等省、自治区[2-3]。

第二节　布鲁氏菌病的传染源

人和诸多动物对布鲁氏菌均易感，其中以牛、羊、猪的易感性最高，不仅是动物布鲁氏菌病的主要传染源，也是人间布鲁氏菌病的主要传染源。马、犬、鹿、骆驼、北极狐和貂，部分鼠类等小型啮齿动物以及海洋动物也是易感者，这些携带布鲁氏菌的动物和患病动物都是本病的传染源，由于其自然疫源性，难以根除传染源。据不完全统计，世界上有近60种野生动物对布鲁氏菌侵袭可产生不同的血清学反应，而布鲁氏菌能寄生在近30种野生动物体内。由此可见，除了家畜以外，野生动物的布鲁氏菌病也广泛存在。野生动物不仅可以长期带菌或传播，也可造成新的自然疫源地，成为地区间生物相互传染流行的重要因素之一[1, 4]。

布鲁氏菌病的传染源较多，除患者暂定不作为有意义的传染源外，其他患病家畜的污染物、排泄物、流产物等均为有意义的传染源。其中，患病母畜的流产物有很强的传染性。患病的猪、牛、羊的粪便以及流产物里面往往都含有很多的布鲁氏菌。一项检测发现，羊由于感染布鲁氏菌而导致流产，其乳汁里的菌量会达到3×10^4个/mL，携带病菌的时间往往长达2年多。还有一些染病动物会终生携带此菌，其次是受感染动物的产品，如生乳、肉等均具有一定的传染性。人传染人较为少见，因此患病的人不作为布鲁氏菌病的主要传染源。

不同动物在不同国家和地区作为传染源的重要性不同。世界上有些地区曾经以牛种流行为主。由于近年对感染的牛采取了根除计划，显著控制了牛种布鲁氏菌病的流行，感染的羊和猪作为布鲁氏病的传染源的地位日益突出。在我国北方大部分地区，羊和牛为主要传染源。牛、羊布鲁氏菌病多呈流产、不育、死胎、睾丸炎、关节炎等症状，尤其在每年春夏交配之际，传播及流行有明显起伏趋势。南方地区则以猪为主要传染源[2]。

第三节　布鲁氏菌病的传播途径

布鲁氏菌侵袭力强，可经多种途径侵入人体，包括消化道、呼吸道，也可以通过眼结膜、皮肤和黏膜的接触传播，甚至可以通过吸血昆虫进行传播。通常，职业和饮食习惯等与布鲁氏菌病感染途径密切相关。布鲁氏菌病往往先于家畜或野生动物中传播，随后波及人类。布鲁氏菌病一般不会在人与人之间相互传播，人的感染是由于接触患病的牲畜或污染物而导致发病[5]。

一、经皮肤黏膜直接接触感染

皮肤黏膜的直接接触为主要途径，人布鲁氏菌病的感染途径主要是通过接触感染的动物或者被感染的食物等进行传播，最严重的感染途径是妊娠家畜发生流产后，直接接触羊水、流产胎儿、胎衣等这些物质感染。经皮肤黏膜（包括眼结膜）直接接触感染是人布鲁氏菌病最主要的传播方式[6]。这种感染常见于与病畜接触的饲养放牧人员和畜产品加工企业员工等相关人群。人通过屠宰病畜、剥皮、切肉、分离内脏，直接或间接接触被病畜分泌物、排泄物污染的水、土、草料、棚圈和工具用品等，儿童接触羊或犬等动物均能感染。感染常发生于下列场合：饲养放牧病畜，剪羊毛或从事毛皮加工，挤奶或加工病畜奶制品，处理病畜难产、流产、正常产，接触病畜的尿、粪等排泄物，如清扫畜圈舍。从事布鲁氏菌实验室操作及制备布鲁氏菌菌苗、抗原、抗血清等生物制品的工作人员因职业接触也可感染布鲁氏菌病。人的皮肤破损处接触了带菌的尘埃、动物唾液等介质载体也可导致感染。除此之外，有犬、马通过将人咬伤致病的报道。

疫畜流产物是传播布鲁氏菌病最主要的传播因子，流产的胎儿、胎膜、胎盘、羊水及分泌物中常含有大量病菌，被形容为“装满细菌的口袋”。此外，动物的皮毛易被患病动物的排泄物和分泌物所污染，然后再通过接触感染人。猪、牛、羊等患病的动物如果和人接触，就提高了人类感染患病的概率。也有少数地方人患此病的主要原因是接触了患病的犬和鹿。

二、经消化道感染

人通过消化道感染布鲁氏菌主要是通过食用被布鲁氏菌污染的食品、水或染病动物未经消毒的乳类、未煮熟的肉、内脏、乳制品。布鲁氏菌经口腔和食管黏膜进入机体。部分人群喜好喝生奶，吃生奶制品，吃未熟的肉或者手不洁净即拿吃食物，也容易患病。牲畜经消化道感染布鲁氏菌，主要是病畜的流产物、分泌物和排泄物污染草场、水源，而牲畜再经消化道进食或饮用受污染草场、水源，进而发生恶性循环。

三、经呼吸道感染

动物间的呼吸道传染多发生在畜牧养殖场和牲口棚，人通过空气传播感染布鲁氏菌病主要见于实验室、屠宰场和皮毛加工企业。屠宰场工人、皮毛加工、剪毛和梳毛工作人员等从口鼻部吸入带有布鲁氏菌的飞沫、患病动物排泄物污染的尘埃等可引发布鲁氏菌病。布鲁氏菌污染了环境尤其是在相对密闭的空间中，污染了尘埃形成气溶胶，还有实验室意外泄漏或消毒不严格，均可经呼吸道吸入感染，因此布鲁氏菌也是一种潜在的生物武器。也有人用污染的羊粪施肥，再经呼吸道造成感染的报道。有的国家将布鲁氏菌病称作“尘土热”[2]。

四、其他传播途径

生物性传播虽不是主要途径，但值得关注，携带布鲁氏菌的有害生物，如苍蝇通过污染食品和水，蜱、虻、蚤等节肢动物叮咬人都有可能传播本病[7]。

人感染人的情况也可发生，但人与人直接接触感染的情况罕见。患者可经乳汁、尿、阴道分泌物等排出布鲁氏菌。有研究表明，布鲁氏菌病传播与输血、器官或骨髓移植、母乳喂养以及性行为均相关，也可经胎盘垂直传播。曾有婴幼儿因吸食母乳而感染发病的报道，还有一些情况是意外自我接种兽用疫苗而发生的。对于动物布鲁氏菌之间传播，现已证实宫内传播、产道传播和哺乳传播是哺乳动物传播布鲁氏菌的主要途径[8-9]。

第四节　布鲁氏菌病的易感人群

布鲁氏菌病是由布鲁氏菌属细菌侵入机体，引起的人畜共患传染 - 变态反应性疾病[10]，被国家列入乙类传染病进行监测，在《中华人民共和国动物防疫法》中被列入二类动物疫病[11]，是全球特别是发展中国家面临的公共卫生问题。布鲁氏菌病严重危害人类健康，常因误诊、误治而发展为慢性疾病，本病反复发作，少数患者可导致死亡，给患者和社会造成沉重的负担。同时传染源主要是感染布鲁氏菌的羊、牛、猪等动物及其排泄物、流产物、皮毛、血清等，可通过破损的皮肤黏膜、消化道、呼吸道等途径传播，导致人间布鲁氏菌病的流行，严重影响畜牧业及旅游业的发展，已成为严峻的公共卫生问题[12]。

1．性别分布

男性发病率普遍较女性高，男女发病比为 2.9：1[10-14]。这种现象的产生可能与男性为主要劳动力，从事养殖、买卖、牲畜接生等工作，接触传染源的机会较多，感染概率大有关。

2．年龄分布

据统计，布鲁氏菌病患者各年龄组均有分布，青中年居多，集中于 30～60 岁年龄组[1-19]。这可能与从事畜牧业养殖工作人员大多为青中年有关。

3．职业分布

人间布鲁氏菌病发病人群仍以职业人群为主。职业人群一般指与家畜及其产品密切接触的饲养放牧人员、畜产品加工收购人员、畜牧兽医等，与传染源接触机会多，导致该类人群布鲁氏菌病发病率较高，构成比为 76%～82%，而非职业人群指在此之外的职业分类人群[13-20]。

青中年男性农牧民发病率高的主要原因是职业性接触患病牲畜概率大且多缺少布鲁氏菌病防治知识，自我防护意识差，多散养、圈养，养殖环境和人生活环境重叠，更易感染[12-13]，有关部门应该加强对这部分人群的行为教育和行为干预，才能更有效地加强对人间布鲁氏菌病的疫情防控。牛羊群疫情直接影响人间的疫情变化，部分地区畜间检疫免疫淘杀等环节养殖户没有严格地遵循相关规定。对所有牲畜进行抽样检查，阳性羊只全部捕杀，但仍存在布鲁氏菌病阳性的羊只未被抽样抽到，保留饲养继续成为地区羊群的传染源。

鉴于布鲁氏菌病防控的现状，应该广泛做好健康教育工作，养成良好的卫生习惯，提高职业人群的防范意识，从而有效遏制布鲁氏菌病疫情的发生。部分学者提出大型牧区应该尽快建立生物安全三级实验室，开展布鲁氏菌的实验室分离鉴定工作，并监测菌株的变化，深入研究布鲁氏菌引起的人间布鲁氏菌病发病及病程转归情况[10]。

针对上述易感人群，建议从以下方面着手防控工作：①一方面，有关部门对农牧民进行不定期抽样布鲁氏菌抗体检测，加强高危人群的职业防护；另一方面，加强牲畜的检疫与流通监管，从源头降低风险。②有关部门做好布鲁氏菌病宣教以及筛查工作，劝导人们少食用甚至不食用生乳、生肉，提高人们对布鲁氏菌病的认识，从而提高就诊率，降低感染风险。③易感人群应提高自我防护意识，在没有防护措施的情况下，不接触牲畜以及其未经处理的毛皮、体液、分泌物等。

第五节　布鲁氏菌病的流行病学特征

一、地理分布

（一）动物布鲁氏菌病地理分布

布鲁氏菌病的地区分布并没有严格的地理特征，主要与传染源存在性质有关。一般分布在农牧区和半农牧区，并向城镇延伸，特别是一些屠宰厂、毛皮加工厂、奶牛场、养鹿场及乳肉加工厂等。该病主要在养殖牛、羊、鹿为主的地区发生。通常情况下，牧区、农区比城镇接触牲畜频繁，感染机会多，而一般布鲁氏菌病的发生率在牧区要显著高于农区。初次发生此病的地区经常会出现个别急性病例，这种急性病例会提高该菌的毒力，从而使该菌感染的动物数量急剧增加。有些牧区是自然疫源地，在疫源地畜群中本病的流行强度与菌种、气候和饲养管理也有较大关系。

布鲁氏菌病遍布全球，但它主要发生在不具备有效的公共卫生和国内动物保健方案的国家，目前被列为高风险区域的有：地中海盆地（葡萄牙，西班牙，法国南部，意大利，希腊，土耳其，北非）、墨西哥、南美洲和中美洲、东欧、亚洲、非洲、加勒比海及中东。除了日本、加拿大、欧洲部分国家、澳大利亚、新西兰和以色列宣称已根除外，*B. abortus* 在世界各地养牛地区都有报道。美国已完成所有家养牛群布鲁氏菌病的消除工作。在美国一些地区的野生动物宿主仍有感染 *B. abortus*，如北美大黄石地区。*B. melitensis* 在地中海区域比较常见，但在中东和中亚，波斯湾和一些中美洲国家也存在。*B. melitensis* 横跨非洲和印度，但它似乎并没有在欧洲北部、北美（墨西哥除外）、东南亚、澳大利亚和新西兰发生。*B. ovis* 在全球养羊的地方比较常见，如澳大利亚、新西兰、北美和南美、南非和欧洲大部分国家。在美国、加拿大、欧洲许多国家和其他国家的家养猪中已经消除了 *B. suis* 感染。现在，疫区主要分布在南美洲和中美洲（包括墨西哥）和亚洲一些国家。然而，它仍然存在于某些地区的野生猪群中，包括美国、欧洲和澳大利亚昆士兰州。仍有零星的报道人或家养牛由于猪的原因而感染 *B. suis*。*B. suis* 链球菌生物 1 型和 3 型在全球各地都有发现，但其他的生物型都有一个明确的地理分布。其中，生物 2 型分布在欧洲大部分地区；生物 4 型（鹿布鲁氏菌病）仅限于北美和俄罗斯的北极地区，包括西伯利亚、加拿大和阿拉斯加州；生物 5 型（鼠布鲁氏菌病）主要在苏联时期有报道。除新西兰和澳大利亚之外，*B. canis* 广泛分布在全球大多数国家和地区。比较常见的国家和地区有：美国、加拿大、美洲中部和南美洲的南部各州、墨西哥、巴西、阿根廷和智利；欧洲的德国、西班牙、意大利、捷克斯洛伐克、波兰和法国；亚洲的印度、菲律宾、韩国、日本、中国、土耳其、马来西亚、中国台湾；非洲的尼日利亚。布鲁氏菌似乎也广泛分布于海洋哺乳动物种群中。在北大西洋，地中海以及北极的巴伦支海都有动物（培养或血清学）已被检测到阳性。北美大西洋沿岸和太平洋海岸，秘鲁、澳大利亚、新西兰和夏威夷的海岸，所罗门群岛和南极也发现动物感染或暴露布鲁氏菌病。

（二）人布鲁氏菌病地理分布

人类和动物布鲁氏菌病在全球各地一直处于增长趋势，广泛流行于全世界 170 多个国家和地区，特别是在地中海地区、中东、西亚、非洲和部分拉丁美洲的发展中国家，但欧洲、北美和日本等工业化国家的疫情已消除或发病率较低，每年报告新发人间病例约 50 万例。

北美地区：加拿大从 20 世纪 40 年代发起“牲畜牛布鲁氏菌病的根除计划”并于 1985 年宣布在禽

类中消除了该病。仅萨斯喀彻温省 1989 年发生过几例牛感染布鲁氏菌病病例。美国疾病预防控制中心报告发病率低于 0.05/10 万，大多数病例来自加利福尼亚州、得克萨斯州和伊利诺伊州。直到 20 世纪 60 年代，美国大多数患者归结为 *B. abortus* 感染，在 1947 年高达 6321 例病例。美国动植物卫生检验局发起的“布鲁氏菌病根除计划”消除了牛布鲁氏菌病，随之人类的发病率也大幅下降。墨西哥是拉丁美洲最大人间布鲁氏菌病疫区。墨西哥外交部公布的数据显示，1996～2003 年人布鲁氏菌病发病率一直处于下降趋势，直到 2000 年年度报告病例数开始逐年增加，仅 2003 年就报告了 3008 例病例。但这种增加还无法确认是实际情况还是由于法定传染病系统改进造成的。墨西哥疫区主要集中在两个区域：墨西哥北部毗邻美国的地区，如科阿韦拉州、新莱昂州、索诺拉州、奇瓦瓦州；西北和中西部地区，如锡那罗亚州、萨卡特卡斯州、杜兰戈和瓜纳华托（虽然后者呈现连续的发病率下降）。世界动物卫生组织的年度报告数据显示，动物布鲁氏菌病横贯整个中美洲（除危地马拉和巴拿马之外），但人间布鲁氏菌病却没有流行。南美洲历来被视为人间布鲁氏菌病流行区，*B. melitensis* 流行于秘鲁和阿根廷西部，而 *B. abortus* 则在阿根廷东部和其他南美国家流行。巴西作为全球最大的商品牛供应国，现在无数据可以判断该区域的布鲁氏菌病流行概况，给评估巴西的真正发病率带来了障碍，增加了人类患 *B. abortus* 的风险。

欧洲地区：世界卫生组织的数据显示，人类大约有 50 万例布鲁氏菌病分布在世界各地，其中有 10000～20000 例分布在欧洲。在欧盟，有些成员国不会报道输入型病例或者布鲁氏菌病根本就不列入报告传染病。欧盟在 2000 年（14 个成员国）共报道了 2857 例病例，比 1999 年（13 个成员国）的 3899 例相比有所下降。其中，希腊、意大利、葡萄牙和西班牙的发病率明显下降。在北欧国家中，除了有些国家是因为国内人员感染 *B. abortus* 病外，大部分病例属于感染 *B. melitensis* 的输入型病例。欧洲中部和南部比北部相对而言要严重些，但在全球仍然处于低发病率区域。在 1980 年以前，人间布鲁氏菌病很少在北马其顿共和国报道。1992 年的高发病率（907 个病例，44.2/10 万）被证实与绵羊和山羊的阳性率有关。这些病例中，20.5% 的患者来自城市，而 79.5% 来自农村地区。在希腊虽然有病例报道，但真实数据可能比官方报道的要多得多。缺乏可靠的实验室诊断方法和精良的医疗器械，可能是农村布鲁氏菌病病例增多的原因。PCR 是希腊诊断布鲁氏菌病的方法，所有确诊的病例基本上都为 *B. melitensis*。保加利亚共和国在 1996～2001 年，仅 2 例人间布鲁氏菌病报告［扎戈拉（Zagora）市的斯塔拉（Stara）镇］，两个病例分别发生在 1998 年和 2000 年。克罗地亚从 1961 至今只报道了一次在绵羊和山羊检测到布鲁氏菌病。该国人和动物抽样样本的血清学检测结果显示，克罗地亚的野猪携带 *B. suis*，但人体内没有分离到 *B. melitensis*。在南斯拉夫，布鲁氏菌病实验室诊断方法在 1989 年推出，先后在绵羊、山羊、牛和猪的体内分离到布鲁氏菌。尤其是南斯拉夫的科索沃、梅托希亚地区以及塞尔维亚共和国南部地区在绵羊和山羊中存在布鲁氏菌病流行。

地中海和中东地区：布鲁氏菌病在中东地区已存在超过一个世纪。在阿尔及利亚，人间布鲁氏菌病早在 1895 年被巴斯德研究所发现。在突尼斯，人间布鲁氏菌病于 1909 年首次报道，7 年后在摩洛哥居民体内检测到布鲁氏菌。在过去的 20 年间，布鲁氏菌病在地中海和中东地区的大多数国家是一个严重的人畜共患病，动物疫情在该地区几乎所有的国家都有过报道。该地区大多数国家的肉食品都依赖于进口，尤其是牛肉产品都来自该地区以外的屠宰场和养殖地。近几年随着动物进口数量的增加和大农场规模化的建立，人和动物的布鲁氏菌病的发病率急剧上升。地中海东岸国家的布鲁氏菌病病例的数量在 1982 年和 1990 年之间迅速增加。该地区的 6 个国家（伊朗、约旦、科威特、阿曼、沙特阿拉伯和叙利亚）仅 1988 年就报道了约 82000 例病例，而 1985 年才 2871 例病例。鉴于布鲁氏菌病对地中海和中东地区公共健康和动物的生产计划的影响，阿卜杜（Abdou）认为该地区的布鲁氏菌病防治工作值得全球关注。1998 年期间，沙特阿拉伯把布鲁氏菌病列为该国第一号传染病。人间布鲁氏菌病发病率在 1985 年至 1990 年期间大幅上升，从 4.9/10 万增长到 69.5/10 万，

1988 年达到最高纪录（79.6/10 万）。在科威特，布鲁氏菌病从 1983 年开始流行，感染率为 26.8/10 万，在 1985 年达到高峰（68.9/10 万）。而伊朗在 1988 年的发病率（132.4/10 万）超过了科威特同年的发病率。

亚洲地区：布鲁氏菌病在中国 25 个省、自治区、直辖市都有流行。布鲁氏菌病被《中华人民共和国传染病防治法》列为乙类传染病。人间布鲁氏菌病从 20 世纪 50 年代中期到 70 年代流行趋势严重，直到 20 世纪 90 年代中期，发病率才开始下降。然而，自 1995 年以来，在我国，布鲁氏菌病发病率已经大幅上升，其中内蒙古、黑龙江、山西、吉林、河北等省、自治区成为重灾区。在 20 世纪 90 年代，俄罗斯每年有 300～700 例病例报道，但无长期的监测数据。高加索地区是俄罗斯布鲁氏菌病的高发区，其发病率在 1993 年占整个俄罗斯的 43.5%。印度兽医研究所在印度东北部的布巴内斯瓦尔地区第一次诊断到感染性流产病例。从那时起，印度更多州发现了布鲁氏菌病血清学证据。日本、韩国和朝鲜都只有零星报道布鲁氏菌病，其中日本和朝鲜分别在 1992 年和 1959 年宣布消除了牛布鲁氏菌病。而韩国从 1947 年以来，每年超过 100 例牛布鲁氏菌病例报道。

非洲地区：地理医学研究显示，布鲁氏菌病几乎在整个非洲大陆蔓延。主要因素之一是布鲁氏菌病在非洲大陆的天然宿主动物物种丰富。目前，布鲁氏菌病在非洲的 40 个国家（82%）有疫区分布。这些国家中有 20 个（41%）国家存在严重的健康问题，还有 10 个（20.4%）国家存在中度问题，剩下 10 个国家存在的问题相对而言较轻，9 个非洲国家尚未报道但也可能有布鲁氏菌病的存在。32 个国家报道了人间布鲁氏菌病[21]。

大洋洲地区：澳大利亚地区每年只有昆士兰州有少量病例报道，其他区域无文献或资料显示该地区有布鲁氏菌病流行。

二、性别、年龄及职业分布

人群对布鲁氏菌病普遍易感，各年龄段包括婴幼儿、儿童、青壮年、老年和不同民族人群均可感染。布鲁氏菌病感染率主要与接触传染源和病原体的机会多少、免疫状态、感染途径、染菌数量、染菌种型等多种因素有关。病后有一定的免疫力。各年龄组均有发病，以青壮年发病率最高，其中又以男性为主，男女性别比例为 2.9：1。近年来，儿童和学生发病率有所上升[3, 8]。

人间布鲁氏菌病具有明显的职业性，主要与接触密切程度有关，我国将其列为职业病。通常农民、牧民、兽医、畜牧工作人员、养殖人员、屠宰工人、牲畜饲养者、皮毛乳肉加工工人、其他布鲁氏菌病专业人员等与被感染的牲畜或污染的畜产品接触多的人员，其患病风险要显著高于普通人群。近十年人间布鲁氏菌病疫情监测情况显示：牧民、农民、兽医、饲养员、屠宰场和畜产品加工等职业人群的感染率为 5.00%～11.00%，其他非职业人群仅为 0.50%～2.70%[1]。患者主要分布在农牧区和半农牧区，以从事畜牧、养殖、流通销售、屠宰加工人员居多，与接触疫畜及其产品有关，也有因食用被布鲁氏菌污染的乳、肉而感染发病的城镇居民。

三、季节分布

布鲁氏菌病一年四季均可发生，但以家畜生产季节多发，主要集中在每年的 3～8 月份，其中 5～6 月份为发病高峰期，主要原因是生产活动比如接羔、监测、免疫等增加了人与动物的接触机会。在羊种布鲁氏菌流行地区具有明显季节性，在羊产仔的季节可呈现集中暴发，初秋季节发病较多。而猪和牛种布鲁氏菌的流行地区发病季节性不明显[6, 8]。

第六节 布鲁氏菌病的流行发展趋势和影响因素

一、流行发展趋势

布鲁氏菌病以散发为主，偶有暴发或流行。在我国发病区域由北部、西北和东北地区逐渐向中部和南部蔓延，从牧区逐渐向周边的半农半牧区和农区扩散，呈现向南方及城市蔓延之势。尽管发生和流行在地理区域上不受限制，但由于接触机会不同，感染常存在地区差异。

布鲁氏菌病的流行在一定程度上已失去控制，尤其在部分省份地区。而受控地区由于采取“检、免、杀”为主的综合防治措施多年，家畜种群抵抗力增强，布鲁氏菌病疫情有所下降。但是，还有个别乡、村、场、厂仍有散发或小规模暴发流行。过去，牧区人、畜间布鲁氏菌病发病率较高，但近几年随着奶牛养殖业的兴起，导致城镇区的布鲁氏菌病发生率也随之快速上升，特别在部分地区的检测结果显示，城镇畜牧相关人员的感染率明显高于牧民。与此同时，布鲁氏菌病的致病菌株也随着疫情流行出现了大量不同血清型，较常规布鲁氏菌株出现了不同程度的突变变异。近几年，在各个地区的奶牛养殖群中，出现流产、死胎、胎盘滞留等情况，患病奶牛不断增多，分离出的牛种布鲁氏菌株也越来越多，诸类问题给公共卫生及畜牧业的发展也带来可怕的影响[2]。疫情上升的原因主要是传染源不能彻底清除。畜间免疫覆盖范围小、个别地区长期不检不免：省与省之间、省内地区之间牲畜交易混乱，交易过程不能严格执行检免制度。部分饲养者将病畜卖掉，造成多点暴发。动物群免疫水平较低，一旦传染源入侵畜间，疫情势必波及人间，而地区之间的牲畜交易又造成新的传染源不断输入和输出。

近几年，我国布鲁氏菌病疫情有以下特点：疫区范围扩大，新发患者逐年增多，暴发点增多，典型病例增多。这给我国处理和应对布鲁氏菌病流行带来巨大的挑战。需要注意的是，人间的统计数据也仅仅主要是就诊数据统计，估算实际数据应该是统计数据的2倍以上。由于近些年养殖规模的迅速扩张，动物检疫工作远远无法满足实际生产需要，我国畜间布鲁氏菌病疫情在民间有愈演愈烈的趋势，但由于布鲁氏菌病是一种以病畜传染人的人畜共患病，人与人之间发生布鲁氏菌病的概率很小，人间布鲁氏菌病发生与当地饲养家畜布鲁氏菌病疫情存在非常紧密的关联性。所以，人间病例的发展趋势，也在一定程度上反映出当地家畜疫情的发展趋势。我国家畜布鲁氏菌病疫情在东北、华北和西北传统养殖地区比较严重，其余地区呈点状流行。有些地区属于输入型暴发流行，如海南省。这些事实应该引起相关政府管理部门的高度重视，布鲁氏菌病的预防和治疗已经关系到民生，处理不当有可能引起社会的不稳定因素出现，如东北农业大学发生的教师和学生感染羊布鲁氏菌病。

二、影响因素

饮食的改变（如火锅）增加了更多人接触生猪肉或牛羊肉的风险。另一可能性是遗传突变使布鲁氏菌病菌株更具传染性。布鲁氏菌病传播因子为病畜的乳、肉、内脏、病畜流产物、被布鲁氏菌病污染的皮毛，病畜还可以污染水源和土壤。布鲁氏菌也可在野生动物间独立传播，所以布鲁氏菌病也是自然疫源性疾病。布鲁氏菌病的发生和流行主要受自然因素和社会因素两种因素的影响，可单一影响也可同时影响。

自然因素包括旱涝灾害、暴风大雪等自然灾害，这些都可影响布鲁氏菌病的发生和流行。恶劣气候、水草不足使染病动物抵抗力下降，容易发生流产，大大增加了感染机会，同时也会降低健康动物的体质，容易感染布鲁氏菌病。酷暑、寒流同时也影响人的抵抗力，容易发生布鲁氏菌病。恶劣天气也可使动物食物短缺，驱使染病动物的迁移，扩大了疫源地，造成新的流行。

社会因素包括养殖户卫生状况不良，人畜混居，对布鲁氏菌病不了解，缺乏自我防护意识及不良的生活习惯，检疫免疫落实不到位，病畜流动无序，购入的牲畜混有病畜等因素，这些都扩大布鲁氏菌病的传播。未经检疫或检疫不彻底的皮毛、乳、肉等畜产品上市流通，易引起布鲁氏菌病。各级政府对布鲁氏菌病防治工作的重视程度，专业队伍的力量强弱等均与布鲁氏菌病发生有着密切关系。此外，战争和灾荒迫使居民和牲畜流动，也造成布鲁氏菌病的流行。人畜同居在一个密切接触的环境造成感染。之前的检测数据表明农区布鲁氏菌病的感染率、发病率明显低于牧区，但当前的调查结果显示农区高于牧区，可能与农牧区的饲养方式和染疫动物的转运有关[4]。同时，从业人员的素质、当地的气候条件、场所的卫生环境、当地的经济和社会状况均是影响布鲁氏菌病感染和传播扩散的主要因素。

参考文献

[1] 李向阳. 内蒙古通辽地区奶牛布鲁氏菌病流行病学调查和感染机理初步分析 [D]. 长春: 吉林大学, 2013.
[2] 甄清. 人布鲁氏菌病标准化 PCR 诊断方法及 BP26 基因标记疫苗研究 [D]. 长春: 吉林大学, 2009.
[3] 段毓姣, 陈勇, 孙华丽, 等. 布鲁菌病研究进展 [J]. 中华实验和临床感染病杂志 (电子版), 2018, 12 (2): 105-109.
[4] 王赢. 2014～2019 年吉林省人间布鲁氏菌病流行病学特征及空间分布特点分析 [D]. 长春: 吉林大学, 2020.
[5] 刘志国. 内蒙古乌兰察布地区布鲁氏菌基因分型与体外药物敏感性研究 [D]. 呼和浩特: 内蒙古农业大学, 2018.
[6] 岑彩凤, 崔远圣. 人间布鲁氏菌病的常见传播途径与预防 [J]. 当代畜禽养殖业, 2013 (10): 47-48.
[7] 郝海水, 王斌, 张秀芬, 等. 布鲁氏菌病的防治研究进展 [J]. 中华卫生杀虫药械, 2021, 27 (4): 366-370.
[8] 姚馨. 景泰县羊布鲁氏菌病流行病学监测分析及防控措施 [D]. 兰州: 甘肃农业大学, 2017.
[9] 曹阳. 布鲁氏菌病的危害与防治措施 [J]. 湖北畜牧兽医, 2018, 39 (4): 22-23.
[10] 关春鸿, 李丹, 金福芝, 等. 2004～2019 年黑龙江省齐齐哈尔市人间布鲁氏菌病流行特征分析 [J]. 疾病监测, 2021, 36 (11): 1168-1171.
[11] 白永飞, 郑玉华, 帖萍, 等. 2005～2019 年山西省布鲁氏菌病监测数据分析 [J]. 疾病监测, 2022 (3): 1-9.
[12] 马永旭, 王景花, 马敬仓, 等. 2009～2019 年菏泽市人间布鲁氏菌病监测分析 [J]. 中国医学创新, 2021, 18 (18): 85-89.
[13] 何微, 胡晓倩, 田辉, 等. 2009～2020 年宝鸡市人间布鲁氏菌病流行特征及时空聚集分析 [J]. 中华卫生杀虫药械, 2021, 27 (6): 536-539.
[14] 杨丽萍, 彭财伟. 2012～2020 年浙江省湖州市南浔区人间布鲁氏菌病疫情分析 [J]. 疾病监测, 2021, 36 (9): 955-957.
[15] 罗春花, 袁珩, 李帆, 等. 2015～2020 年四川省人间布鲁氏菌病监测点职业人群血清学监测结果分析 [J]. 预防医学情报杂志, 2021, 37 (12): 1703-1706, 1710.
[16] 高玉梅, 张继良, 张伟. 2016～2020 年淄博市淄川区人间布鲁氏菌病疫情分析 [J]. 预防医学论坛, 2021, 27 (8): 624-626.
[17] 于维君, 王子江, 毛玲玲, 等. 2016～2020 年辽宁省人间布鲁氏菌病流行特征分析 [J]. 疾病监测, 2021, 36 (12): 1257-1260.
[18] 程侠, 木合塔・艾山, 阿衣夏木・克尤木, 等. 2016～2020 年新疆维吾尔自治区人间布鲁氏菌病流行特征分析 [J]. 疾病监测, 2021, 36 (12): 1270-1273.
[19] 罗波艳, 聂守民, 孙养信, 等. 2019～2020 年陕西省布鲁氏菌病流行病学特征 [J]. 疾病监测, 2021, 36 (12): 1265-1269.
[20] 陈雪娇, 张萌, 张晓晨. 吉林省 2015～2019 年布鲁氏菌病流行病学特征分析 [J]. 中国地方病防治, 2020, 35 (5): 552-553.
[21] 黎银军. 我国布鲁氏菌病时空分布及风险预测研究 [D]. 北京: 中国人民解放军军事医学科学院, 2013.

第四章　布鲁氏菌病的发病机制及病理生理

第一节　发 病 机 制

布鲁氏菌是一种胞内寄生菌，主要存在于人体网状内皮系统的细胞内，感染的靶细胞主要是巨噬细胞与胎盘滋养层细胞，也可在树突状细胞中生长繁殖[1]。然而研究表明，布鲁氏菌在两种宿主细胞中的生存却依赖截然不同的基因产生。在自然宿主、人类，以及试验动物感染中，由于巨噬细胞表达更多的布鲁氏菌模式识别受体，所以布鲁氏菌优先感染巨噬细胞[2]。对理解布鲁氏菌这种细胞内寄生致病菌致病机制最关键的一步是布鲁氏菌怎样逃避宿主细胞的吞噬。

布鲁氏菌致病机制复杂，可通过表达多种毒力因子等方式躲避或抑制宿主免疫系统的攻击并发挥其对机体的致病效应。与其他致病性病原微生物不同，布鲁氏菌不具备经典的毒力因子。到目前为止，人们已经鉴定分离了一些布鲁氏菌的毒力相关因子，如脂多糖、外膜蛋白、Ⅳ型分泌系统、BvrR/BvrS双组分系统、过氧化氢酶、超氧化物歧化酶等应激反应蛋白，以及密度感应系统等其他毒力因子[3]。

脂多糖（lipopolysaccharide，LPS）、外膜蛋白（outer membrane protein，OMP）和Ⅳ型分泌系统等是布鲁氏菌引起免疫应答的主要抗原，同时也与细菌的毒力密切相关。① LPS：布鲁氏菌 LPS 的毒性和诱发免疫能力比大肠埃希菌低几百倍，但布鲁氏菌 LPS 的 O 链能够抑制其寄生的吞噬细胞发生凋亡，以此逃脱宿主的免疫监视。布鲁氏菌 LPS 刺激宿主产生的较小的生物反应被认为是布鲁氏菌在吞噬细胞内存活的原因之一。根据 LPS 是否含有 O 链，将布鲁氏菌分为光滑型（Smooth，S）和粗糙型（Rough，R）2 种。通常粗糙型不含或含少量的 O 多糖，致病力比光滑型弱[4]。除绵羊和犬种菌属于天然粗糙型外，其他种布鲁氏菌均属光滑型。②Ⅳ型分泌系统：Ⅳ型分泌系统是继 LPS 之后发现的又一个布鲁氏菌的关键致病因子。它是一个含有 12 个可跨越细菌被膜的多蛋白复合物家族，由同一个启动子调控。Ⅳ型分泌系统的主要作用：建立分泌通道，在吞噬细胞内诱导吞噬小体酸化，形成酸性繁殖环境，有效地防止吞噬了布鲁氏菌的吞噬小体与溶酶体的融合，从而阻止布鲁氏菌被消化，使其能在吞噬细胞中寄生[5]。③ OMP：OMP 处于布鲁氏菌菌体最外层的外膜上，在稳定细菌外膜结构、适应胞内外环境、抵抗胞内杀菌机制等方面起着重要作用[6]。研究表明，布鲁氏菌侵入巨噬细胞后，OMP25 的表达抑制了巨噬细胞 TNF-α 的产生，可能通过对 TNF-α 分泌途径的特异性修改，使巨噬细胞的杀伤作用与抗原提呈功能部分丧失，最终逃避宿主的免疫监视。正是因为这些毒力因子才能够使布鲁氏菌在宿主细胞内得以生存，并在形成的复制液泡中进行增殖、引起宿主的感染，并能够成功躲避宿主免疫系统的监视。

布鲁氏菌侵染巨噬细胞作用机制：布鲁氏菌经常规吞噬途径侵入巨噬细胞后，在最初的 4 h 内，80%～90% 的细菌被杀死，得以存活的布鲁氏菌首先定居于酸性环境并立即与早期内吞小体融合，但却能抑制与晚期内吞小体和溶酶体融合，随后布鲁氏菌被转运至复制吞噬体中，复制吞噬体的内环境更有利于布鲁氏菌的生存与复制；对复制吞噬体的膜成分的研究表明，含有布鲁氏菌的空泡在不断地与巨噬细胞内质网相互作用，表明布鲁氏菌开始自身复制增殖[2]。当布鲁氏菌在巨噬细胞的复制吞噬体中由对数生长期发展到稳定阶段时，环境会发生改变，其中包括 pH 值改变、ROIs 的作用。此时布鲁氏菌需要产生对环境改变的持续的抵抗。

布鲁氏菌侵染胎盘滋养层细胞作用机制：胎盘滋养层细胞可通过其表面热激蛋白 70 与布鲁氏菌结合，从而启动内吞途径，而且胎盘滋养层细胞表面 IFN-γ 受体的表达，也可促进其对布鲁氏菌的吞噬。受孕晚期布鲁氏菌在胎盘滋养层细胞中生长繁殖，细菌大量快速的复制可以破坏胎盘的完整性或感染胎儿，最终导致流产或产下弱仔、带菌胎儿。与人类布鲁氏菌病不同，自然流产是反刍动物感染的标志。出现这一差异的原因是赤藓糖醇的存在。赤藓糖醇是由物种特异性妊娠动物的胎盘组织产生的，其优于葡萄糖的生长因子和碳源而被布鲁氏菌利用。布鲁氏菌进入绒毛膜上皮细胞内增殖，引起绒毛坏死产生纤维素性脓性分泌物，导致胎儿胎盘与母体胎盘松离，从而使胎儿胎盘营养障碍和病理变化，最终孕畜发生流产[7]。本菌也可以进入胎衣并随羊水进入胎儿，因此可以从胎儿的消化道和肺部组织中分离到布鲁氏菌。

树突状细胞与布鲁氏菌相互作用机制：DCs 是目前所知道的功能最强、能激活初始性 T 细胞的专职 APCs。它不仅可以通过 MHC Ⅰ、MHC Ⅱ类途径提呈抗原，而且还拥有提呈脂类抗原的 CD1 分子。DCs 摄取抗原主要有两条途径：一为巨吞饮作用，即细胞骨架依赖型的、由膜皱襞和囊泡形成的液相内吞作用；第二条是由甘露糖受体、TLR 等受体介导的内吞途径。DCs 与巨噬细胞膜表面含有大量的甘露糖受体。据研究，位于结核分枝杆菌细胞壁上的 ManLAM 结合到甘露糖受体上，可限制吞噬小体与溶酶体融合，从而得以在巨噬细胞中生存，造成持续感染。

布鲁氏菌在宿主体内数量的增长是由于它们有与其他细胞内寄生的致病菌一样具有逃避巨噬细胞杀伤作用的能力。例如，布鲁氏菌不仅能抵抗吞噬过程中中性粒细胞的杀伤作用，而且还能在巨噬细胞内复制。此外，布鲁氏菌在巨噬细胞内存活被认为是慢性感染反应的建立，是细菌逃逸宿主防御（例如补体和抗体）的一种细胞内寄生的机制[8]。综上所述，布鲁氏菌是胞内寄生菌，能够适应细胞内的环境，吞噬细胞的吞噬作用反而保护布鲁氏菌免受人体体液中的特异性抗体和其他抗菌物质攻击[9]。

布鲁氏菌病主要以 TH1 型细胞免疫应答为主，但在慢性期体液免疫也参与了病理损伤。布鲁氏菌主要经呼吸道、消化道和皮肤黏膜感染宿主，进而在宿主巨噬细胞内生长繁殖而致病。与其他胞内寄生菌一样，布鲁氏菌感染宿主细胞需经过四步：黏附、侵入、定植和传播[10]。布鲁氏菌通过皮肤伤口或黏膜进入动物机体或人体后，先到达离侵入部位最近的淋巴结处，被淋巴结附近的吞噬细胞吞噬，形成原发性病灶，但不表现临床症状[9]。此阶段称为“淋巴源性迁徙阶段”，相当于潜伏期。布鲁氏菌利用吞噬细胞中的营养物质不断大量繁殖，致使吞噬细胞破裂，释放出大量的布鲁氏菌重新进入淋巴循环和血液循环，形成了菌血症。随后这些布鲁氏菌又被吞噬细胞吞噬，这些被吞噬的布鲁氏菌随血液扩散到肝、脾、骨髓等处，在吞噬细胞破裂后，病菌就在这些器官上生长、繁殖，形成多发病灶引起组织细胞的变性、坏死等各种病理变化[11]。当病灶内释放出来的细菌，超过了吞噬细胞的吞噬能力时，则在细胞外血流中生长、繁殖，临床呈现明显的败血症[12]。在机体各因素的作用下，有些遭破坏死亡，释放出内毒素及菌体其他成分，造成临床上不仅有菌血症、败血症，而且还有毒血症的表现。内毒素可在使机体病理损伤引起临床症状方面起着重要作用。机体免疫功能正常，通过细胞免疫及体液免疫清除病菌而获痊愈。如果免疫功能不健全，或感染的菌量大、毒力强，则部分细菌逃脱免疫，又可被吞噬细胞吞噬带入各组织器官形成新感染灶，有人称为“多发性病灶阶段”。经一定时期后，感染灶的细菌生长繁殖再次入血，导致疾病复发。布鲁氏菌定植在各个器官时，可引起病理变化，此时可能有布鲁氏菌随粪尿排出。

机体的各组织器官，网状内皮系统因细菌、细菌代谢产物及内毒素不断进入血流，反复刺激使其敏感性增高，发生变态反应性改变，因此布鲁氏菌病是一种传染 - 变态反应性疾病[13]。急性期主要是病原菌和内毒素的作用，慢性期是病原菌和变态反应等多种因素所引起的综合表现，免疫复合物和自身免疫也参与了疾病的过程。近期的研究表明，Ⅰ、Ⅱ、Ⅲ、Ⅳ型变态反应在布鲁氏菌病的发病机制中可能都起一定作用。疾病的早期人体的巨噬细胞、T 细胞及体液免疫功能正常，它们联合作用将细菌清除而痊愈。如果不能将细菌彻底消灭，则细菌、代谢产物及内毒素反复在局部或进入血流刺激机体，致使 T 淋巴细胞致敏，当致敏淋巴细胞再次受抗原作用时，释放各种淋巴因子，如淋巴结通透因子、趋化因子、巨噬细胞移动抑制因子、巨噬细胞活性因子等。导致以单核细胞浸润为特征的变态反应性炎症，形成肉芽肿、纤维组织增生等慢性病变[14]。

第二节　病 理 生 理

布鲁氏菌侵入机体后，能引起全身网状内皮系统增生，常伴随菌血症、毒血症和神经、循环、生殖、免疫等系统的损害。在急性感染期，布鲁氏菌可侵袭胎盘绒毛膜的滋养层细胞，引起流产；持续感染时，布鲁氏菌可在生殖器官、乳腺和淋巴细胞定居；慢性感染时，布鲁氏菌可随乳汁排出[15]。

骨骼系统的损害：布鲁氏菌进入人体后被人体吞噬细胞吞噬，随淋巴到达局部淋巴结繁殖，引起人体内皮网状系统的增生，对人体多个系统造成损害，尤其是对骨关节造成损害。目前，布鲁氏菌感染导致的骨损伤机制尚不明确。骨损伤可能是细菌直接作用或者由炎症触发的先天免疫病理学过程。目前的研究发现，布鲁氏菌不分泌蛋白酶、毒素或裂解酶，先天免疫应答可能是导致骨关节病变的主要原因[16]。骨关节的损害常是多部位、多关节、多组织同时受累，以负重关节损害为重，表现为关节面增生、硬化、关节间隙狭窄或增宽；骨刺、骨疣、骨桥的形成等则是慢性布鲁氏菌骨关节损害与继发退行性改变的综合结果。最常见的疼痛部位是骶髂关节。脊柱炎是布鲁氏菌病最严重的并发症之一，2%～58% 的布鲁氏菌病患者会并发脊柱炎；该并发症通常见于老年患者，导致腰椎病变，常引起背部或颈部疼痛、发热和全身症状；感染持续扩展可见椎旁脓肿、脊髓硬膜外脓肿和神经系统的病症[17]。

中枢神经系统的损害：布鲁氏菌侵犯中枢神经系统的机制目前尚不明确，大多观点认为细菌侵犯网状内皮系统后，引起菌血症，病菌随血液循环进入脑膜，随着机体免疫力下降，进而侵犯其他神经系统结构，通过内毒素及炎症介质直接或间接致病[18]。布鲁氏菌可引起发热、乏力、多汗、体重下降等全身症状，累及神经系统，称为“神经型布鲁氏菌病”，中枢及周围神经系统均可累及。神经系统并发症可能发生在疾病的任何阶段，临床症状包括脑膜炎、脑炎、脑膜脑炎、神经根炎、脊髓炎和视神经炎；其中最常见的表现是脑膜炎，可能是急性或慢性期发病，可能是单一部位的表现或是全身性疾病。脑膜炎可引发严重的颅内受累，神经病变、血管损伤、神经根炎以及脑积水。神经型布鲁氏菌病并发脑积水的病例，通常伴有双侧听力受损、运动障碍、共济失调、头部磁共振交通性脑积水。另外，神经系统并发症通常较为严重，治疗极为困难。若治疗不及时可导致患者死亡，应给予高度重视。

心血管系统的损害有两种方式：①通过布鲁氏菌本身及其内毒素的作用；②通过免疫复合物的沉淀引起损害。一般认为布鲁氏菌可直接侵犯血管组织，造成心肌损害及血管病变，但主要为第Ⅳ型变态反应性的炎症改变。布鲁氏菌侵入机体后，使心肌组织细胞发生改变成为异种物质抗原，刺激机体产生相应的抗体，这种抗体与体内组织细胞（抗原）结合形成抗原 - 抗体复合物产生自体免疫反应。米卡巴布（Mycabaeb）等发现在慢性布鲁氏菌病患者体内有抗心肌组织的自身抗体[19]。血管系统并发症中，心内膜炎是最严重的临床并发症，可能导致死亡，但通常情况下，该并发症的发生率不到 2%，并与其他细菌性心内膜炎的临床表现较为相似。主动脉瓣或二尖瓣感染比较常见，另有并发心肌炎、心包炎、感染性主动脉瘤等。偶有合并脑膜炎、肺炎、肝炎、皮肤损害等多系统受累的病例。布鲁氏菌心内膜炎患者常表现为发热、胸痛、呼吸困难、心悸和持续性疲劳，但布鲁氏菌病单一并发心包炎的病例极为罕见。另外，布鲁氏菌病还可引发完全性的房室传导阻滞。布鲁氏菌感染也可引起严重血小板减少症，类似于原发性血液系统疾病，但在适当的抗菌治疗后疾病是可逆的。此外，布鲁氏菌病可并发深静脉血栓[20]。因布鲁氏菌病无特异性的临床症状，可能导致全身组织器官包括血管在内的原因不明或异常的疾病，应强化鉴别诊断。

消化系统的损害：布鲁氏菌进入血液循环后，可在许多部位如肝、脾、骨髓、淋巴结、关节、睾丸等形成感染灶。感染灶中病原菌可多次进入血流而导致病情加重，同时再次入血的布鲁氏菌还可作为抗原与已形成的抗体相互作用，引发抗原抗体复合物所致的病理损害，除表现为关节炎、腱鞘炎、滑囊炎外，还可使许多脏器受累，而肝脏是主要的靶器官，早期与急性肝炎相似，病理上肝细胞以变性肿胀为主，坏死轻微[21]。埃布林（Ablin）等认为布鲁氏菌病胃肠表现少见，他们发现了 1 例典型的伴有胃肠表现的布鲁氏菌病患者，受累器官从轻微不特异的腹泻、腹痛至病理学表现为明显的肝损伤，到罕见的结肠、胰腺受损。布鲁氏菌病急性期、亚急性期和慢性期都有腹部受累症状，然而表现为急腹症是不典型的。布鲁氏菌感染胃肠系统并发症包括厌食、恶心、呕吐、腹泻、腹痛、消化道出血，约 50% 的患者伴有肝脾大和转氨酶轻度升高。布鲁氏菌病的胃肠道并发症较为常见，但导致腹水特别罕见，通常发生在肝硬化等易感的情况下。布鲁氏菌病引起腹水的患者多表现为渗出型，且以淋巴细胞渗出为主。布鲁氏菌病引发肝脓肿的病例较为罕见，通常不表现临床症状。此外，布鲁氏菌病可造成胆汁淤积。胆汁淤积、白细胞减少和血小板减少症为患者急性时相反应指标；影像学检查显示有许多小、圆形、低密度肝脾局灶性病变。布鲁氏菌病的局灶性并发症较多，特别是来自布鲁氏菌病疫区的患者应加以鉴别。

泌尿生殖系统的损害：人类布鲁氏菌病是一种表现多样和局限于两性生殖道感染的多系统性疾病。在布鲁氏菌病患者中 1%～20% 的病例可发生泌尿生殖系统的损害，其中单侧睾丸炎是常见的表现。并发肾盂肾炎、间质性肾炎、肾脓肿、膀胱炎和前列腺炎较为罕见。通常 78% 并发症在急性期发作，22% 发生在亚急性或慢性期，临床表现包括泌尿生殖道症状和全身症状。在妊娠的动物中布鲁氏菌优先在妊娠中晚期的胎盘滋养细胞中繁殖，可引起流产、早产和宫内感染伴胎儿死亡。睾丸炎和附睾炎是男性布鲁氏菌病的并发症，但发病比例较少，通常多见于新发病例。睾丸炎或附睾炎通常伴有波状热，阴囊疼痛、肿胀及关节受累。应综合既往病史、血培养及特异性血清学实验结果进行诊断。临床上睾丸和附睾同时受累的病例较多。侵犯生殖道的同时并发其他器官的感染也较为常见，在临床诊疗过程中应予以重视。在布鲁氏菌病病程中观察到轻微的蛋白尿较为常见，但活检证实布鲁氏菌病并发肾小球肾炎的病例相当罕见。在布鲁氏菌病并发膜增生性肾小球肾炎的病例中，个别患者伴有心衰、发热、尿异常和蛋白尿；肾活检表现为微灶性肾小球肾病。布鲁氏菌感染肾脏相关疾病大致分为 3 类。第一类是急性感染过程中发生的暂时的急性间质性肾炎或肾盂肾炎引起的蛋白尿、血尿或脓尿；第二类是慢性布鲁氏菌病引起形成肉芽肿、干酪样坏死或阳离子钙化结节，与肾结核极为相似；第三类与并发布鲁氏菌性心内膜炎有关，该病变极为罕见。布鲁氏菌感染肾脏受累可能由细菌直接入侵引发间质性肾炎所致，而肾小球受累的发病机制可能与循环免疫复合物有关[17]。在布鲁氏菌病临床中该类疾病应与原发性肾病加以鉴别，确保对症治疗。

呼吸系统的损害：布鲁氏菌病是一种全身性的感染性疾病，但是肺部受累罕见。布鲁氏菌病的肺部受累病理生理机制尚不明确。肺布鲁氏菌病患病主要通过吸入污染的气溶胶和血行播散两种主要途径。布鲁氏菌通过血液广泛分布于各种器官，包括肺。布鲁氏菌的繁殖可能依靠网状内皮组织。而肺不包含任何网状内皮组织，故原发性肺布鲁氏菌病罕见。肺部受累的发生是由于通过血流分布和巨噬细胞侵入[22]。布鲁氏菌病肺部受累的临床表现有肺脓肿、脓胸、肺炎、胸腔积液、肉芽肿、单发结节、气胸、肺门及气管旁淋巴结肿大。其中文献报道最常见的表现为间质性肺炎、大叶性肺炎、支气管炎和胸腔积液，最常见的症状是咳嗽、咳脓性痰和流感样症状。

多系统并发症布鲁氏菌病：是一种多系统疾病，可导致广泛的临床表现。虽然肝脏受累在布鲁氏菌病并不少见，但多器官有明显症状的并发症极为罕见。布鲁氏菌病可并发肝炎、心肌炎、急性播散性脑脊髓炎和肾功能衰竭等多种疾病。主要临床表现为发热、共济失调、构音障碍。生理生化特征为转氨酶、血尿素氮、肌氨酸、肌酸磷酸激酶显著升高，并有中量蛋白尿；同时，心电图和脑磁共振均异常。建议在布鲁氏菌病流行地区，患者表现为任何不寻常的涉及多个组织器官的疾病时应首先考虑布鲁氏菌病，集合多种检查方法做出诊断，尽早排除布鲁氏菌感染。

第三节　病 理 表 现

布鲁氏菌为革兰氏阴性短小杆菌，初次分离时多呈球状、球杆状和卵圆形，传代培养后渐呈短小杆状，一般光学显微镜下形态上难区分。光镜下观察猪种布鲁氏菌个体最大，牛种布鲁氏菌次之，羊种布鲁氏菌最小。电镜下羊种布鲁氏菌多为球形，大小为 0.3～0.6 μm，牛种和猪种布鲁氏菌常为短杆状或球杆状，大小为 0.6～2.5 μm。菌体无鞭毛，不形成芽孢，毒力菌株可有菲薄的荚膜。在普通显微镜下观察常呈单个，极少数呈两个或短链状、串状排列，无特殊的排列。布鲁氏菌属分光滑型和粗糙型，除绵羊和犬种菌属于天然粗糙型外，其他种布鲁氏菌均属光滑型。布鲁氏菌形态易受外界环境影响而呈现出多态性，如细胞壁变薄甚至脱落。胞质致密或形成空泡，出现许多小颗粒状的包涵体，细胞内膜粘在一起形成一层很致密的厚膜，这是光滑型布鲁氏菌变成粗糙型布鲁氏菌的主要表现[23]。

一般来讲，患病人体的器官和组织都会发生病理变化。急性期表现为网状内皮系统的弥漫性炎症反应，并发展成传染 - 反应性网状内皮细胞增殖症。最易发生病变的为结缔组织，其次是淋巴系统、血管系统和神经系统。布鲁氏菌病病理学的主要特点：一是所有组织和器官都可发生病理变化，病变复杂，损害广泛；二是不仅间质细胞改变，而且实质器官的细胞也发生变化，其中以单核 - 吞噬细胞系统的病变最为显著。病灶的主要病理变化：①渗出、变性、坏死改变。主要见于肝、脾、淋巴结、心、肾等处，以浆液性炎性渗出，夹杂少许细胞坏死为主要表现。②增生性改变。淋巴、单核 - 吞噬细胞增生，疾病早期尤著。常呈弥漫性，稍后常伴纤维细胞增殖。③肉芽肿形成。病灶里可见由上皮样细胞、巨噬细胞及淋巴细胞、浆细胞组成的肉芽肿。肉芽肿进一步发生纤维化，最后造成组织器官硬化。三种病理改变可循急性期向慢性期依次交替发生和发展[24]。如肝脏，急性期内可见浆液性炎症，同时伴实质细胞变性、坏死；随后转变为增殖性炎症，在肝小叶内形成类上皮样肉芽肿，进而纤维组织增生，出现混合型或萎缩型肝硬化。

皮肤：皮肤病变可分为原发性和继发性两种，经皮肤感染的人不一定出现原发性损害，即使有损害，也不明显，临床持续的时间也不长。继发性损害的特点是发生部位不一，可有增生性肉芽肿、出血、结缔组织层的纤维断裂、水肿、毛细血管壁肿胀和血管通透性增加等变化。

淋巴结：在布鲁氏菌病病变中，淋巴结是最易受累的，并且出现变化最早。初期是充血和浆液性渗出，继之表现为弥漫性或局灶性网状内皮细胞增殖，形成类上皮细胞结节，即增生性肉芽肿。肉芽肿周围除类上皮细胞外，还有淋巴细胞、嗜酸性粒细胞和浆细胞。

血管系统：布鲁氏菌对血管系统损害广泛并且病变明显，既可累及小血管，也可损害大血管，但主要侵入小动脉、毛细血管和毛细血管后静脉。表现为血管内膜炎、血栓性脉管炎、动脉瘤以及主动脉炎等。镜下可见内皮细胞的坏死和脱屑，管腔内形成血栓，内皮下层细胞增生，在内膜下形成结节，血管中层有纤维素样坏死，管壁有炎性细胞浸润，可形成肉芽肿。

心脏：布鲁氏菌所致心内膜炎主要侵犯主动脉瓣，较少侵犯二尖瓣，在受累的心瓣膜上可找到布鲁氏菌，主要组织学改变为布鲁氏菌性肉芽肿。心肌炎通常和心内膜炎并发，心肌中出现灶性间质细胞增殖或病灶间隙中有炎性渗出物。病变可累及心内膜、心肌和心包，发生特异性心肌炎、心内膜炎、心包炎[19]。

肝脏和脾脏：单核巨噬细胞系统最容易被布鲁氏菌侵犯，而人体单核巨噬细胞最丰富的器官为肝脏，所以布鲁氏菌病患者肝脏经常受到损害。肝组织病理学研究显示肝实质和大多数门管区有肉芽肿形成，伴有不同程度的炎性细胞浸润，肝细胞坏死，在肉芽肿内巨噬细胞易见。肝脏主要表现为急、慢性肝炎，其特点是各种炎症过程依次交替出现，主要表现为浆液性炎症、增殖性炎症、肉芽肿。急性期肝脏受累虽然较多，但预后均较好，随着有效治疗和病程恢复，肝脏病理损害一般都可完全康复，不遗留任何后遗症。进入慢性期后肝脏的损害是多因素造成的[25]。脾脏由于网状内皮细胞和淋巴细胞增生表现为脾大，并有肉芽肿形成，镜下见网状内皮细胞弥漫性增生和毛细血管胶原变性。

骨髓：可发生小的坏死、骨髓组织营养不良和出血倾向、再生障碍性贫血和纤维化等。有的急性和亚急性期患者发现骨髓样细胞增殖，小圆细胞巢，多数浆液性水肿和渐进性细胞坏死。在慢性期见有髓样细胞增殖，某些病例尚有圆细胞的病灶性浸润。

肺：急性期可见病灶性卡他样肺炎，炎症病灶通常局限于肺下叶。有时在肺内见到由类上皮细胞和巨噬细胞构成的肉芽肿。

泌尿生殖系统：肾脏主要是继发性受累，表现为肾炎，出现肾小球混浊肿胀，产生蛋白尿。羊布鲁氏菌感染的急性期，常可出现病灶间质性和弥漫性肾小球肾炎。生殖器官变化较肾脏变化更为多见。如睾丸炎、附睾丸炎、子宫内膜炎、卵巢炎、输卵管炎等。急性期睾丸内可见血管周围圆细胞的炎性浸润灶。在疾病的慢性期，除了圆细胞浸润之外，在睾丸间质出现类上皮细胞结节，同时尚有精细管的萎缩和间质硬化。

神经系统：末梢神经受累较多见，症状较轻。中枢神经受累少见，但症状严重，表现为脑炎、脑膜炎、脊髓膜炎和脊髓炎等。神经系统的主要病理变化为退行性、渗出性、增殖肉芽肿性和硬化性改变。

运动系统：运动系统的骨、关节、肌肉、韧带均可受累。骨髓病变表现为增殖性多形细胞的成骨性炎性反应，同时有骨样组织形成，骨骼肌可有急性或慢性炎症反应。结缔组织内初期表现为浆液性出血性炎症，沿着血管走向，同时发生圆细胞浸润。这种浸润或完全消散，或被肉芽组织所代替，然后纤维化。在临床上可经常见到关节炎，关节周围炎、滑膜炎和腱鞘炎等。

第四节　临 床 表 现

布鲁氏菌病是一种全身性疾病，临床表现多种多样，缺乏特异性，部分患者不典型，在非布鲁氏菌病疫区，医生对该病认识不足，很容易造成误诊，在一定程度上增加了并发症的发生[26]。该病早期主要表现为多发性、游走性大关节炎，易误诊为风湿性关节炎[27]。如表现为乏力、食欲缺乏、肝功能异常、肝脾大者易误诊为肝炎。误诊易使病情转为慢性，致使病情反复发作，严重影响了患者的劳动能力和生活质量。人群对布鲁氏菌病普遍易感，各个年龄段包括婴幼儿、儿童、青壮年、老年均易感染，其中以青壮年发病率最高。

一、潜伏期

本病潜伏期长短不一，一般为 1～3 周，平均 2 周。短的可以 3 天，最长者可达 1 年之久。潜伏期的长短与病原菌的菌型、毒力、菌量及机体抵抗力等诸因素有关[28]。

二、发病和前驱期症状

目前多数病例发病缓慢，少数病例发病较为急骤。在发病缓慢者中，有些布鲁氏菌病患者可以看到所谓的前驱期症状。其临床表现似重感冒，表现为全身不适、乏力、食欲缺乏、头痛、失眠、出汗、肌肉或大关节疼痛等，有的可见淋巴结轻度肿大。有些病例可见便秘，腰及各部位肌肉和关节有轻度风湿样疼痛，傍晚有轻度畏寒等症状。体检可以发现患者低热，傍晚为重，淋巴结轻度肿大，偶见肝脾和扁桃体肿大。前驱期持续时间变动甚大，短者几天，长者为数周。起病急者，前驱症状不明显，直接表现为急性期症状。

三、急性期[29]

（1）发热与多汗：此为临床最常见的症状之一。典型热型是波状热，也可见不规则热、间歇热和弛张热等。近年来，波状热已不多见，而以其他热型常见。据我国布鲁氏菌病患者热型分析，主要有以下五种型：低热型、波状热型、不规则热型、间歇热型、弛张热型，稽留热罕见。发热可持续数日、数周，甚至数月。发热期常伴有大量出汗，尤其在体温下降期更明显，有时湿透衣裤。大量出汗使患者情绪紧张，烦躁，影响睡眠，由于大量出汗，有时候皮肤出现出血疹。

（2）头痛、乏力：多数病例都出现头痛，尤其是急性期患者。乏力是所有病例的共同症状，可出现在急性期热退之后，特别是大汗以后，在慢性期则更为常见。患者自觉全身乏力、懒惰不愿活动、劳动能力明显下降，重度乏力者表现较为衰弱，极重时甚至被迫卧床，所以有人称之为“懒汉病”。

（3）关节和肌肉酸痛：关节痛主要见于大关节，如髋、膝、肩、肘、腕、踝等，关节疼痛多呈游走性，类似风湿性关节炎，有时疼痛局限于某一部位，如慢性期患者。关节痛往往伴肌肉酸痛，多数患者可致关节强直和变形。部分患者可见关节红肿，偶有化脓。亦可见滑囊炎、腱鞘炎及关节周围炎。

（4）淋巴结和肝脾大：患者多有局部淋巴结肿大，淋巴结肿大主要发生在急性期，特别是感染初期几乎全部都有，而淋巴结肿大在慢性期患者中是较为少见的。根据布鲁氏菌感染的方式和途径不同，受累淋巴结的部位也不尽相同，主要与淋巴引流区域有关。消化道感染者常导致颌下、颈部淋巴结、腹部淋巴结肿大；接触感染者多侵犯腋下及腹股沟淋巴结而使之肿大[25]。多数患者肝和脾大，有压痛。肿大的肝脾质软或中等硬。布鲁氏菌侵入人体后，主要寄生于网状内皮系统，引起库普弗细胞增生，细胞浸润及肉芽肿，故肝损害常见肝大。临床表现为：食欲减退，肝区疼痛及压痛，偶有恶心、呕吐，血清转氨酶升高，而黄疸罕见。经治疗，肿大的肝脏、脾脏可缩小，常作为考核疗效的指标之一。

（5）神经痛：主要由于神经干或神经根受累所致，中枢神经受损表现为各种脑膜刺激症状，如头痛、颈项强直。周围神经受损表现为肋间痛、胸痛、肢痛等。1897 年 Hughes 首先提出神经布鲁氏菌病是一种神经病学并发症。神经布鲁氏菌病的发病率为 0.6%～25%，大约 5% 的布鲁氏菌病患者发展成为神经布鲁氏菌病。

（6）生殖系统症状：布鲁氏菌对其宿主动物的生殖器官有一种独特的亲和性，对男女生殖系统均可以造成损害。男性患者中有的可发生睾丸炎、附睾炎、睾丸脓肿等，多为单侧性。少数男患者也可见精索炎或鞘膜积液。女性患者可发生卵巢炎、输卵管炎或子宫内膜炎、骨盆脓肿、子宫颈炎和月经失调、痛经和闭经等。偶尔可致流产、早产、不孕[30]。

四、慢性期

病程长于1年为慢性期。慢性期可由急性期发展而来，也可直接表现为慢性期。如同时伴有发热等急性期症状者称为“活动期”，如无急性期表现则称为“相对稳定型”。慢性期活动型：患者可有长期低热或无发热、乏力、失眠及情绪低落等症状；骨关节系统损害多常见于慢性期，病变位置较固定，表现为关节肿大、关节炎，多见于髋关节、膝关节等大关节，骨骼肌肉持续性酸痛或钝痛，另外还可出现肝脾以及淋巴结肿大等症状。慢性期稳定型：患者症状较稳定，劳累过度或长期抑郁可加重症状。患者可有免疫力低下，体力衰弱，可出现贫血、营养不良等症状[31]。多数患者表现多种多样，无特异性，部分患者表现为顽固性的关节痛或肌肉钝痛，持续数年，反复发作，久病可发生强直或挛缩。慢性患者心血管损害也很常见，表现为心内膜炎、脉管炎等。肝脾大，不易完全恢复，病情反复发作。

五、病程及预后

布鲁氏菌病的病程及预后，主要取决于布鲁氏菌侵入门户，感染菌量以及菌种、菌型、毒力和当时人体的生理状态、治疗方法等。布鲁氏菌病病程长短不一，以3～12个月者居多。多数患者只要治疗及时，治疗方法得当，一般预后良好。有些患者不经治疗往往1～3个月自然康复，但是疲劳症状可能持续很长时间。有些患者如不及时治疗，易由急性转为慢性，形成隐性病灶，反复发作，迁延数年甚至几十年，严重影响健康和劳动能力，甚至病灶纤维化后形成瘢痕，引起内脏器官的器质性改变或骨关节的变形强直，终生不愈。布鲁氏菌病本身不易引起患者死亡，但是个别急性病例，由于极度的菌毒血症、脑膜炎、血小板减少、心内膜炎或其他更严重的并发症也可以死亡。

第五节　实验室检查及其他检查

人感染布鲁氏菌病临床症状表现为多形性、易变性、反复性、规律性、迁徙性，缺乏特异性，可影响多种脏器和系统，不易与其他疾病区别，因此，对该病进行有效的诊治至关重要。目前，常用的布鲁氏菌病实验室检测方法主要有血常规检查、病原学检查、血清免疫学试验和分子生物学检测等。

一、血常规检查

实验室检查异常项目包括：白细胞计数多正常或偏低，淋巴细胞相对或绝对增多，有时可出现异常淋巴细胞，少数病例红细胞、血小板减少。红细胞沉降率、C反应蛋白升高等，以急性期发热布鲁氏菌病患者尤为显著。贫血见于病情严重患者或慢性患者。肝功能可出现各种异常变化，但无特异性。

二、病原学检查

细菌分离培养技术是最传统的布鲁氏菌病细菌学诊断方法，也是诊断布鲁氏菌病的“金标准”。血液、骨髓、乳汁、子宫分泌物、脓性分泌物、关节腔液、滑囊液、流产胎、乳胎盘、脑膜炎患者的脑脊液等中检出布鲁氏菌病原体是诊断布鲁氏菌病的最直接证据，其中血液最常用。若标本取自菌血症时期，检出率将大幅提升。布鲁氏菌属于高致病性微生物，实验室要求生物安全等级为二级以上。

布鲁氏菌为革兰氏阴性短小杆菌，初次分离时多呈球状、球杆状和卵圆形。布鲁氏菌传代培养后渐呈短小杆状，菌无鞭毛，不形成芽孢，毒力菌株可有菲薄的荚膜。布鲁氏菌天然环境中生命力较强，在病畜的分泌物、排泄物及死畜的脏器中能生存 4 个月左右，在食品中约生存 2 个月。加热 60℃或日光下曝晒 10～20 min 可杀死此菌，对常用化学消毒剂如甲酚等较敏感。布鲁氏菌专性需氧，生长缓慢，在哥伦比亚血琼脂平板上 35℃培养 18～24 h，出现较湿润、灰色、针尖大小菌落，48 h 后形成圆形、凸起、光滑、较小的灰色菌落，72 h 后逐渐增大。因此布鲁氏菌培养应注意延长时间，以获得更高阳性率。国外推荐鲁伊斯·卡斯塔内达（Ruiz-Castaneda）双相培养法。国内常用哥伦比亚血琼脂平板。自动化培养系统的应用缩短了培养时间，可提高培养的敏感度。当该仪器检查阳性时报警，在取培养物涂片染色时，推荐革兰氏染色和瑞氏染色法，若镜下见紫色球杆状、形似血小板样、多位于破坏细胞内的细菌，则可初步诊断。若未见细菌，应延长培养时间或重新送血培养。血培养阳性直接涂片疑似布鲁氏菌时，即可取培养物行脲酶反应。由于布鲁氏菌的致病性以及既往实验室感染的报道，所有标本处理均应在二级以上的生物安全柜内进行。疑似布鲁氏菌的涂片染色前要用甲醇固定（以杀死布鲁氏菌）再行涂片。培养的敏感性取决于标本种类、培养方法和疾病分期以及抗菌药物的使用。骨髓培养比血培养更加敏感。急性发热患者的血培养阳性率高于亚急性以及慢性患者。

1. 血培养

（1）双相培养基培养：从可疑患者静脉中取血液 4～5 mL，在酒精灯火焰附近将血液注入 5～6 支含双相培养基的中试管内，或 2～4 只含双相培基烧瓶中，轻轻混合倾斜，使被检血液分布在琼脂斜面上，置于 37℃温箱培养，如果怀疑患者是牛种布鲁氏菌感染时，应有一半标本置 CO_2 环境中培养，3 天后观察结果，如未见布鲁氏菌生长，可按上法再倾斜，使血液涂在琼脂斜面上，继续培养，每隔一天观察一次，如有可疑布鲁氏菌菌落，可用铂金耳钩接种到琼脂试管培养基，获得纯培养，进一步做布鲁氏菌鉴定，血培养 20 天仍不出菌，可定为阴性。

（2）接种未受精鸡卵法：取新鲜鸡蛋两个，把鸡蛋放在固定架上，锐端向上，以碘酊和酒精依次消毒蛋壳，用眼科手术刀在顶部穿一小孔，用 3 cm 长注射针头将被检血液徐徐注入卵黄中，每个鸡蛋接种血液 0.2 mL，立即用灭菌石蜡将孔密封，置 37℃温箱中培养，5 天后把接种血液的鸡蛋在无菌环境下打开，用灭菌的毛细管把接种血液的部分卵黄及蛋清吸出 0.5～0.6 mL，接种 2～3 支斜面培养基上，置于 37℃环境中培养，2～3 天观察一次，15 天仍不见可疑菌落生长，定为阴性。

2. 尿培养

用灭菌的导尿管将尿液导出放入灭菌容器中，为浓缩细菌，提高检出率，可在尿液中加入 1%～3% 的高价布鲁氏菌免疫血清，混合后，置于 37℃温箱中 2 h，高速离心沉淀，取沉淀物 0.5 mL 接种在选择性培基上培养，或注射豚鼠，用生物学法分离布鲁氏菌。

3. 其他病原材料培养

由乳汁、脓性分泌物、关节腔液、滑囊液、胎盘、脑脊液等分离布鲁氏菌，将液体标本接种到琼脂斜面上，或培养平板上，涂布于培基表面，参照血培养法观察结果，15 天仍无可疑菌生长，定为阴性。

4. 生物学分离布鲁氏菌法

为了提高布鲁氏菌的检出率和从污染的材料中分离布鲁氏菌，将被检材料（固体标本加灭菌的生理盐水研碾成浆液态）经皮下或腹腔注射豚鼠或小白鼠，豚鼠接种 1 mL，小鼠接种 0.5 mL，接种豚鼠，即可观察血清变态反应情况，又可作细菌分离培养，小鼠感染后 20 天解剖取脏器培养，豚鼠接种后 30 天解剖取脏器培养。

总之，细菌学方法耗时较长、环境要求高、检出阳性率低、敏感性不强，且危险性大。在实际临床应用中，细菌培养不是最常用的方法，胞内寄生、标本差异、病程、操作不当及使用抗生素等均可影响培养结果。由于培养的低阳性率，阴性结果不能排除布鲁氏菌感染，治疗决策不应受阴性结果影响，应结合临床、流行病学史及血清学等各方面综合判断，给予诊断和治疗。

三、血清免疫学试验

血清学检测是目前应用最广泛的诊断布鲁氏菌病的方法，该方法诊断周期短、灵敏度高、对实验室要求不高，更具临床应用价值，尤其是对处于慢性期的患者，可以确定患者有无复发情况。布鲁氏菌病的血清学实验室检测方法包括：RBPT、SAT、CFT、抗人球蛋白试验（Coombs test，CT）、ELISA、免疫捕获凝集技术、荧光偏振试验（fluorescent polarization assay，FPA）以及 GICA 等。这些诊断方法的可操作性、特异性、灵敏性以及价格各异。

（一）凝集试验

颗粒性抗原（细菌、螺旋体、红细胞等）与相应抗体结合后，在有适量电解质存在条件下，抗原颗粒可相互凝集成肉眼可见的凝集块，称为“凝集反应”（agglutination reaction）或“凝集试验”。参与凝集反应的抗原称为“凝集原”（agglutinogen），抗体称为“凝集素”（agglutinin）。细菌或其他凝集原都带有相同的负电荷，在悬液中相互排斥而呈现均匀的分散状态。抗原与相应抗体相遇后可以发生特异性结合，形成抗原抗体复合物，降低了抗原分子间的静电排斥力，此时已有凝集的趋向，在电解质（如生理盐水）参与下，由于离子的作用，中和了抗原抗体复合物外面的大部分电荷，使之失去了彼此间的静电排斥力，分子间相互吸引，凝集成大的絮片或颗粒，出现了肉眼可见的凝集反应。根据是否出现凝集反应及其程度，对待测抗原或待测抗体进行定性、定量测定。

1．虎红平板凝集试验

RBPT 又称为“班氏孟加拉红平板凝集试验”，采用虎红平板凝集试验抗原（通常采用虎红染料将灭活的布鲁氏菌染色后重悬于 pH 3.6～3.9 的乳酸缓冲液中而得）与被检血清作用时能抑制血清中的 IgM 类抗体的凝集活性、检查出的抗体是 IgG 类，因此提高了该项反应的特异性。RBPT 是国际贸易中牛、羊、猪布鲁氏菌病检测的指定试验，在我国也用于人布鲁氏菌病监测的初筛。抗原经培养灭活后，离心收集菌体用虎红染料染色后悬浮于乳酸缓冲液中制成。该方法灵敏度高，操作方便，检测快速且价格便宜，适于动物群体布鲁氏菌病的普查，可在 5～10 min 内获得结果，推荐用作快速筛查试验；因为在酸性环境下 IgM 活性受抑，该法主要是检查 IgG 类凝集抗体，RBPT 与补体结合试验、2- 巯基乙醇（2-mercaptoethanol，2-ME）试验和抗人球蛋白试验有较高的吻合率；但流行区较高的抗体效价会影响其诊断价值，且由于与其他革兰氏阴性菌的交叉反应，可出现假阳性结果。布鲁氏菌慢性感染和有并发症的患者可能出现较高的假阴性率；该法受制备抗原时条件影响较大，所以每批制备抗原应予以检查、标化方可应用。

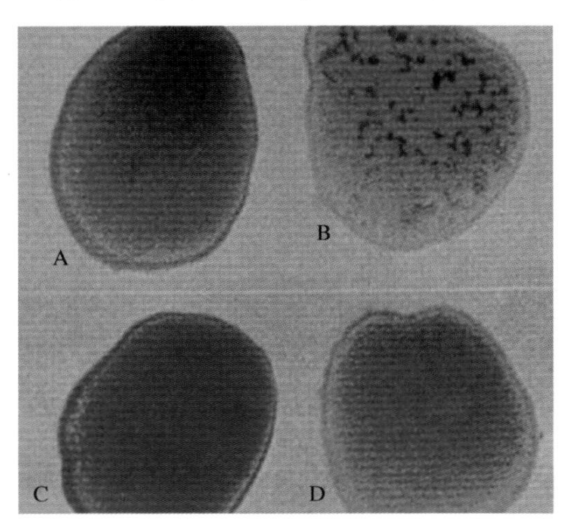

图 4-5-1 虎红平板凝集试验
A、B、D 为虎红平板凝集试验阴性，C 为阳性

（1）被检血清和布鲁氏菌病虎红平板凝集抗原各 30 mL 滴于玻璃板的方格内，每份血清各用一支牙签或火柴棒混合均匀。在室温（20℃）4～10 min 内记录反应结果。同时以阳、阴性血清作对照，见图 4-5-1。

（2）结果判定：在阳性血清及阴性血清试验结果正确的前提下，被检血清出现任何程度的凝集现象均判为阳性，完全不凝集的判为阴性，无可疑反应。

（3）注意：抗原用前充分摇匀，抗原和被检血清用前应放室温 30～60 min 后再进行试验。个案病例，送检材料 2 天内完成，大批量样本不得超过 7 天。如全血不能及时分离血清，可冷藏 4℃保存，但保存期不得超过 3 天。血清可冷冻保存，保存期不得超过 2 个月。

布鲁氏菌与小肠结肠炎耶尔森菌、大肠埃希菌、沙门氏菌、霍乱弧菌等部分革兰氏阴性菌具有高度类似的抗原结构，容易诱发交叉凝集反应，导致结果出现假阳性；RBPT 另一个缺点是检测过程和结果容易受到许多外界因素（温度、凝集时间等）的影响，或者采血及检测人员水平的限制造成假阴性结果。总之，RBPT 特异性不强，需要加做其他试验以验证结果准确性。RBPT 阳性者最终结果判定还需进行 SAT 或 ELLSA 等检测。

2．试管凝集试验

SAT 检测所有针对布鲁氏菌 S-LPS 抗原的凝集性抗体（包括 IgM、IgA、IgG）。SAT 检测 IgM 敏感性较高，广泛用于有明显症状和体征的急性期和亚急性期布鲁氏菌病患者诊断。阳性判断标准为滴度为 1∶100 及以上（或病程一年以上者 SAT 滴度为 1∶50 及以上，或对半年内有布鲁氏菌苗接种史者，SAT 滴度虽达 1∶100 及以上，过 2～4 周后应再检查，滴度升高 4 倍及以上）。急性期阳性诊断率可达 80%～90%，慢性期则仅 30% 左右。对于临床上常常遇到 IgM 和 IgG 鉴别困难的问题，该方法可通过添加 2-ME 等还原剂破坏 IgM 中二硫键及解离 IgM 五聚体的方法进行区分鉴别，在一定浓度范围内，还原剂不会破坏 IgG 的二硫键。该方法可用于鉴别人工免疫和自然感染，也可用于急性期（包括慢性患者急性发作期）和慢性期布鲁氏菌病的鉴别诊断，但对操作人员及检测环境等要求较高，不适用于大规模布鲁氏菌病筛查。

样品（标本）采集要求及采样量：用灭菌注射器无菌操作抽取静脉血 5 mL、3000 转 /min 离心 15 min，分离血清。

备检器材及试剂：试管凝集抗原、被检血清、阳性血清、稀释液（0.9% 生理盐水）、吸管（1 mL、10 mL）、试管架、37℃温箱、离心机等。

抗原的稀释：将试管凝集抗原充分混匀后，用 0.9% 生理盐水做 10 倍稀释，备用。

标准比浊管的制备：为了判定结果准确，应制备凝集反应标准比浊管，作为判定透明程度的依据，其配制方法为：取凝集反应稀释后的抗原液再做对倍稀释，即 2 mL 稀释抗原再加 2 mL 生理盐水，混合后按表 4-5-1 配制。

表 4-5-1　试管凝集反应标准比浊管配制

管号	抗原稀释液 /mL	生理盐水 /mL	透明度 /%	标记
1	0.00	1.00	100	＋＋＋＋
2	0.25	0.75	75	＋＋＋
3	0.50	0.50	50	＋＋
4	0.75	0.25	25	＋
5	1.00	0.00	0	－

“＋＋＋＋”液体完全透明，菌体呈伞状沉淀或块状颗粒状沉淀，呈 100% 凝集；“＋＋＋”液体近于完全透明，菌体呈伞状沉淀，呈 75% 凝集；“＋＋”液体略微透明，菌体呈较薄伞状沉淀，呈 50% 凝集；“＋”液体不透明，管底有不很明显的伞状沉淀，呈 25% 凝集；“－”液体不透明，无伞状沉淀。

注：以产生 50% 凝集的（＋＋凝集程度）血清最高稀释倍数为受检血清的效价。

（1）被检血清：每份血清取 9 支小试管，放于试管架上。

血清稀释：第 1 支试管加生理盐水 2.4 mL，第 2 支不加，第 3～9 支试管各加 0.5 mL 生理盐水。然后用 1 mL 吸管取被检血清 0.1 mL 加入第 1 管中，混匀后吸 1 mL 加入第 2、3 管各 0.5 mL，第 3 管混匀后再吸 0.5 mL 加入第 4 管，以此类推到第 8 管吸 0.5 mL 弃掉。

加入抗原：取出之前稀释好的试管凝集抗原，然后从第 2 管开始每管加入 0.5 mL，加入抗原之后，血清的最终稀释倍数为从第 2 管开始 1∶50、1∶100、1∶200、1∶400……1∶1600，第 1 管为血清对照。然后充分混匀，放于 37℃温箱中 18～20 h 后取出，在室温下放置 1～2 h 观察结果。

（2）阳性对照：加入 1 mL 的生理盐水使其溶解（充分溶解使阳性血清的效价发挥到最大），稀释、加入抗原（方法、步骤同被检血清样本的操作）。

（3）结果判定：血清对照为清亮透明无沉淀，抗原对照为均匀浑浊，两种对照管成立，才可判定试验管，否则重做。人感染布鲁氏菌的诊断标准：1∶100 及以上者为阳性，1∶50 为可疑。

（4）影响试验结果的因素及注意事项

① 受检血清应新鲜、无溶血、无污染，存放血清处温度不能超过 10℃，采血后应于 3～4 天内进行检查，因放置时间过长可能会导致血清效价降低。

② 遵守操作规程：所用的器材要清洁、干燥，试剂的加量一定要正确，放入温箱的温度和时间都要按要求，否则都影响结果。

③ 做凝集反应时，有个别血清会出现前带现象，即稀释度低的血清管内（或血清量多的格）不发生凝集，而稀释度高的管内（或血清量少的格）出现凝集，这叫作“前带现象”。如果某血清在平板凝集反应中出现了前带现象，那么做试管反应时应多做几个管，多采用几个稀释度。

④ 血清或抗原中含有过多的防腐剂，阻止或妨碍了抗原的凝集。

⑤ 氯化钠的含量增高对血清反应有明显的影响，盐的浓度越高，反应的敏感性提高，因此在兽医界为了克服凝集反应中的阻抑抗体的干扰，对羊血清采用高渗盐水作凝集反应，一般浓度在 10%～12%，切记人血清不能用高渗盐水（>10%）。

⑥ 前带现象产生的原因。胶体粒子学说：血清稀释度低所含的胶体粒子多，它影响抗原抗体的结合，而稀释度高的则含胶体粒子少，所以出现凝集。不完全抗体学说：血清中因存在不完全抗体竞争抗原，所以在低稀释度的管中不凝集。

抗原抗体比例失调，也就是抗体过剩或血清内含有过多防腐剂，严重污染可造成前带现象的产生，封闭抗原的干扰。

（5）评价

① 该方法简便、易操作，适用于各实验室应用。

② 该方法特异性较好，敏感性也高，因此适用于检疫和临床诊断。

③ 有研究报道，人感染布鲁氏菌后常于发热的第一天起就开始出现抗体，随着体温的增高效价升高，因此该方法可作为早期诊断布鲁氏菌病的方法，也可用来判定疾病的活动期。

④ 该方法凝集反应的强度与布鲁氏菌培养的阳性结果成正比，凝集价越高细菌培养的阳性就越高，和体温成正比，一般来说，体温高凝集价也增高。

⑤ 由于该试验有时出现前带现象和封闭现象，所以有时也出现假阴性结果，必要时和其他方法联合应用。

国内根据《WS 269—2007 布鲁氏菌病诊断标准》的操作规范，将标准定为：效价 1∶100 并出现显著凝集（液体 50% 清亮）及以上，或病程 1 年以上效价 1∶50 并出现显著凝集及以上；或半年内有布鲁氏菌疫苗接种史，效价达 1∶100 并出现显著凝集及以上者，可作为确诊试验之一。国际上一般将抗体效价作为筛查试验，两次抗体效价升高 4 倍方可作为确诊标准。SAT 存在与其他菌种抗体的交叉反应，如结肠耶尔森菌、大肠埃希菌、兔热病杆菌、霍乱弧菌等，可导致检测假阳性。SAT 是国内诊断布鲁氏菌病的法定确定方法，也作为筛查试验之一。与 RBPT 比较，SAT 需要至少 1 天才能对结果进行判读，耗时长，操作相对复杂，不适合大范围现场检疫布鲁氏菌病，而更多地用于小量样本的检测。但 SAT 特异性、准确性优于 RBPT，且对 IgM 的敏感性高，IgM 是感染后 6～7 天血清中出现的抗体，所以 SAT 可用于布鲁氏菌病的早期诊断。之后随着患者血清 IgM 水平下降，IgG 增多且趋于稳定，SAT 不能识别血清中的 IgG，导致准确率降低。

SAT 是一种特异、较敏感、稳定的检测方法，应用已有近百年历史，国内外成功地应用到人、畜间布鲁氏菌病的诊断上。SAT 可以检测人、畜血清中的抗布鲁氏菌 IgG、IgM、IgA 3 类免疫球蛋白。特别应注意由于抗原表位的不同，犬布鲁氏菌可以表现为 SAT 阴性。因此阴性并不能完全排除诊断。灵敏度随病程时间延长而下降，在复发患者、流行区或暴露者中特异度较低。SAT 检测 IgM 的敏感性较高，实践证明该试验是一种简便易行，有一定特异性和敏感性的布鲁氏菌病诊断方法。凝集试验的阳性反应多数出现在病后 1～2 周，间隔 1～4 周后抗体效价增高 4 倍及以上时，提示为近期感染，因此可作为布鲁氏菌病的早期诊断，同时又可用于布鲁氏菌病疫苗免疫后血清抗体的检测。SAT 试验操作简便，判定容易，因此有广阔的应用前景。

3. 全乳环状试验（milk ring test，MRT）

MRT 广泛用于牛、羊布鲁氏菌病的诊断。该方法采用乳汁环状反应抗原（利用氯化三苯四氮唑或苏木精使灭活的布鲁氏菌染色而得）与家畜的新鲜乳汁混匀后，若乳汁中含有特异性抗体，部分抗体可通过 Fc 段吸附到乳脂球表面而漂浮在液面上，乳脂层形成红色（或蓝色）环者为阳性。与 RBPT、聚合酶链式反应、细菌分离培养等技术相比，MRT 对牛布鲁氏菌病的检出率更高，而且具有无创、费用更低等优点。但 MRT 要求待测样品必须为新鲜乳汁。

4. 乳胶凝集试验（latex agglutination test，LAT）

LAT 乳胶为人工合成，性能稳定，均一性好。伊斯梅尔（Ismael）等利用胶乳颗粒致敏可溶性 *B. melitensis* 周质蛋白（soluble *B. melitensis* periplasmic proteins，SBPP）检测 1777 个绵羊血清样品，与 RBPT、SAT 以及 iELISA 相比，检测结果的假阳性率明显降低（$P \leqslant 0.05$），灵敏性较好，4 种方法的特异性比较没有差异。该研究结果提示，基于 SBPP 的 LAT 具有高灵敏度和特异性，适用于绵羊布鲁氏菌病的现场检测。

（二）补体结合试验

CFT 检测的抗体主要为 IgG，出现较迟，可持续较长时间。CFT 滴度 1：10 及以上者，可作为布鲁氏病患者确诊依据；滴度大于 1：64 可提供活动性布鲁氏菌病的证据。布鲁氏菌病患者抗生素治疗成功后，CFT 升幅下降，6 个月后无法检出。该试验对抗原纯化要求不严格，因此敏感性较差，可能发生抗补体反应。在国际贸易中，CFT 是羊、牛、绵羊附睾种布鲁氏菌的确诊试验。CFT 通过标本内抗原抗体复合物同补体结合，暴露抗原或抗体进行诊断，灵敏度和特异度较高，但操作复杂，目前临床上应用不多。一般不用于常规检验，仅作为确诊试验或用于判断其他方法难以确诊的样品。

CFT 多用于动物感染诊断。WHO 的指南提出，因补体结合试验的操作复杂性和标准化的问题，不适合在小实验室进行。CFT 对实验条件要求较高，所以基层临床诊断较难大规模开展。

（三）抗人球蛋白试验

1945 年，英国免疫学家库姆斯（Coombs）等人发明了能检测红细胞表面抗体的一种新试验，即抗人球蛋白试验，称为“Coombs 试验”。CT 是利用抗球蛋白抗体作为第二抗体，连接与红细胞表面抗原结合的特异抗体，使红细胞凝集。CT 是检测不完全抗体的经典方法，分为直接试验（直接反应）和间接试验（间接反应）。直接 CT 是检查被检红细胞上有无不完全抗体；间接 CT 是检查血清中游离的不完全抗体。

1. 直接 CT

（1）原理：患者体内若有与红细胞抗原不相合的不完全抗体存在，可与红细胞结合形成抗原抗体复合物。但因不完全抗体分子量小，不能有效地连接抗原抗体复合物，仅使红细胞处于致敏状态。加入抗人球蛋白血清，与红细胞上吸附的不完全抗体结合，在致敏红细胞之间搭桥，出现肉眼可见的凝集。这种直接检测体内被抗体或（和）补体致敏红细胞的试验称为“直接 CT”。

（2）操作：65% 凝胶，35% 抗人球蛋白试剂。撕开检测卡的封膜于反应腔中加入待检 1% 红细胞生理盐水悬液 50 μL；将检测卡于离心机以 1800 r/min，离心 1 min，以 2500 r/min，离心 1 min；取出，结果判读。

（3）结果解释。阳性：待检标本红细胞已致敏 IgG 不完全抗体或补体。阴性：待检标本红细胞未致敏不完全 IgG 抗体。

2. 间接 CT

（1）原理：用已知抗原的红细胞检测受检者血清中相应的不完全抗体；或用已知的不完全抗体检测红细胞上相应的抗原。在 37℃条件下，若被检血清或红细胞有对应的不完全抗体或抗原，则抗原抗体作用使红细胞致敏再加入抗人球蛋白试剂，与红细胞上不完全抗体结合，出现肉眼可见凝集。这种通过体外将红细胞致敏后，再检测红细胞有无不完全抗体或抗原的试验称为“间接 CT”。

（2）操作：65% 凝胶，35% 抗人球蛋白试剂。撕开检测卡的封膜于反应腔中依标记分别加入相应的 0.5% 筛选细胞 LIM 悬液 100 μL，各管再加入待检血浆或血清 25 μL；将检测卡 37℃孵育≥10 min，取出，置离心机以 1800 r/min，离心 1 min，以 2500 r/min，离心 1 min；取出，结果判读（方法同上）。

（3）结果解释。阳性：待检血浆或血清中含有不完全抗体 IgG 或完全抗体 IgM。阴性：待检血浆或血清中不含不完全抗体 IgG 或完全抗体 IgM。

CT 可同时检测凝集或非凝集性抗体，由此能更早产生阳性结果，且治疗恢复后保持阳性的时间也更长，灵敏度高。较之 SAT，更适合用于慢性、有并发症、复发和持续性感染患者的检查，但对技术和设备都有要求。根据《WS 269—2007 布鲁氏菌病诊断标准》，CT 滴度 1∶400 及以上者可诊断为阳性。CT 用于检测布鲁氏菌感染后血清的不完全抗体，可作为 SAT 检测的补充，多用于慢性感染时的诊断，灵敏度和特异度高，但过程较为复杂，其中 Coombs 试验目前最为常用。CT 是 SAT 的一个拓展和补充，用于检测血清中的不完全抗体（或阻断抗体）。SAT 阴性者可做此检测。含有阻断抗体的血清滴度不能通过 2- 巯基乙醇显著降低，因为阻断抗体主要是 IgG 和 IgA 的不完全成分。CT 可以检测不完全抗体或阻断抗体，可作为 SAT 试验补充试验。由于阻断抗体主要是 IgG 和 IgA 的不完全抗体，SAT 试验对其不敏感，结果呈阴性，需结合 CT 对其进一步验证。

（四）酶联免疫吸附试验

Cadsson 等最早将 ELISA 用于牛种布鲁氏菌感染检测。ELISA 法具有灵敏度和特异性高、操作简便、易于标准化、可批量筛查等优点，目前是国际贸易中牛种和猪种布鲁氏菌的指定试验，可检测血清和乳汁。主要分为间接 ELISA（indirect ELISA，iELISA）和竞争 ELISA（competitive ELISA，cELISA）两类，iELISA 敏感性高，而 cELISA 特异性更好。

1. iELISA

Sanogo 等引用 RBPT 和 iELISA 检测 995 份血清，两种方法的一致性为 94%。重组蛋白成本低，无须培养致病性布鲁氏菌，可作为血清学诊断的抗原候选物，近年来也成为布鲁氏菌病诊断技术的研究热点。乔杜菲（Chaudhufi）等制备基于重组外膜蛋白 28（outer membrane protein 28，OMP28）的 iELISA 检测灵敏度为 88.7%，特异性为 93.8%。Ahmed 等利用 3 种 *B. melhensis* 重组外膜蛋白（rOMP25、rOMP28 和 rOMP31）制备 iELISA，结果提示这些重组外膜蛋白具有诊断价值，而且能够区别不同亚型羊种布鲁氏菌感染。

2. cELISA

Perrett 等应用 cELISA 分别检测奶牛、猪等不同家畜，结果表明 cELISA 的敏感度达到 92.31%～100.00%，特异度超过 90%。利用辣根过氧化物酶标记重组 IgG 和 IgA 的受体和光滑型脂多糖的 O 多糖制备的第二代 cELISA，敏感性和特异性均可达到第一代 cELISA 的水平，但可以消除酶标二抗可能造成的影响，并且可区分 *B. abortus* 疫苗株和野毒株诱导产生的抗体。

3. 斑点 -ELISA（dot-ELISA）

Batra 等采用新的 dot-ELISA 试剂盒检测 120 份疑似布鲁氏菌病患者血清，检出 28 份阳性样品，高于 RBPT、CT 等常规血清学检测方法。Onilude 等研究结果表明，dot-ELISA 适用于山羊感染 *B. melitensis* 的检测。

ELISA 现已较好地实现标准化，且检测迅速（4～6 h），敏感度、特异度较高，可以针对性地检测不同抗体，包括非凝集性抗体。当其他测试都阴性时尤其推荐使用，可用于疗效监测和急慢性、局灶、并发症感染的检测。ELISA 方法可同时检测布鲁氏菌病特异性抗体 IgM 和 IgG，其中对 IgG 敏感性更高，所以对于急性期、慢性期及复发性布鲁氏菌病的检测效果均较好。该法具有检测速度快、操作简单、污染小等特点，广泛应用于临床实验室检测。

（五）免疫捕获凝集技术

Brucellacapt 是基于免疫捕获凝集技术的布鲁氏菌病诊断方法，其快速简单且灵敏度和特异度高，适合急性期和预后随访，得到了国际认可。Peeridogaheh 等对 11 例布鲁氏菌血培养阳性患者的血清进行检测，发现 Brucellacapt 全部呈阳性，灵敏度优于 ELISA，说明 Brucellacapt 是在布鲁氏菌病流行区进行诊断的有力工具。

（六）荧光偏振试验

米纳斯（Minas）等利用 FPA 检测 *B. melitensis* 感染的羊血清，并与 RBPT、CFT、iELISA 和 cELISA 等的检测结果进行验证比较，结果表明 FPA 具有很高的准确性，更加适用于绵羊和山羊感染 *B. melitensis* 的检测。尼古拉（Nicola）等研究结果也提示，FPA 与 cELISA 和 iELISA 的检测结果具有很高的符合率，适用于山羊感染 *B. melitensis* 的检测。FPA 法是用荧光素标记小于 50 ku 分子质量的抗原，与待检血清反应，若抗体存在，抗原抗体结合物就会降低标记抗原的转动速度，通过仪器测定转动速率变化来测定抗体。FPA 可以测定不同类型的抗体，但对操作人员、设备和检测环境要求较高，在发达国家应用较多。

FPA 通过测定游离抗原与抗原 - 抗体复合物分子转动率的不同来检测相应抗体，灵敏度和特异度极高，操作简单省时，适用于不同样品的检测，能用便携设备进行反应。卢塞罗（Lucero）等对 587 例患者血清使用 FPA 进行了检测，特异度和灵敏度较高，且测试相对便宜。

（七）免疫层析试验（immunochroma tography assay，ICA）

ICA 是以胶体金为标志物标记抗原抗体的一种新型的免疫标记技术，其简单、快速、准确、无污染，灵敏度高、稳定性强，且用量少，易于进行现场检测。目前，用于布鲁氏菌检测的主要有 GICA。孙华丽等对 137 例布鲁氏菌感染确诊病例和 78 例非布鲁氏菌感染患者的血清进行检测，GICA 的灵敏度和特异度可达 90.51% 和 93.59%。

（八）皮内试验

WHO 不建议将皮内试验作为诊断手段，因其菌液抗原制备不规范等原因，可能导致健康人产生抗体。而国内根据《WS 269—2007 布鲁氏菌病诊断标准》分别观察 24 h、48 h，皮肤红肿浸润范围有 1 次在 2.0 cm×2.0 cm 及以上（或 4.0 cm^2 以上）作为筛查试验。我国现行的诊断标准推荐 RBPT、SAT、皮内试验、CFT、CT，可以根据这些研究的数据与当地的抗体背景用于实验室诊断。

拜佐娃（Byzova）等用 ICA 可在 10 min 内测定浓度低至 10 ng/mL 的布鲁氏菌 LPS 或者 10^6 个 /mL *B. aboutus*。2017 年我国已批准两种基于 ICA 的布鲁氏菌病快速检测试剂（盒 / 条）分别用于动物和人布鲁氏菌抗体检测，但其临床应用效果尚待进一步观察。ICA 具有快速、操作简便、价格较低等优点，适合于布鲁氏菌病快速筛查和“床边检验”，但灵敏度和特异性不及其他常规血清学方法。

（九）琼脂凝胶免疫扩散试验（agar gel immunodiffusion，AGID）

由于凝集试验不适用于绵羊附睾种布鲁氏菌病的诊断，AGID 成为绵羊附睾种布鲁氏菌病的常用诊断方法。AGID 也是第一个区分疫苗株和 *B. abortus* 野毒株诱导产生抗体的试验。早期犬种布鲁氏菌病诊断一般用 AGID 验证，并通过细菌分离确定。麦克马洪（McMahon）等发现具有 1∶40 及以上的 2-ME 凝集滴度的所有血清均为 AGID 试验阳性。AGID 是一种特异度较高但敏感度一般的确诊试验，可用于基层实验室布鲁氏菌病的诊断。

（十）放射免疫试验（radioimmunoassay，RIA）

RIA 可独立于抗体的生物活性检测 IgM、IgA 和 IgG 的滴度。CFT 和 RIA 测定的 IgG 浓度有良好的相关性，且 RIA 比 CFT 灵敏度高 10000 倍。但 RIA 与 IgM 直接凝集之间的相关性差，因为高水平的 IgM 不一定伴随着阳性的凝集结果。由于非放射免疫标记技术的飞速发展和广泛普及，再加上放射免疫标记技术存在放射性污染、试剂盒有效期短等不足，RIA 一般不用于布鲁氏菌病的常规检测。

四、分子生物学检测

分子生物学检测方法很多，其中聚合酶链式反应（polymerase chain reaction，PCR）技术应用最为广泛，该方法需要的样本量较小，操作相对安全简单，具有较高的灵敏度和特异度，成为布鲁氏菌实验室研究的热点。PCR 技术在布鲁氏菌病诊断中的应用有多种，多重 PCR 法能在同一反应管中同时检测不同病原体菌种，布鲁氏菌多重 PCR-PCR 方法能快速检测布鲁氏菌生物型，并能正确区分疫苗株和野毒株，巢式 PCR 及半巢式 PCR 具有高灵敏度特点，实时荧光定量 PCR 的特异度强、灵敏度高、无交叉反应、高效、快速、重复性好。

目前，用于布鲁氏菌检测的分子生物学方法有 PCR、环介导等温扩增检测（loop mediated isothermal amplification，LAMP）、基质辅助激光解吸电离飞行时间质谱（matrix-assisted laser desorption ionization-time-of-flight mass spectrometer，MALDI-TOF-MS）等。该方法快速、敏感，但由于 PCR 尚未标准化，在临床上的应用还需验证，尚不适用常规检测。但对中枢神经系统感染或者局灶感染的检测可发挥特别作用。

（一）PCR

PCR 技术在扩增过程中，以单链 DNA 为模板，寡核苷酸为引物，在 DNA 聚合酶的作用下沿 5′→3′ 方向扩增 DNA 片段，使目的基因大量复制。穆赫辛尼（Mohseni）等对 100 份疑似患者的血清标本使用 ELIAS、PCR 和 SAT 进行检测，结果显示 SAT 检测 50 份呈阳性，PCR 检测 45 份呈阳性，提出同时使用血清学和分子技术可克服检测的限制。

1. 普通 PCR

目前，普通 PCR 法检测布鲁氏菌病的引物主要有编码 BCSP-31 序列的 B4/B5、16SrRNA（F4/R2）、外膜蛋白如 omp31、omp10、omp2a、omp2b 等。1990 年，费特克（Feteke）等将 PCR 技术首次应用于检测布鲁氏菌病，研究结果认为该方法特异性强、灵敏度高、分析迅速、自动化、简便易行，可用于大批量样品的检测。单对引物的 PCR 虽然可检出含有布鲁氏菌的样品，但不能完全区分鉴别布鲁氏菌属的所有生物型。

2. 多重 PCR

即在同一反应体系中加入两对及以上的引物，能同时检出多种病原的 PCR 技术。布里克（Bricker）等于 1994 年首次报道了能区分牛种、羊种、绵羊附睾种和猪种布鲁氏菌的 AMOS-PCR 法，该方法能检测到 4 种布鲁氏菌的部分生物型，如牛种的 1、2、4 型，羊种的 3 个型，猪种的 1 型等。1999 年，斯雷瓦桑（Sreevatsan）等根据 *BCSP31K* 基因和 *hsp65* 基因设计引物，建立了能检测牛奶及牛鼻分泌物中的牛分枝杆菌和布鲁氏菌的二重 PCR。多重 PCR 具有高效性、系统性和经济简便等优点，能在同一反应管内检测多种病原体，节约了时间和试剂，为临床诊断提供更多的依据。钟旗等应用 AMOS-PCR 法进一步鉴定布鲁氏菌生物型后，发现该方法还可以鉴定犬种布鲁氏菌，能区分 S19 疫苗株和野毒株，表明 AMOS-PCR 法的特异性和敏感性均高于布鲁氏菌的分离培养和血清学方法。此外，2010 年，彭小兵等作为布鲁氏菌属的特异性基因的发现者，同时以 *IS711* 基因的拷贝数差异为布鲁氏菌种间特异性标志，建立了能同时鉴别羊种、牛种和猪种的三重 PCR。虽然多重 PCR 能同时检测多种病原体，但其引物设计复杂，而且易产生 PCR 的副产物焦磷酸，所以，临床上 AMOS-PCR 的应用较少，仅作为实验室研究应用。

3. 实时荧光定量 PCR（real-time PCR，RT-PCR）

雷德卡（Redkar）等于 2000 年根据 IS711 元件设计了上游引物，根据每个菌种的特异序列设计下游引物，并用荧光标记，由此建立了能特异性检测牛种布鲁氏菌、羊种布鲁氏菌和猪流产布鲁氏菌的实时荧光定量 PCR。2005 年，德博蒙（Debeaumont）等建立了能够检测人血清中布鲁氏菌的 RT-PCR，结果表明其特异性和敏感性均强于病原的分离培养和血清学方法。实时荧光定量 PCR 具有高度特异性和敏感性，是目前确定样品中 DNA 拷贝数最敏感、最准确的方法，它最大的优点在于克服了终点 PCR 在进入平台期后进行定量带来的误差，实现了 DNA 或 RNA 模板的精确定量；此外，实时荧光定量 PCR 比普通 PCR 操作简便，不用进行电泳，避免了因扩增产物带来的污染，同时大大缩短了检测时间，在 3 h 之内即可得出结果。由于实时荧光定量 PCR 需要特殊的检测设备，所用试剂如探针、米克斯（Mix）等比较昂贵，为了避免污染，需对实验室进行严格的分区，对实验人员要求较高，所以不适于在基层推广和现场检测。

（二）LAMP

LAMP 是一项恒温核酸扩增技术，特异度强，灵敏度高于普通 PCR，操作简单迅速高效，无须特殊设备，结果能用肉眼观察，更适合布鲁氏菌病流调现场或基层卫生防疫。特兰戈尼（Trangoni）等对布鲁氏菌进行 LAMP 检测，表明其灵敏度与 PCR 一致，并可对所有生物型进行鉴定，有助于缩短在配置较低的实验室中进行检测的时间。

（三）MALDI-TOF-MS

MALDI-TOF-MS 是通过质谱指纹图进行布鲁氏菌鉴定的技术，灵敏度高，操作快速准确，是目前公认的诊断方法，但操作复杂、用时长，必须依赖已知菌株的谱库。费雷拉（Ferreira）等对 131 例临床分离布鲁氏菌进行鉴定，属间鉴定准确度达 100%，并可直接使用血培养瓶中的样品。布鲁氏菌的分子生物学分型方法对于布鲁氏菌病的流行病学监控，以及研究布鲁氏菌的致病机制和耐药性监测具有重要意义。传统分型方法操作烦琐，无法鉴定部分非典型菌株，难以满足布鲁氏菌病防控的需要。分子生物学分型灵敏度、特异度、重复性更佳，更适合快速分型和溯源分析。常用的布鲁氏菌分子生物学分型方法包括 PCR、脉冲场凝胶电泳技术、多位点序列分型、多位点可变数目串联重复序列分析、高变量八聚物寡核苷酸指纹分析等。

（四）核酸探针检测

核酸探针技术是利用核苷酸严格配对原理发展起来的核酸探针杂交技术，是目前分子生物学中应用最广泛的技术之一。该方法灵敏度高，特异性好，操作简便，可以一次性检测大批量样本，适合用于临床样本检测和流行病学调查。由于核酸探针可以多次重复利用，大大降低了检测成本。王希良等人制备的布鲁氏菌核酸探针检测布鲁氏菌病，显示出很好的特异性和灵敏性，利用地高辛标记探针，建立的 Dot-blot 最低可检出 5 pg 的核酸。梅特（Mater）制备的地高辛标记探针，完全可以用于血清学阳性和慢性患者血清的布鲁氏菌病的检测，并且具有较强的特异性。2000 年，费尔南德斯（Fernández）用牛布鲁氏菌 16S rRNA 序列制备的 3 种核酸探针能够鉴别诊断部分猪种布鲁氏菌与其他布鲁氏菌，显示出重要的应用价值。

1. 核酸探针检测的原理与基本方法

（1）原理：DNA 或 RNA 片段能识别特定序列基因的 DNA 片段，能与互补的核苷酸序列特异结合，这种用同位素非同位素标记的单链 DNA 片段即为核酸探针。核酸探针技术是将双链 DNA 经加热或碱处理，使碱基对间的氢链被破坏而变性，解开成两条互补的单链。它们在一定温度和中性盐溶液条件下，又可按 A-T，G-C 碱基配对的原则重新组合成双链，称为“复性”。这种重组合只是在两股 DNA 是互补（同源）或部分互补（部分同源）的条件下才能实现。正是由于双链 DNA 的这种可解离与重组合的性质，才可用一条已知的单链 DNA，用放射性同位素或其他方法标记后制备成核酸探针，与另一条固定在硝酸纤维素滤膜上的变性单链 DNA 进行杂交，（另一条 DNA 链与核酸探针是配对碱基，称为“靶”）再用放射自显影或其他显色技术检测，以确定有无与探针 DNA（或 RNA）同源或部分同源的 DNA（或 RNA）存在。因为探针只与靶病原体的 DNA 或 RNA 杂交，而不与标本中存在的其他 DNA 或 RNA 杂交。

（2）基本方法：被检标本用去污剂和酶分解以去除非 DNA 成分或直接提取 DNA，用各种方法处理 DNA 使其变性，把 DNA 双螺旋的两条链分开，单链 DNA 结合于固态基质上（如滤膜），使其固定。再加上已制备好的探针进行杂交，探针便可找出已固定的 DNA 中的互补序列，与之配对结合，然后洗掉未结合部分，由于探针已将放射性同位素掺入，再用 X 射线敏感的胶片自显影，见黑色影印者即为阳性。探针亦可用 3H 标记，最后用液闪计数器计数。还可用生物素、抗生物素等标记，最后用酶标法显色，均能达到满意效果。

2. 核酸探针的制备、标记及标本处理

1）核酸探针的制备

核酸探针可分为 DNA 探针、cDNA 探针、RNA 探针和寡核苷酸探针，因其种类不同制备方法也不同。

（1）DNA 探针：可分为基因探针和基因片段探针。全基因组基因探针的制备最简单，只要将染色体 DNA 分离纯化，然后进行标记即可。基因片段探针则需要将染色体 DNA 用限制性内切酶酶解，得到许多随机片段，然后与质粒重组，转化大肠埃希菌，筛选含特异目的基因片段的克隆株进行扩增，再提取基因片段作为探针。

（2）cDNA 探针：通过提取纯度较高的相应 mRNA 或正链 RNA 病毒的 RNA，反转录成 cDNA 作为探针。也可以进一步克隆在大肠埃希菌中进行无性繁殖，再从重组质粒中提取 cDNA 作为探针。

（3）RNA 探针：有些双链 RNA 病毒的基因组在标记后，可直接用作探针。另一种是从 cDNA 衍生而来的 RNA 探针，可由很强的 RNA 聚合酶转录而得。其优点为 cDNA 探针所不及，由于 RNA-RNA 复合物比 DNA-RNA 复合物稳定，所以其灵敏度可提高 10 倍以上。

（4）寡核苷酸探针：用 DNA 合成仪可以合成 50 个核苷酸以内的任意序列的寡核苷酸片段，以此作为核苷酸探针，也可将它克隆到 M13 系统中使之释放含探针序列的单链 DNA，使探针的制备和标记简化。

2）核酸探针的标记

核酸探针过去采用放射性同位素进行标记，常用标志物有 α32P dNTP，35S dNTP 等。同位素的选择是依检测类型而定，制就的 DNA 探针先经加热变性成单链后再与固定于硝酸纤维素膜上的待测 DNA 杂交，如为同源则与之结合，经放射自显影后，膜上出现黑色区。放射性同位素标记的优点是敏感度高，对被检样品处理要求不高，假阳性率低，且 ^{32}P 代替磷原子不改变碱基空间结构，所以不影响杂交反应的动力学曲线。其缺点是半衰期短，费用昂贵，同时需防护设备，另外放射自显影时间较长。因此近年来发展了非放射性标记，用于标记的非放射性物质有金属（如汞）、半抗原（如地高辛）、生物素和酶等，应用较多的是生物素。非放射性标记的特点是保存时间长，检测时使用方便，其最大缺点是灵敏度一般比放射性同位素低，但最近报道用化学发光物吖啶酯直接标记 DNA 探针，用化学发光仪检测杂交体，其灵敏度超过放射性同位素标记的探针。可以预料化学发光物标记技术和均相杂交技术相结合可能是未来核酸探针分析技术的发展方向。

3）标本处理

首先从标本中提取 DNA 作为靶源后方能用探针进行检测。提取 DNA 可用 DNA 提取仪，它是用一支包装的小柱于 30 min 内快速提取 DNA 的仪器。标本经快速过柱后，达到纯化，DNA 加热变性使成单链（RNA 是单链无须预先变性）采取标本可能是未知病原体悬液，也可能是痰或粪便标本等。

目前已发展了不需抽提核酸而直接在细胞裂解液中进行检测的方法。用高浓度的硫氰酸胍直接使细胞裂解，并使细胞内所有蛋白质包括核酸酶变性，释放出核酸，使缠绕的 DNA 分子解缠绕，形成一个适宜直接杂交的液相环境，这样的标本处理方法不仅减少了工作量，而且容易掌握，国外在艾滋病的病毒检测中已应用这种方法对血细胞进行处理。

样品处理要考虑的另一个问题是待测样品中目的序列的含量或总的核酸量。如果含量太低必然会影响检测的灵敏度。解决的办法是用 PCR 的方法，它能在体外通过 DNA 聚合酶将目的序列的拷贝数特异地快速扩增 10^5～10^7 倍，使标本中目的序列的含量大为提高，便于检测。目前 PVCR 法已广泛应用于 DNA 诊断的各种技术中，在遗传病的产前诊断、传染病的早期诊断和法医物证鉴定中均取得了满意的结果。

3. 杂交

1）核酸分子杂交

核酸分子杂交是指标记的单核苷酸和所需检测的目的单链核酸通过碱基配对互相结合的过程。若为双链核酸则事先需要变性，使之打开成单链。杂交程序的发展经历了由固相到液相再到均相杂交的过程。程序越来越简单，检测周期越来越短，同时提高了检测的灵敏性和准确性。液相杂交不需要固相杂交那样经过电泳分离和固定待测序列，而是在溶液中探针与目的序列杂交再通过固相捕获分离杂交体进行检测。均相杂交是直接将目的序列和探针在溶液中进行杂交和检测。由于不需从溶液中分离出杂交体，因而使检测周期大为缩短，是目前最简单的杂交程序。

2）固相杂交

固相杂交是将欲检测的核酸样品先结合到某种固相支持物上，再与溶解于溶液中的杂交探针进行反应。杂交结果可通过酶促化学显色法直接显示或用仪器检测或进行放射自显影。从目前杂交技术的发展情况看，固相杂交技术发展较迅速，而且应用范围更加广泛。常用的固相杂交技术有以下几种。

（1）印记杂交：此法包括了 DNA 转移杂交法（southern 印迹法）和 RNA 转移杂交（northern 印迹法）。

① DNA 转移杂交法：先分离 DNA，经或不经核酸内切酶的切割，用琼脂糖电泳法（凝胶电泳分离）使 DNA 按分子量大小移动分开，然后使凝胶中的 DNA 转移至硝酸纤维素膜上，再以 ^{31}P 标记的 DNA 探针进行杂交。此法不仅敏感特异而且可通过放射自显影直接观察血清或组织中病毒 DNA 核酸片段分子量的大小。

② RNA 转移杂交法：是分析 RNA（主要是 mRNA）的分子杂交技术。其原理与 DNA 转移杂交相似，不同的是 RNA 转移杂交是在变性剂存在下进行凝胶电泳分离 RNA 或 mRNA，变性剂可防止 RNA 分子二级结构发生卡环的形成，保持其单链线型状态。电泳分离后，将凝胶上 RNA 带转移至硝酸纤维素膜上，再以探针与之杂交。

（2）膜杂交法：与通过狭缝印迹（slot blot）、南方墨点法（southern blot）、北方墨点法（northern blot）或转种点膜法固定到膜上的 DNA 杂交方法基本一致，先用不含探针的杂交液作预杂交，用载体 DNA 和合成聚合物将膜上非特异 DNA 结合位点封闭住，再换上带有标记探针的杂交液进行杂交，使探针与被检核酸结合。根据探针要求，采用不同漂洗条件可洗去未杂交探针。

（3）细胞内原位杂交法（原位分子杂交法）：用同位素或非同位素标记的探针对感染细胞或包埋组织中的病毒核酸变性后进行杂交，然后用放射自显影或酶催化显色法或免疫荧光法进行检测。使用同位素标记核酸探针做细胞原位杂交，其灵敏度高，而生物素标记核酸探针用免疫荧光法或铁蛋白 - 抗生素蛋白作为检测系统，可直接在显微镜下观察结果，它不仅可用于细胞学和组织学研究，还可用于其他方面。

3）斑点分子杂交法

将已经加热或碱处理变性的待测 DNA 直接滴于硝酸纤维素滤膜上（或将其直接点在滤膜上再加热或碱处理变性），用 ^{32}P 或 ^{125}I 标记的已知 DNA 探针与之杂交，滤膜上出现同位素斑点者，经放射自显影可直接观察。此法简便、快速，已广泛应用于检测各种病毒核酸。

4）夹心杂交

将已知基因分为二部分，一部分基因作片段不标记，固定在膜上并使之与未知标本中的基因杂交，然后经过清洗去除杂质，再用已知基因的一部分经标记后，与之进行杂交。这样可有效地排除杂质干扰，提高探针检测的特异性。

5）液相杂交

液相杂交是指待检测的核苷酸样品和核酸探针同时溶于杂交液中进行反应，然后分离杂交的双链和未参加反应的单链核酸（包括未结合的探针）。用仪器检测并通过计算分析杂交结果。液相杂交速度快，但它的缺点是不易分离游离和杂交的探针，给常规应用带来困难。

五、病理学诊断

布鲁氏菌自皮肤或黏膜侵入人体，随淋巴液达淋巴结，被吞噬细胞吞噬。如吞噬细胞未能将菌杀灭，则细菌在胞内生长繁殖，形成局部原发病灶。此阶段有人称为“淋巴源性迁徙阶段”，相当于潜伏期。细菌在吞噬细胞内大量繁殖导致吞噬细胞破裂，随之大量布鲁氏菌进入淋巴液和血液循环形成菌血症。在血液里布鲁氏菌又被血流中的吞噬细胞吞噬，并随血流带至全身，在肝、脾、淋巴结、骨髓等处的单核 - 吞噬细胞系统内繁殖，形成多发性病灶。当病灶内释放出来的布鲁氏菌，超过了吞噬细胞的吞噬能力时，则在细胞外血流中生长、繁殖，临床呈现明显的败血症。在机体各因素的作用下，有些细菌遭破坏死亡，释放出内毒素及菌体其他成分，造成临床上不仅有菌血症、败血症，而且还有毒血症的表现。目前认为，内毒素在致病理损伤、临床症状方面起着重要作用。机体免疫功能正常，通过细胞免疫及体液免疫清除布鲁氏菌而获痊愈。如果免疫功能不健全，或感染的布鲁氏菌量大、毒力强，则部分布鲁氏菌逃脱免疫，又可被吞噬细胞吞噬带入各组织器官形成新感染灶，有人称为“多发性病灶阶段”。经一定时期后，感染灶的布鲁氏菌生长繁殖再次入血，导致疾病复发。组织病理损伤广泛，临床表现也就多样化，如此反复成为慢性感染。

未经治疗的患者血清抗体最先是 IgM 升高，随后是 IgG 升高，IgA 在其后呈低水平上升，持续约一年后下降。此后每当病情反复加重时，IgG 又可迅速回升。动物实验用牛种布鲁氏菌免疫家兔，提取 IgM 和 IgG，分别做杀菌试验，证明 IgM 和 IgG 有较强的杀菌活性。用强毒羊种菌感染豚鼠后，从豚鼠体内提纯 IgG 和 IgM 能起保护作用。但也有人认为血清抗体与保护免疫不相关，仅可作为疾病活动的标志。如霍奇金淋巴瘤的患者布鲁氏菌病发病率高；布鲁氏菌抗原皮试在敏感患者中呈典型超敏反应，说明细胞免疫在抗布鲁氏菌感染上起着重要作用。本病的慢性期检测发现有循环免疫复合物增加，还可出现自身抗体，表明慢性期体液免疫也参与了病理损伤。有人报道慢性期 IgG 型循环免疫复合物升高占患者的 53.13%，IgM 型循环免疫复合物升高占患者 28.13%，故认为 1/2 以上的患者组织损伤可能由循环免疫复合物所致。研究还发现 1/3 的患者下丘脑 - 垂体 - 肾上腺系统功能减退，致机体失去了免疫稳定作用，也可能是疾病慢性化的原因之一。

机体的各组织器官、网状内皮系统因布鲁氏菌、布鲁氏菌代谢产物及内毒素不断进入血流，反复刺激使敏感性增高，发生变态反应性改变。近期的研究表明，Ⅰ、Ⅱ、Ⅲ、Ⅳ型变态反应在布鲁氏菌病的发病机制中可能都起一定作用。疾病的早期人体的巨噬细胞、T 细胞及体液免疫功能正常，它们联合作用将布鲁氏菌清除而痊愈。如果不能将布鲁氏菌彻底消灭，则布鲁氏菌、代谢产物及内毒素反复在局部或进入血流刺激机体，致使 T 淋巴细胞致敏，当致敏淋巴细胞再次受抗原作用时，释放各种淋巴因子，如淋巴结通透因子、趋化因子、巨噬细胞移动抑制因子、巨噬细胞活性因子等，导致单核细胞浸润为特征的变态反应性炎症，形成肉芽肿、纤维组织增生等慢性病变。

单凭病理形态学变化，常常不能对感染性疾病作出及时的和特异的诊断，这是由于早期病变多是一种非特异炎症改变。因此，必须结合病原的鉴定方能确诊。病原微生物的检查有病原体形态、病原体分离培养、代谢产物生化特性测定和免疫学方法等。这些方法常受标本取材、病程和治疗的影响，此外尚有操作繁复、费时较长的缺点。

20 世纪 90 年代，分子生物学理论和方法引进病理学，形成了分子病理学。DNA 探针技术已广泛应用于病理学的研究和诊断，用以诊断感染性疾病可获得快速准确的结果。该方法采用病原体单股 DNA 小片段，以同位素、免疫酶标或荧光素标记，可以检出待查病原体相应的 DNA（或基因），从而确诊。它有特异性强、灵敏度高、标本易取、操作简便、快捷等优点。方法学有液相分子杂交和原位杂交等，尤其对检测极微量病原体 DNA 片段，可应用 PCR 使其扩增几十万倍，使之易于检出。

参考文献

[1] 许早荣, 郑爱红. 布鲁氏菌病的中医药治疗现状 [J]. 光明中医, 2016, 31 (2): 301-303.

[2] 董炳梅, 王金良, 唐娜, 等. 布鲁氏菌的致病机制与细胞免疫机制研究进展 [J]. 中国人兽共患病学报, 2012, 28 (6): 635-639, 643.

[3] 乔凤. 外膜蛋白 Omp25 在布鲁氏菌毒力及免疫保护中的作用研究 [D]. 长春: 吉林大学, 2009.

[4] 任洪林, 卢士英, 周玉, 等. 布鲁氏菌病的研究与防控进展 [J]. 中国畜牧兽医, 2009, 36 (9): 139-143.

[5] 高彦辉, 赵丽军, 孙殿军, 等. 布鲁氏菌病防治基础研究现状与展望 [J]. 中国科学: 生命科学, 2014, 44 (6): 628-635.

[6] 曲勍, 王玉飞, 乔凤, 等. Omp25c 基因对马耳他布鲁菌疫苗株 M5 的毒力及免疫保护性的影响 [J]. 生物技术通讯, 2009, 20 (5): 639-642.
[7] 杨勇, 段博芳, 董国栋, 等. 人畜间布鲁氏菌病研究进展 [J]. 中国动物检疫, 2020, 37 (4): 76-83.
[8] 柳建新, 陈创夫, 王远志. 布鲁氏菌致病及免疫机制研究进展 [J]. 动物医学进展, 2004 (3): 62-65.
[9] 张海霞, 孙晓梅, 魏凯, 等. 布鲁氏菌病的研究进展 [J]. 山东农业大学学报 (自然科学版), 2018, 49 (3): 402-407.
[10] 王远志. 绵羊种布鲁氏菌致病的分子机制研究 [D]. 石河子: 石河子大学, 2008.
[11] 刘耀川, 高锋, 宋淑英, 等. 布鲁氏菌致病机理及发病风险因素简介 [J]. 现代畜牧兽医, 2017 (9): 35-38.
[12] 刘健鹏, 杨增岐, 马杰, 等. 布鲁菌病的综合防控措施 [J]. 动物医学进展, 2009, 30 (10): 121-124.
[13] 赵旭春, 刘颖翰, 王玮, 等. 125 例成人急性布鲁氏菌病患者的肝功能异常分析 [J]. 肝脏, 2009, 14 (4): 284-286.
[14] 齐景文. 布鲁氏菌病概述 [J]. 中国兽医杂志, 2004 (9): 50-53.
[15] 赵凤菊. 布鲁氏菌病的流行情况及危害 [J]. 中国畜牧兽医文摘, 2011, 27 (2): 62-63.
[16] 梁晨, 魏伟, 梁秀文, 等. 骨关节布鲁氏菌病的研究进展 [J]. 中国人兽共患病学报, 2018, 34 (12): 1147-1150.
[17] 刘志国, 王妙, 崔步云, 等. 布鲁氏菌病并发症及治疗研究进展 [J]. 中国人兽共患病学报, 2019, 35 (5): 447-454.
[18] 叶晓娟, 刘素梅, 尹小明, 等. 误诊为脑干脑炎的神经型布鲁氏菌病 1 例报告 [J]. 中风与神经疾病杂志, 2016, 33 (12): 1136-1137.
[19] 蒋海英. 布鲁氏菌病的心血管表现 [J]. 职业与健康, 2001 (8): 104-105.
[20] 李丽. 三种人兽共患病病原菌同步快速检测技术研究 [D]. 长春: 吉林大学, 2017.
[21] 王季秋. 布氏菌病各系统损害的研究进展 [J]. 中国地方病防治杂志, 2002 (5): 277-280.
[22] 高存亮, 胡晓华, 杜春华. 布鲁氏菌病致肺炎并胸腔积液 1 例报告 [J]. 中国职业医学, 2016, 43 (2): 152-154, 160.
[23] 陈燕芬. 布鲁氏菌中国分离株遗传多态性研究 [D]. 长春: 吉林大学, 2012.
[24] 张萌. 1187 例布鲁氏菌病门诊就诊人群现况分析 [D]. 长春: 吉林大学, 2014.
[25] 王欢. 白城市布鲁氏菌病流行病学回顾性分析 [D]. 长春: 吉林大学, 2012.
[26] 王海萍. 布氏杆菌病 150 例临床分析 [J]. 中国卫生产业, 2012, 9 (17): 81.
[27] 佟长青, 王蕾, 蔡艳霞, 等. 急性期布氏杆菌病 25 例分析 [J]. 中国误诊学杂志, 2008 (15): 3732-3733.
[28] 郭枫梅. 家畜布鲁氏菌病的诊断与防控措施 [J]. 中国畜牧兽医文摘, 2014, 30 (3): 78-79.
[29] 中华人民共和国卫生部. 布鲁氏菌病诊疗指南 (试行) [J]. 传染病信息, 2012, 25 (6): 323-324, 359.
[30] 王季秋. 布鲁氏菌病泌尿生殖系统损害及治疗研究概况 [J]. 中国地方病防治杂志, 2012, 27 (3): 185-187.
[31] 张鹏. 沈阳市某医院 296 例布鲁氏菌病临床病例分析 [D]. 长春: 吉林大学, 2016.

第五章　影像学检查

一、数字 X 射线摄影（digital radiography，DR）

DR 技术依赖于体内组织对 X 射线吸收不同，在脂肪、肌肉和骨骼之间可以形成较好的组织对比，其图像清晰、空间分辨率较高。DR 检查是作为胸部及骨与关节疾病的首选检查方法。对于怀疑布鲁氏菌感染肺炎、布鲁氏菌胸腔积液、布鲁氏菌胸膜结节、布鲁氏菌性脊椎炎、长骨布鲁氏菌感染、外周关节布鲁氏菌感染，应当首选 DR 检查。

布鲁氏菌病是一种全身性疾病，可累及多个器官，涉及骨骼的发病率占 2%～30%，且最常见于脊柱。布鲁氏菌性脊柱炎（Brucella spondylitis，BS）是布鲁氏菌侵犯脊柱（椎间盘、椎体、肌肉）导致的感染性脊柱炎性疾病，脊柱是布鲁氏菌病最常累及的部位，以腰椎多见，BS 在 DR 片上需在发病后 2 个月或更长的时间才能出现变化，椎体无明显死骨形成，少见压缩性改变，椎体边缘呈不规则台阶状破坏、椎间隙变窄和椎体节段性骨桥融合强直的改变，与其他类型椎体骨髓炎的改变类似，故疾病早期 DR 表现不具备特异性（图 5-0-1）。中晚期后，DR 对骨质破坏、骨质硬化、骨质增生（图 5-0-2）以及韧带钙化诊断比较明显，而对椎间盘破坏、椎旁脓肿形成及硬膜外脓肿诊断能力较差。早期骨质破坏用 MRI 诊断优势明显，在软组织病变上，椎旁脓肿形成硬膜外脓肿及椎间盘破坏等方面 MRI 比 DR、CT 更加敏感（图 5-0-3）。所以 DR 可作为观察发病部位（颈椎、胸椎、腰椎、骶椎）及数目、椎体形态（压缩、正常）、椎体骨质情况（骨质破坏、骨质增生、硬化）、椎间隙有无狭窄等情

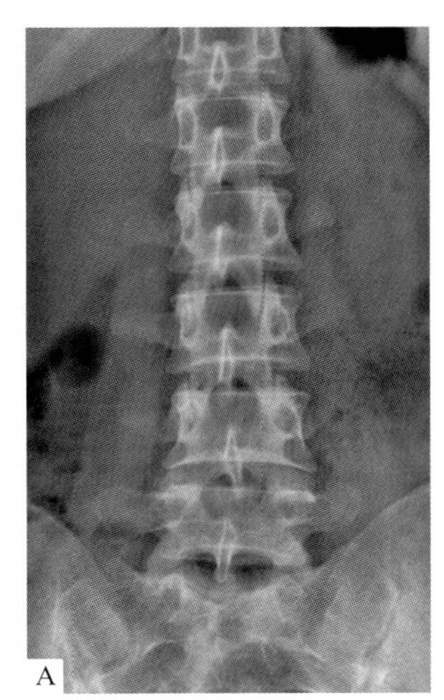

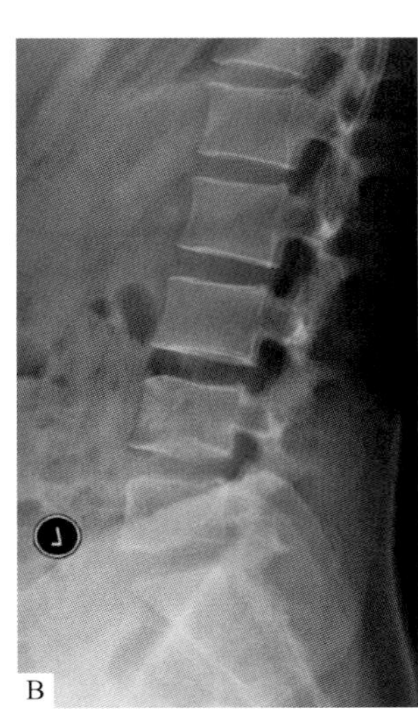

图 5-0-1　布鲁氏菌性脊柱炎（一）

第 4 腰椎体布鲁氏菌性脊柱炎，DR 正侧位显示无异常

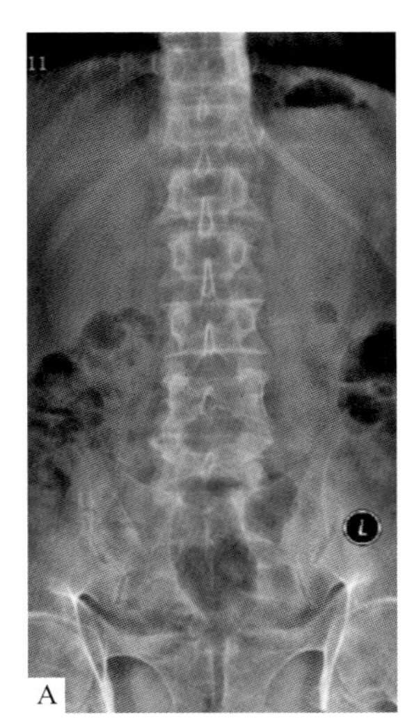

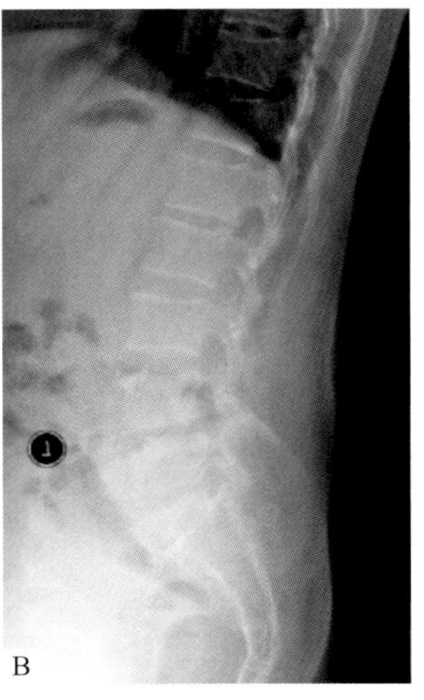

图 5-0-2　布鲁氏菌性脊柱炎（二）

第 4～5 腰椎体布鲁氏菌性脊柱炎

况的影像学检查方法，但因近年来计算机断层扫描（computer tomography，CT）应用的普及和检查费用的降低，其逐渐被 HRCT 及三维 CT 取代（图 5-0-4），且对于实质脏器的损害评估，DR 亦不作为常规检查手段，故 DR 常作为首次筛查检查，或根据患者经济情况、临床特殊需求进行扫描观察。

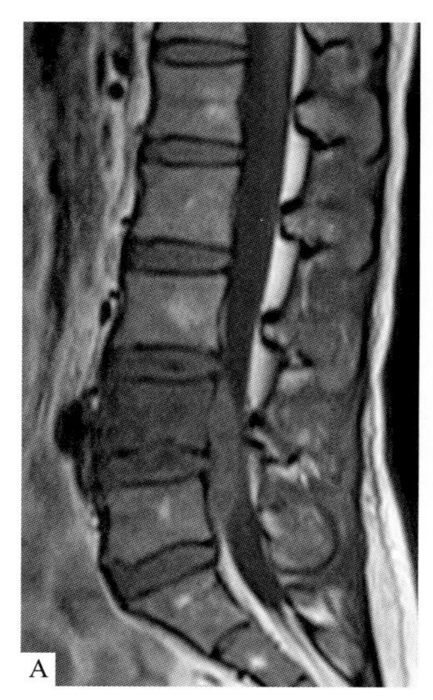

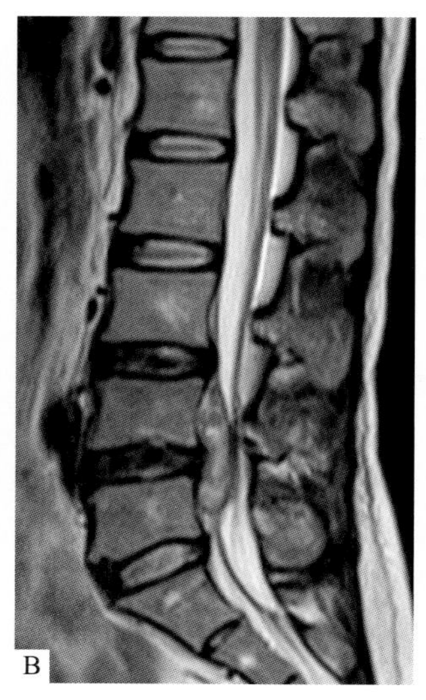

图 5-0-3　布鲁氏菌性脊柱炎（三）
与图 5-0-1 为同一患者 MRI 图像，
第 4 腰椎体布鲁氏菌性脊柱炎伴硬膜外脓肿

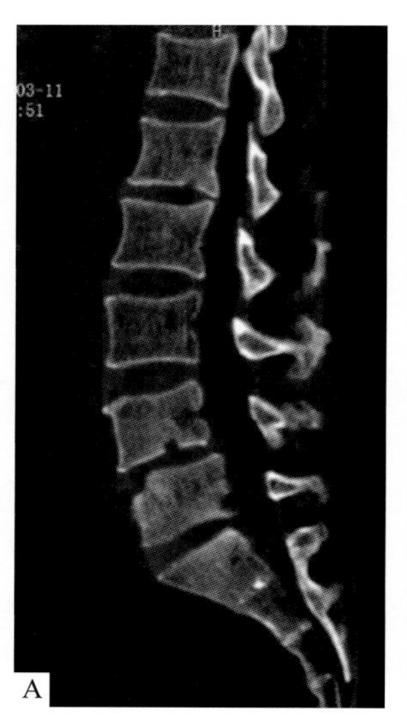

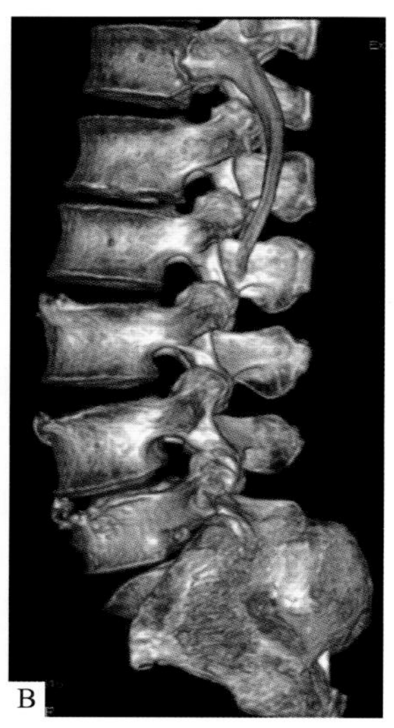

图 5-0-4　布鲁氏菌性脊柱炎（四）
与图 5-0-2 为同一患者 CT 图像，第 4～5 腰椎体布鲁氏菌性脊柱炎

二、超声检查（ultrasonography，US）

近年来，US 技术发展日新月异，其在心脏、腹部与妇产科等疾病诊断中应用较广，作为首选检查方式。US 在儿科中的运用得益于它的便捷，不需要镇静，更重要的是没有电离辐射。但由于其穿透后腹膜受限而在成人胰腺检查中价值非常有限。

布鲁氏菌病患者实质脏器受损以肝脾及睾丸受损占比较多，US 能够发现布鲁氏菌病患者是否合并多脏器损害及损害程度，对布鲁氏菌病的临床治疗和预后评估具有指导性意义[1]。US 可早于临床症状发现各器官组织有无损害，包括有无肝脾大及肿大程度，有无泌尿生殖系统炎症，有无肝脾脓肿、睾丸脓肿形成及脓肿范围，有无浅表淋巴结肿大及肿大部位，有无心脏瓣膜受损表现，并能让医务人员对多脏器损害的超声影像改变的多样性、易变性有充分认识，从而为临床诊断和治疗提供更多的依据。因其无痛、无创、价廉等优点成为临床考查布鲁氏菌病脏器病变严重程度的首选影像学检查方法。而对于脊柱及关节病变，则以 CT、MRI 为优。

1．肝脾超声表现

（1）肝脏超声表现：可表现为肝脏轻 - 中度肿大、肝硬化及肝脓肿，肝脓肿表现为肝实质内的厚壁囊性包块，内透声不佳，彩色多普勒血流成像（color Doppler flow imaging，CDFI）血流信号少见（图 5-0-5）。

（2）脾脏超声表现：可表现为脾大、脾脓肿，脓肿可单发或多发，表现为脾实质内的回声减低区，边界清，CDFI 回声减低区内血流信号少见（图 5-0-6）。

2．泌尿生殖系统超声表现

（1）泌尿系统：双侧肾脏增大、膀胱炎。

（2）生殖系统：睾丸炎，多为单侧发病，表现为患侧睾丸肿大，实质回声增粗、不均，实质内血流信号增多；睾丸炎合并附睾炎；睾丸炎合并睾丸脓肿，表现为睾丸炎背景下睾丸实质内的回声减低

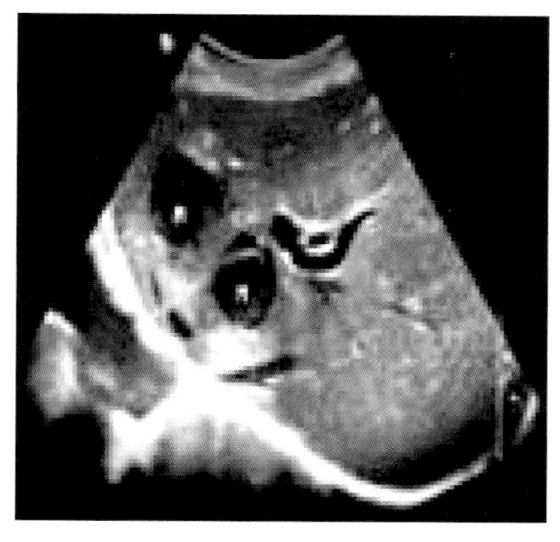

图 5-0-5　肝脏超声表现

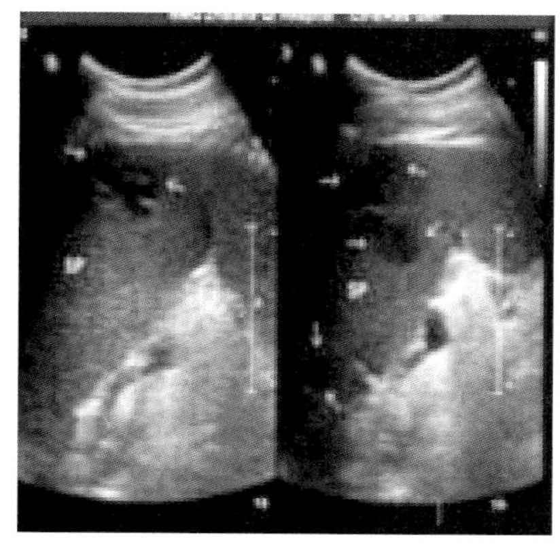

图 5-0-6　脾脏超声表现

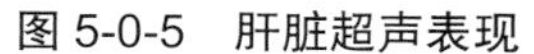

区，边界尚清，CDFI 回声减低区内血流信号少见（图 5-0-7）；子宫体炎，表现为子宫体增大，肌层回声明显不均，子宫内膜显示不清（图 5-0-8）；输卵管炎，可表现为单侧或双侧输卵管积脓，表现为附件区迂曲管状无回声，管径粗细不均，管腔内透声不佳，CDFI 管腔内无血流信号（图 5-0-9）。

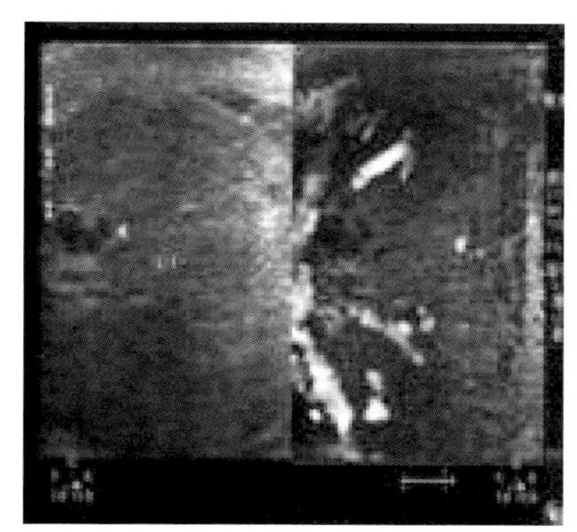

图 5-0-7　睾丸炎超声表现

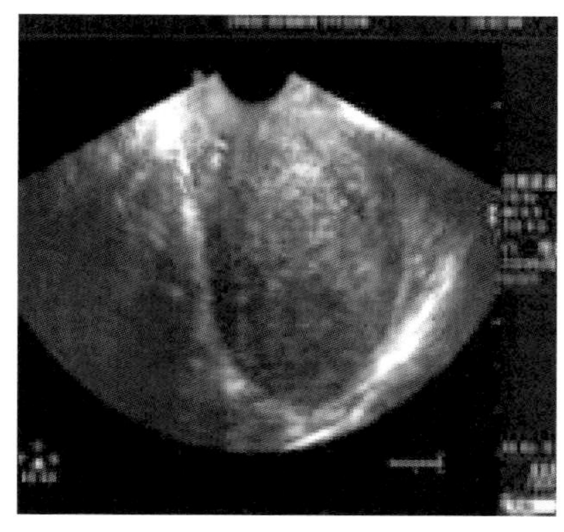

图 5-0-8　子宫体炎超声表现

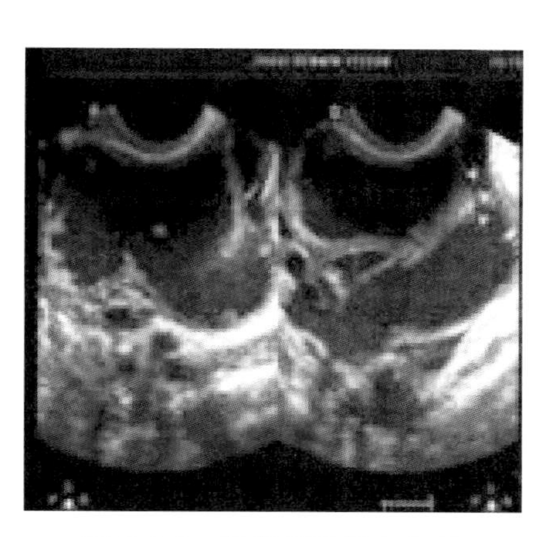

图 5-0-9　输卵管炎超声表现

3．浅表淋巴结超声表现

可表现为颈部、腋下、腹股沟区淋巴结不同程度肿大，形态尚规则，门样结构尚清，皮质增厚、回声减低，CDFI 内血流信号较丰富（图 5-0-10）。

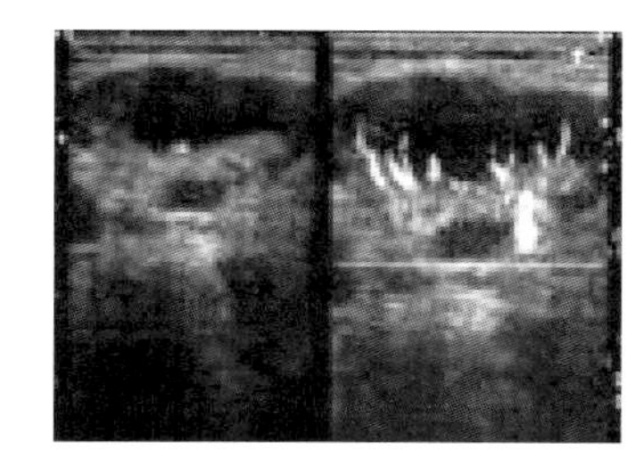

图 5-0-10　浅表淋巴结超声表现

4．心脏瓣膜超声表现

心脏瓣膜受损者，表现为感染性心内膜炎，可见瓣膜赘生物、主动脉瓣赘生物（图 5-0-11）、二尖瓣赘生物（图 5-0-12）、二尖瓣腱索断裂等。

目前 US 已广泛应用于临床诊断，甚至已逐渐成为临床医生的必备技能。与其他影像诊断技术相比较，US 具有以下特点。

（1）实时（real time）动态影像。超声实时显示组织运动的能力是它在布鲁氏菌病检查中的主要优势之一。比如肝脏、脾脏、肾脏、胆囊、前列腺、精囊腺、卵巢及阴囊布鲁氏菌感染的诊断与治疗随访，有明显的优势，有助于指导治疗。

（2）US 无明确禁忌证，无电离辐射，无须特殊准备，操作简便，重复性强，检查时间短，能迅速获得结果。US 可以在床旁实施，检查的同时医患之间可以进行互动与交流，对于医患双方来说都比较适宜，容易被患者接受。

（3）超声在区分布鲁氏菌感染中实性、囊性结构方面具有优势，发现软组织钙化的能力优于 DR

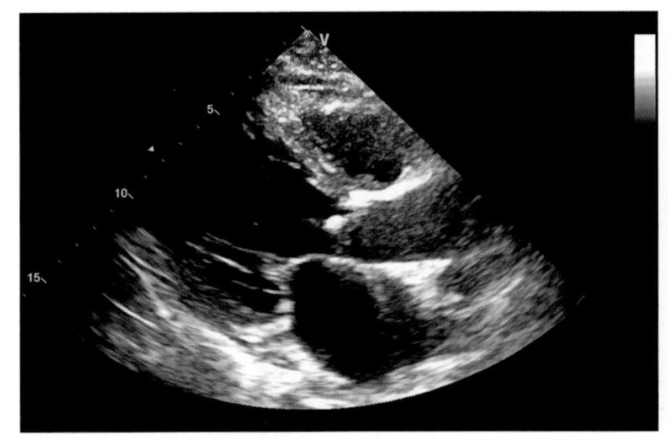

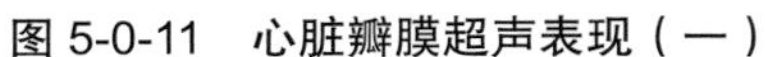

图 5-0-11 心脏瓣膜超声表现（一）

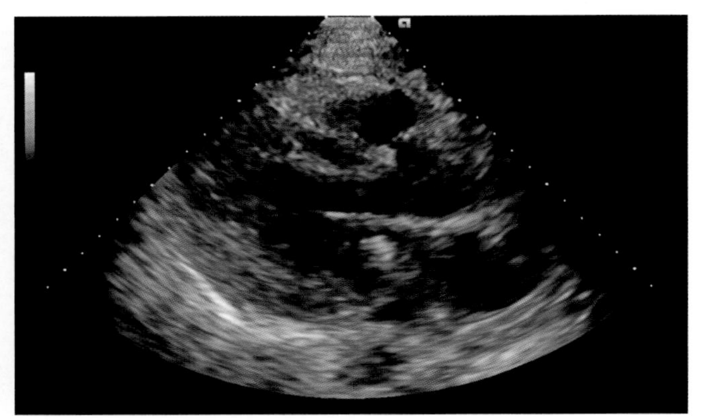

图 5-0-12 心脏瓣膜超声表现（二）

摄影检查。

超声检查存在一定的局限性，主要在于超声波无法穿透骨骼及气体，视野受限，无法对脑内、肺部及骨骼进行有效检查，另外，该检查对操作者依赖性较强，检查效果与操作者的经验密切相关，该技术的培训难度相对较大。

三、高分辨率 CT（high resolution computer tomography，HRCT）

HRCT 具有较高的密度分辨率和空间分辨率，能显示出复杂的结构和解剖关系。它的密度分辨率高的优势可以检查较细微的肺部小结节及骨侵蚀、骨破坏，并且没有组织结构的重叠，能够清晰显示出病变的范围和细微结构的变化，包括内部情况及软组织异常等情况。常作为布鲁氏菌感染肺部及布鲁氏菌感染椎体的重要检查手段，HRCT 检查后可以二维及三维成像，对病变形态、部位、边缘及病变的定性有非常好的帮助。

布鲁氏菌性脊柱炎的 HRCT 表现：椎体骨性结构变化。椎体边缘出现不规则低密度影，直径多为 2～5 mm，边缘清晰锐利，周围骨质增生硬化。较大病灶形态不规则，周围无死骨形成。严重者椎体骨膜骨化，椎体缘形成骨赘，部分可见骨桥。部分新生骨内也可出现骨破坏。椎体中心也可受累，但多无椎体压缩病变。病变多累及 2 个或以上椎体。邻近椎体小关节常受累，出现骨质破坏、增生硬化、椎间隙变窄的表现，形成骨性强直（图 5-0-13）。

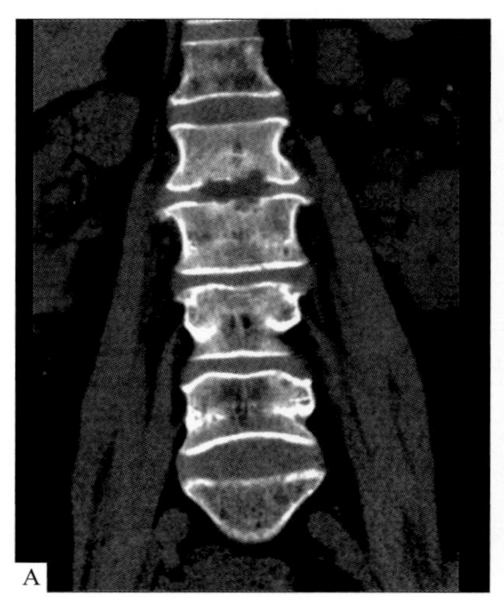

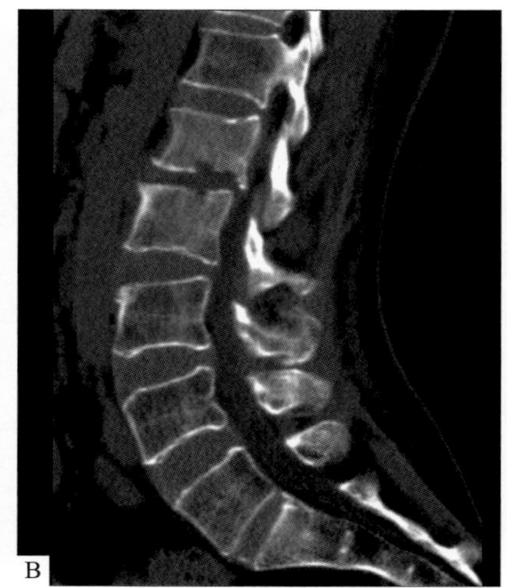

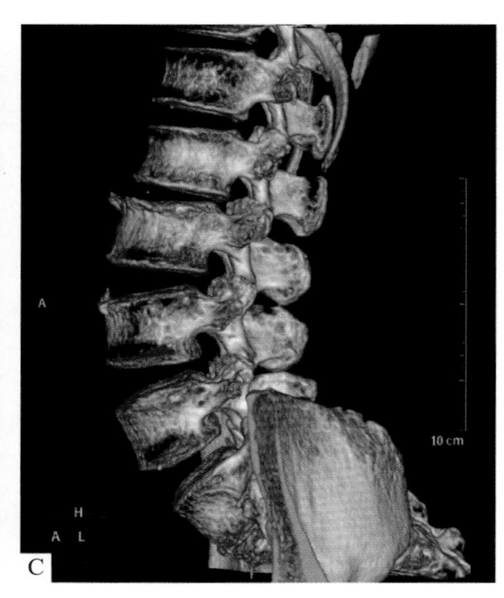

图 5-0-13 第 2～3 腰椎体布鲁氏菌性脊柱炎 HRCT 扫描

HRCT也可用于实质脏器损伤及损伤程度的检查，如肝脾大及肿大程度，有无泌尿生殖系统炎症，有无肝脾脓肿、睾丸脓肿形成及脓肿范围，有无淋巴结肿大及肿大部位等，但对于心脏瓣膜受损表现，超声检查优于HRCT，MRI对软组织具有更高的分辨率，HRCT更常用作骨折的首选检查。

四、磁共振成像（magnetic resonance imaging，MRI）

MRI是医学影像学上的一次巨大革命，它不同于DR与CT，根据所释放的能量在物质内不同结构环境中不同地衰减，通过外加梯度磁场检测所发射的电磁波，再通过图像后处理获得具有诊断价值的图像。MRI不仅可以像CT一样可以提供高空间分辨率图像，组织分辨率也非常高，能清晰显示肌肉、软骨、肌腱和韧带等软组织，还能从分子水平反映疾病的病理生理变化，彻底变革了骨骼与肌肉结构的成像，在骨科影像中的应用日新月异，且有很大的发展空间。

MRI评估骨骼和邻近软组织的能力使MRI成为大多数肌肉骨骼感染的首选检测方法。如果骨髓在所有脉冲序列上都是正常的，MRI可以排除100%阴性预测值的骨髓炎。MRI能够在疾病早期检测到急性骨髓炎。静脉注射钆对比剂可用于识别软组织脓肿和窦道，区分滑膜增厚和评估布鲁氏菌性脊柱炎[2]。目前3T MRI也广泛应用于临床，更高场强的MRI也在研发过程中。这些技术的进步使得MRI图像分辨率不断提高，显示组织解剖和病变也越来越精确。功能MRI和MRI波谱的发展使得医学影像学从以往强调解剖细节，发展到功能研究的领域。

MRI因较强的敏感性和特异性，在临床上成为了诊断和随访中枢神经系统、消化系统、泌尿生殖系统、骨与关节系统布鲁氏菌感染的最佳影像学检查方法，MRI能够为临床医生提供较全面的解剖结构，且具有较高的空间分辨率及软组织分辨率，MRI的多序列成像，对组织内水、蛋白质含量改变非常敏感，可以显示病灶的多种变化特点。

（1）常规序列：在MRI检查中，常规序列有T_1加权像、T_2加权像、脂肪抑制序列、质子密度加权像等。其中反映组织间T_1值差别，为T_1加权像（T_1 weighted image，T_1WI）；反映组织间T_2值差别，为T_2加权像（T_2 weighted image，T_2WI）；反映组织间质子密度弛豫时间差别，为质子密度加权像（proton density weighted image，PDWI）。正常脂肪组织在T_1与快速自旋回波序列（fast spin-echo，FSE）T_2加权图像上均为高信号。使用短时间反转恢复序列（short time inversion recovery，STIR）或脂肪饱和T_2加权序列可使脂肪信号均匀降低，突出显示病灶。人体不同组织及其病变具有不同的T_1、T_2值和质子密度弛豫时间，因此，在T_1WI、T_2WI和PDWI像上产生不同的信号强度，表现为不同的灰度，MRI检查就是根据这些灰度变化进行疾病诊断，组织间以及组织与病变间弛豫时间的差别，是MRI诊断的基础。

（2）扩散加权MRI：扩散加权成像（diffusion weighted imaging，DWI）反映组织内水分子运动的特性，在病变组织中表现为扩散能力的改变。表观弥散系数（apparent diffusion coeffecient，ADC）图主要反映水分子扩散的幅度，其黑白度与DWI相反。在布鲁氏菌病中，可用于诊断及鉴别诊断，尤其当临床表现不典型时，可用DWI序列为诊断布鲁氏菌感染提供有价值的信息。体素内不相干运动扩散加权成像（intravoxel incoherent motion diffusion weighted imaging，IVIM-DWI）是在DWI基础上发展起来的一种新的MR成像序列，通过双指数模型分离出组织扩散和灌注信息。DWI成像中，单一体素内血管内水分子的扩散类似自由水，扩散速度快，向各个方向扩散的概率相同，这种现象称为“体素内不相干运动”（intravoxel incoherent motion，IVIM）。基于IVIM多*b*值DWI双指数模型认为活体组织ADC值包含组织微循环血流灌注（perfusion）和组织扩散（diffusion）两种信息，对组织灌注、细胞密度、细胞的相对含量及水含量均有较高的敏感度，能全面、无创反映细胞构成及新生血管。基于IVIM-DWI能生成*D*值（评估组织细胞构成）、*D**、*f*值（评估微循环血流灌注）参数值，有助于建立基于功能 MRI 的布鲁氏菌病精准评价体系，为无创评价布鲁氏菌病提供新的方法。

（3）T_2 弛豫时间图技术（T_2 relaxation time mapping）：是 MRI 无创多回波序列成像技术，通过组织横向磁化衰减来反映组织的特异性，不仅能直接反映病灶的信号变化，还可测量 T_2 值来反映生物组织分子水平的微观变化情况，T_2 mapping 作为一种无创性定量检查技术，目前多用于评价关节软骨的损伤和退变，T_2 值的变化主要与软骨中胶原蛋白、水分含量、基质结构的变化有关。运用常规 MR 序列结合 T_2 mapping 序列用于评估软骨病变可明显提高诊断的敏感性。近年来基于 T_2 mapping 序列通过 T_2 值判断术后软组织是否有纤维化的趋势，从而评价关节术后软组织，有望揭示 T_2 值与病理改变之间的关系。该技术用于骨骼与肌肉感染的研究相对较少，有研究表明，T_2 mapping 技术可以量化评估布鲁氏菌感染脊柱的情况。

（4）弥散张量成像（diffusion tensor imaging，DTI）：是在扩散加权成像技术基础上发展起来的一种功能磁共振成像技术，它不仅能得到反映水分子运动能力的 ADC，而且能检测组织中反映水分子扩散各项异性的参数（fractional anisotropy，FA），反映组织细胞结构功能变化情况，还可以对三维纤维组织结构进行示踪显示。目前主要应用于中枢神经系统评价神经纤维束、脑白质结构。随着 MRI 扫描技术的发展，DTI 技术也逐渐在运动系统中应用，并有望成为新的研究热点，比如 DTI 纤维示踪技术得到肌纤维三维图，能够直观显示肌纤维的走行方向、排列特征、肌肉密度程度、还原肌肉解剖形态等，在外伤、运动、体力劳动所导致的运动损伤中有一定的应用价值。在关节软骨方面，DTI 技术可以反映透明软骨Ⅱ型胶原纤维走行方向的细微结构变化，可用来评价软骨早期损伤及软骨修复。该技术在运动系统炎性损伤、去神经支配损伤、缺血缺氧损伤及运动系统肿瘤方面的研究有一些进展，ADC 值结合 FA 值的定量分析可能会检测到常规 MRI 序列未发现的一些早期病变，但该技术检查时间长、*b* 值与信噪比存在相互制约，临床运用受限。

（5）氢质子波谱成像（^{1}H-magnetic resonance spectroscopy，^{1}H-MRS）：可以作为常规 MRI 的补充成像方法。它是在体、直接、无创分子水平上检测生理、病理组织细胞代谢物情况。目前已运用到运动系统肿瘤的研究中。例如对骨肉瘤的诊断，Cho、Lip 及 Cr 是正常骨骼与肌肉组织 ^{1}H-MRS 主要代谢物，Cho 峰值位于 3.22 ppm，作为细胞膜磷脂的主要代谢物之一，参与细胞膜的运输及合成，受细胞增生和磷脂的代谢功能影响。骨肉瘤中由于细胞膜代谢旺盛和肿瘤细胞异常增殖使 Cho 含量异常增高，因此可以通过测定骨肉瘤 Cho 的含量及 Cho/Cr 值来进行辅助诊断。^{1}H-MRS 能够为某些因疾病所致的代谢异常的患者提供有助于诊断的信息，ATP 是肌肉代谢的主要能源物质，因此对比研究正常状态和运动后的波谱和 pH 值的改变，对于肌肉代谢和肌病的评价很有帮助。有文献研究，^{1}H-MRS 对缺血性疾病患者的肌肉代谢水平可提供很多有价值的信息，ATP 代谢途径的改变，尤其是运动后无机磷的恢复和 pH 值的改变，与组织的血流灌注及血管性病变的程度密切相关，对于糖尿病患者来说，组织活力的评价是十分重要的问题。踝关节内压、体温和经皮测量氧分压是间接反映软组织活力的一些指标，MRS 作为一种无创性检查方法可检测有氧代谢中涉及的高能磷酸的变化，糖尿病患者的 Pi/PCr 比值升高可提示软组织缺血。骨质疏松症随着老龄化日趋严重，老年人患病率很高，严重影响着老年人的生活质量和身心健康。由于骨髓内水分、蛋白质、脂肪、矿物质等成分含量随着不同年龄出现不同的变化，骨质疏松症和椎体内脂肪沉积关系密切，随着年龄增长，椎体内含水分较多的红骨髓相应减少，黄骨髓成分逐渐增加。^{1}H-MRS 通过化学位移原理，可以检测脂肪含量、脂肪与水的比例，得到水峰和脂峰，从细胞层面反映骨髓脂肪含量变化，在研究骨质疏松发病机制中发挥了作用。

^{1}H-MRS 对感染性疾病诊断价值相对有限，有研究显示，对于颅内囊性肿瘤和脓肿，^{1}H-MRS 都显示出乳酸增加，它是无氧糖酵解产生的非特异性代谢物，乳酸盐、乙酸盐和琥珀酸盐的增加可能是由于微生物感染增加了糖酵解和发酵所致。已知氨基酸如缬氨酸和亮氨酸是由脓性中性粒细胞释放的酶进行蛋白水解的最终产物。氨基酸（指缬氨酸、亮氨酸和异亮氨酸，0.9 ppm）和脂质（0.8～1.2 ppm）

之间的区别很重要，因为脂质信号可能存在于脑肿瘤和脓肿中，而氨基酸则不会出现在脑肿瘤的体内质子波谱中，仅在体外检测到。因此脑脓肿可出现多个波谱峰，如氨基酸峰（缬氨酸、亮氨酸和异亮氨酸）、脂质峰、乙酸盐峰、丙氨酸峰和乳酸峰；而囊性坏死性肿瘤仅显示乳酸峰，有时乳酸峰和脂质峰会同时出现，但缺乏氨基酸峰。此外 ^{1}H-MRS 可能仅对治疗初始或未干预治疗的脓肿评价有一定的价值。

（6）动态对比增强 MRI（dynamic contrast-enhancement MRI，DCE-MRI）：在运动系统，MRI 对蛋白质、水含量变化敏感性高，可显示出良好的软组织对比度、空间分辨率和多平面能力，能够反映运动系统疾病，尤其感染疾病早期病理变化以及感染病变成分，如脓肿、干酪样物质等。但常规 MRI 检查，对于脊柱感染病变、椎间盘受累程度、脊髓、硬膜下、硬膜外脓肿、硬脊膜的评价存在局限性。DCE-MRI 是通过引入对比剂，人为改变组织与病变间 T_1 值或 T_2 值对比，增加 T_1WI 或 T_2WI 图像的信号强度对比，利于病变的检出和诊断。随着对比剂和 MRI 技术的发展，增强 MRI 适应证扩大，对病变检出的准确性明显提高。目前 DCE-MRI 成为诊断运动系统感染疾病、评价其后遗症最有价值的影像学检查技术，能够获得复杂骨组织和软组织感染（尤其是涉及范围和坏死）的附加信息，如检测小脓肿，显示脓肿范围、脓腔内结构、脓肿壁的组成，更好地区分炎性水肿与脓肿，鉴别感染性病变与肿瘤等，还可用于评估关节受累、关节损伤和术后关节状态等。对于关节评估，可通过静脉注射 GBCA（间接关节造影）或进入目标关节（直接关节造影），MRI 关节造影已经成为常规 MRI 的一种替代方法。

DCE-MRI 对于各类脊柱感染性病变的鉴别诊断以及脊柱感染性病变和肿瘤性病变的鉴别非常有价值。如脊柱结核、化脓性脊柱炎、布鲁氏菌性脊柱炎等在静态增强扫描后受累椎体、椎旁软组织、椎间盘等会有不同的强化特点。脊柱结核在注射 Gd-DTPA 对比剂后，受累椎体增强扫描可见强化，以不均匀强化常见，少数可见均匀强化，受累椎间盘增强扫描显示不均匀强化，椎旁软组织影增强可见不均匀强化、均匀强化及环状强化。而化脓性脊柱炎受累的椎体和椎间盘增强扫描显示明显强化，可呈均匀强化和不均匀强化，不均匀强化常表现为病灶中央的均匀性强化和周边的环状强化，强化持续时间较长，椎旁软组织肿块呈斑片状强化，且很少伴脓肿形成。布鲁氏菌性脊柱炎常规 MRI 表现为病变椎体形态无明显或轻度改变，表现为骨质破坏和骨质增生，在受累区域 T_1WI 表现为低信号强度，T_2WI 表现为混合信号强度，增强扫描病灶明显增强[3]。转移瘤一般不侵犯椎间盘，常首先侵犯椎体的后部及椎弓根，表现为多个不相邻或不同部位的椎体受侵，软组织肿块呈分叶状，肿块在静态增强扫描呈不规则强化。当广泛转移致椎管狭窄，难以确定脊髓压迫确切的部位时，注射 Gd-DTPA 可以进一步显示肿瘤轮廓及脊髓压迫的部位。当出现脊髓的髓内转移时，注射 Gd-DTPA 后，在短 TR 和 TE 的序列上，肿瘤组织信号增高，而邻近脑脊液信号是黑的，由此可精确地勾画出肿瘤与脊髓之间的界限。

各系统布鲁氏菌感染的影像学表现：

（1）神经系统：神经系统布鲁氏菌感染被称为“神经型布鲁氏菌病”。在布鲁氏菌病中发病率较低，且该病的临床和影像学表现缺乏特异性。MRI 检查采用多方位、多参数扫描，包括轴位、矢状位、冠状位；T_1WI、T_2WI、DWI、T_2WI 压脂水成像及增强检查。文献报道，神经型布鲁氏菌病的大部分影像学改变无特异性，布鲁氏菌感染神经系统的病理损害基础包括炎性脱髓鞘和血管性损害[4-5]。研究表明，神经型布鲁氏菌病多损害周围神经系统，包括脑神经损害。可表现为肉芽肿或脑膜、周围血管间隙、腰神经根的异常强化，也可表现为脑脊膜线样异常强化，不伴脑膜及脑实质强化结节、轻度脑积水及脑室旁间质水肿（图 5-0-14）。

（2）骨与关节：布鲁氏菌性脊柱炎在急性期椎体形态尚正常且无骨质破坏，椎间隙狭窄少见。椎体边缘、终板和椎间盘受累时呈局限性斑片状 T_1WI 低信号；T_2WI 上可见骨髓轻度水肿并呈局灶性破坏，表现为不同程度的高信号改变；进一步侵犯椎旁及腰背部软组织，病变软组织呈斑片状或条带状 T_1WI 低信号，T_2WI 高信号。亚急性期骨质破坏与修复、增生、硬化同在，此时椎体内信号复杂；随着脓肿形成阶

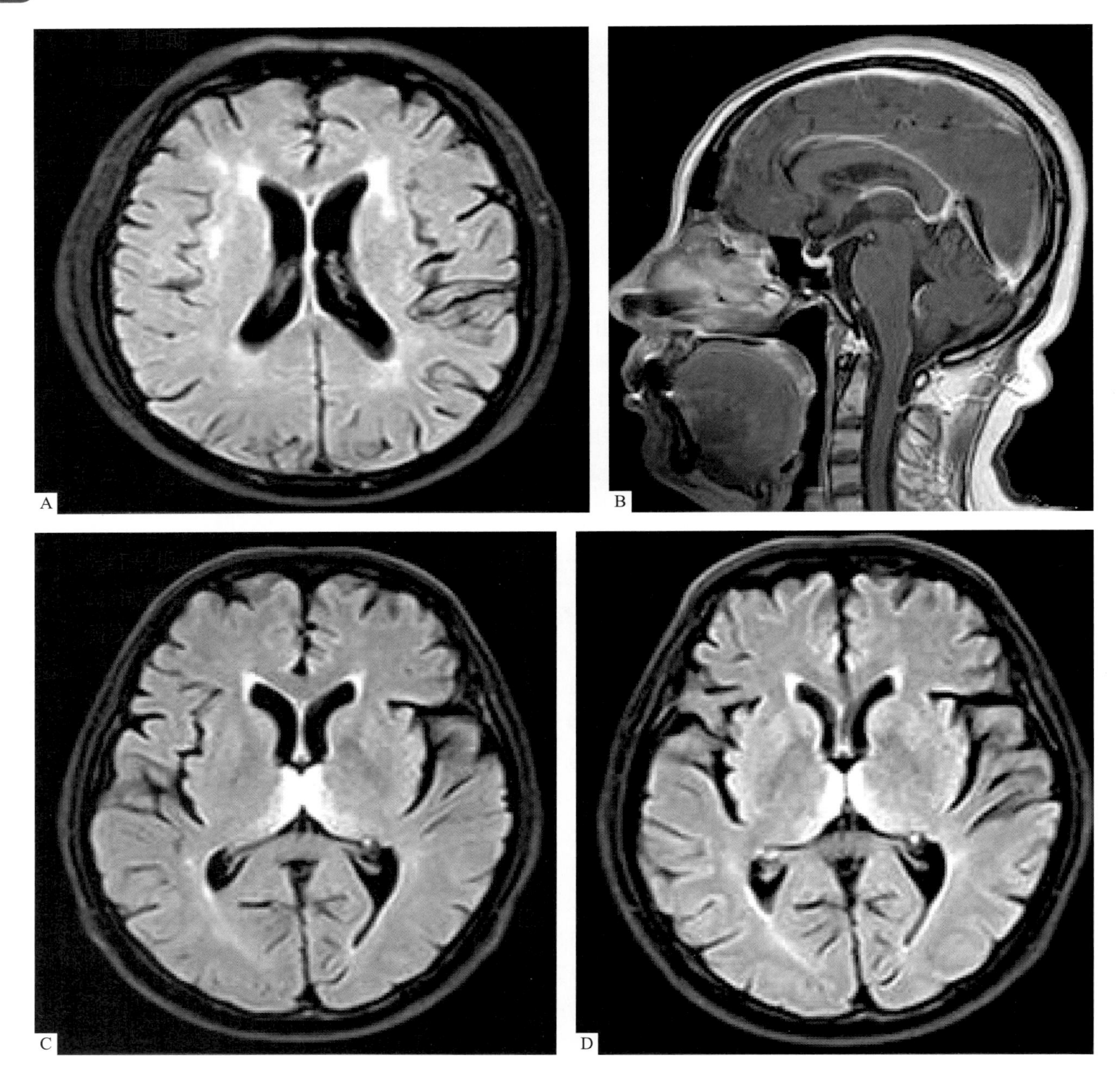

图 5-0-14 神经型布鲁氏菌病

段的不同而出现明显的骨髓水肿和炎性改变，表现为 T_1WI 低信号，T_2WI 混杂信号或 T_1WI 低信号，T_2WI 高信号，增强扫描炎性病灶呈斑片状或环状强化[6]。部分患者亚急性期椎体 MRI 信号不均匀，可见小圆形 T_1WI 低信号，T_2WI 高信号位于椎体边缘形成类似“花边椎”样改变，且有椎间盘轻度变窄。骨质破坏严重者，破坏区周围骨质明显增生硬化，T_1WI 呈等、低信号；T_2WI 椎体周边呈大片状等、低信号，而中央破坏区为高信号，称为“靶环征”。此期椎体周围及背部软组织可有不同程度肿胀，部分神经型布鲁氏菌病患者椎旁及椎管内可见脓肿。在慢性期患者中，累及骨质现象不明显，椎间隙变窄少见。椎体 T_1WI 多表现为混杂信号，少数表现为等或低信号，T_2WI 因纤维化致信号强度降低可呈混杂信号，椎体边缘骨质增生、硬化明显，呈菜花样改变，而受累椎旁、背部及椎管内信号均可无异常表现（图 5-0-15）。

另外，因 MRI 对椎体骨髓水肿、周围软组织水肿及椎间盘炎敏感性高，可较早检出病变。周围软组织受侵程度较轻，无椎旁及椎管脓肿形成者，临床给予药物治疗；椎体骨质破坏严重造成脊柱不稳

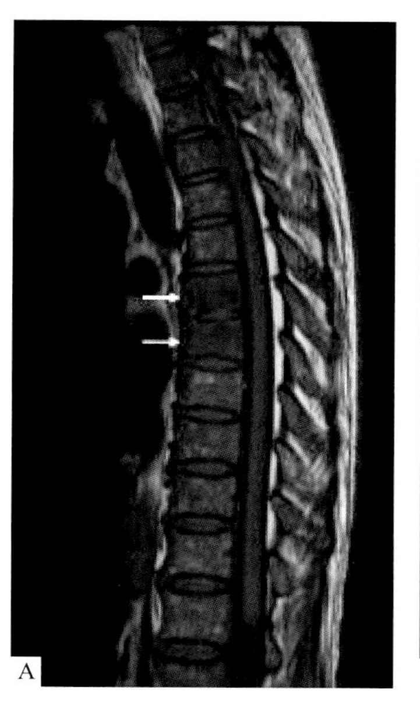

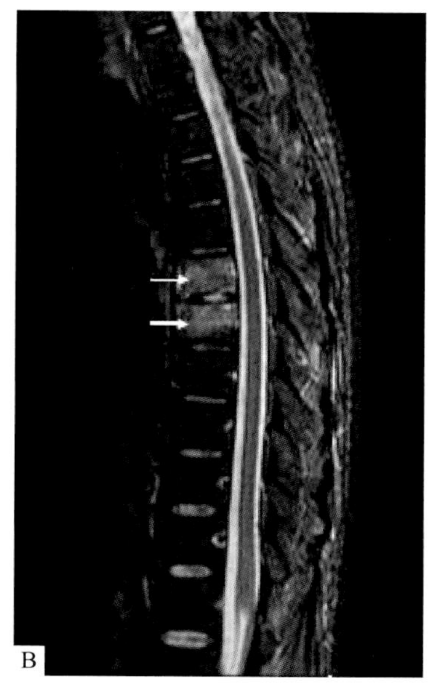

图 5-0-15　布鲁氏菌性脊柱炎

者、椎旁软组织内脓肿形成并且药物治疗不能好转者、椎管内脓肿形成继发椎管狭窄者，需要行外科手术治疗；对于慢性期无手术指征者，可继续药物治疗，直至痊愈。疾病治疗过程中可以根据病程中MRI显示病灶范围的变化评判药物的疗效，适时调整治疗方案，因此，MRI在不同临床分期的神经型布鲁氏菌病患者中的表现具有一定的特征性，可为临床精准诊断与治疗提供影像学依据。

（3）消化系统：布鲁氏菌病的胃肠道表现通常较轻，表现为肝脾大、厌食和呕吐。更严重的表现如结肠炎、胰腺炎和胆囊炎较为罕见。肝脏可表现为粟粒型结节或布鲁氏菌瘤，MRI多参数成像可以更好地显示肝布鲁氏菌瘤的内部结构，对于钙化显示虽不如CT，但MRI可较为准确地反映肝布鲁氏菌瘤病理变化过程，且肝脏MRI多技术成像不仅可获得解剖学和血流灌注的信息，还可获得物质成分的信息，拓展了MRI在肝脏的应用范畴。多技术的量化分析，如动态增强灌注成像、T_2mapping、IVIM等，为病灶的定性和鉴别诊断提供新的手段，也对肝脏疾病局部治疗后疗效进行量化评估提供新的手段。

五、核医学

单光子发射计算机断层成像（singlephoton emission computed tomography，SPECT）是一种功能显像，与CT及MRI使用外源X射线或外加磁场的原理不同，SPECT将放射性核素标志物注入人体内，再由体外γ照相机探头探测体内放射性药物所发射出的γ光子，经过闪烁体的转化及光电倍增管的放大作用，最后获得人体内发出的信息。SPECT主要通过离子交换及化学吸附的方式，显像剂通过血液循环到达骨表面，显示全身各部位骨、关节的血流灌注和显像剂分布及吸收情况。病变部位常因代谢增强表现出显像剂浓聚，在成像中体现为异常浓聚区。

神经型布鲁氏菌病可造成脊柱畸形和瘫痪等严重后果，因此迅速而准确的诊断至关重要，早期诊断和及时治疗可降低致残率[7]。应用^{99m}Tc-亚甲基二磷酸盐（MDP）亲骨性核素或其标记的化合物，通过离子交换和化学吸附方式，显示全身各部位骨、关节的血流灌注和显像剂分布与吸收情况。局部骨骼摄取程度与其血流量、代谢活跃程度和交感神经状态等有关。^{99m}Tc-MDP骨关节SPECT显像可以在体评估骨及关节疾病。在诊断骨疾病时，虽然不是首选，但早期诊断具有很大优势，通常比DR和

CT 早 3～6 个月发现异常。且全身骨显像可一次性显示全身骨骼的受累部位、分布特点以及骨骼的代谢状况。虽然骨显像在神经型布鲁氏菌病中报道较少，但已有研究推测 ^{99m}Tc-MDP 可以用于神经型布鲁氏菌病的早期诊断。神经型布鲁氏菌病患者在 SPECT 上可见病变椎体呈放射性核素异常浓聚，显像剂摄取增高，融合断层显像可见相应部位骨质有不同程度骨破坏及骨密度的改变。

全身骨显像可一次性显示全身骨骼的受累部位、分布特点以及骨骼的代谢状况，而骨显像仅能提供粗解剖细节和有限的组织分辨率。近年来，SPECT 与 CT 融合断层显像克服了其缺点，实现了功能、代谢显像与解剖图像的对位和融合，在 SPECT 的基础上能够对神经型布鲁氏菌病病变部位进行精准定位。

近年来随着核医学的发展进步，在 SPECT/CT 设备上配备的 CT 系统均为多排螺旋诊断级 CT，可一次性完成骨显像和 CT 检查，并可获得 SPECT/CT 高质量融合图像，这样的结合既缩短了检查流程，又兼备二者的优势：既能够显示全身各部位骨、关节的血流灌注和显像剂分布及吸收情况，又能提供病变部位精准定位下的细节，从而形成互补，提高了诊断的准确性，更方便患者。对神经型布鲁氏菌病诊断有很高的临床价值。

参 考 文 献

[1] 柳忠云. 超声检查在布氏杆菌病中的应用价值 [J]. 影像研究与医学应用, 2020, 4 (9) : 17-18.

[2] 杨可乐. CT、MRI 诊断布氏杆菌性脊柱炎的临床应用 [J]. 滨州医学院学报, 2020, 43 (6) : 473-475.

[3] 罗教千. MRI 技术在布氏杆菌脊柱炎评估中的应用进展 [J]. 内蒙古医学杂志, 2021, 53 (7) : 812-814.

[4] 杨静. 3 例神经型布氏杆菌病的临床特点并文献复习 [J]. 神经损伤与功能重建, 2021, 16 (7) : 378-381.

[5] 李晶晶. 神经型布氏杆菌病的临床及 MRI 表现分析 [J]. 医学影像学杂志, 2021, 31 (10) : 1634-1637.

[6] 景赟杭. 布氏杆菌性脊柱炎的 CT 与 MRI 表现 [J]. 临床医学研究与实践, 2021, 6 (2) : 117-119.

[7] 闫君杰. ^{99m}Tc-MDP SPECT/CT 显像联合 MRI 显像对布氏杆菌性脊柱炎诊断的价值评估 [D]. 呼和浩特: 内蒙古医科大学, 2019.

下　篇

各　论

第六章　神经系统布鲁氏菌感染

第一节　颅脑布鲁氏菌感染

神经型布鲁氏菌病是由布鲁氏菌感染神经系统引起的疾病。神经型布鲁氏菌病是布鲁氏菌病的重要且罕见并发症，发病率为布鲁氏菌病感染患者的5%～10%，其发病机制尚不明确。目前的研究表明，布鲁氏菌进入人体后，可从网状内皮系统进入全身血液，造成菌血症进而侵入脑膜，当宿主免疫功能下降时，便可以扩散到其他神经系统结构；急性期发病时，布鲁氏菌侵犯吞噬细胞或内皮细胞，释放循环内毒素，损害神经组织；布鲁氏菌也可作为一种细胞因子或内毒素对神经组织产生毒害作用，直接或间接影响神经系统。神经型布鲁氏菌病可发生在疾病的早期、恢复期，甚至在急性感染几个月或几年后出现，常呈亚急性或慢性起病。神经型布鲁氏菌病主要临床表现为脑膜炎、脑膜脑炎、脑脓肿、硬膜外脓肿、肉芽肿形成、癫痫、精神障碍及血管受累症状如静脉窦血栓、缺血性脑卒中等一系列表现，其中最常见的是脑膜炎，其次是脑膜脑炎，罕见脊髓病变。神经系统可能是涉及慢性弥漫性布鲁氏菌病的几个系统之一，或者，神经系统的发现可能是布鲁氏菌病的唯一体征。神经型布鲁氏菌病既没有典型的临床表现，也没有特异性的脑脊液表现。在流行地区，在对表现为神经系统症状和伴有发热的患者进行鉴别诊断时，必须考虑神经型布鲁氏菌病。

布鲁氏菌是一种兼性胞内寄生的革兰氏阴性细菌，布鲁氏菌可躲避细胞内溶酶体分解作用，从而使其可以在单核生物吞噬细胞中生存甚至增殖。该病主要通过吸入及破损皮肤直接或间接接触动物或动物制品，如未经高温消毒的牛奶、奶制品、动物血液、体液、尸体及其分泌物、流产胎儿等引起感染，感染后可长期持续性存在，影响人体多种组织、器官、系统，具有高致残性。神经系统布鲁氏菌感染被称为神经型布鲁氏菌病。

神经型布鲁氏菌病的发生在疾病的急性阶段可能是由于循环内毒素的释放直接入侵神经组织，或机体的免疫和炎症反应存在神经系统或身体的其他组织。布鲁氏菌可以通过神经组织上的细胞因子或内毒素而直接或间接地影响神经系统。免疫功能下降是神经型布鲁氏菌病的一个危险因素。神经型布鲁氏菌病的临床表现差异很大，布鲁氏菌对脑膜有很强的亲和力。布鲁氏菌在疾病的第一阶段通过血行传播进入中枢神经系统，然后，发生潜伏性或临床性脑膜炎，细菌最终可能侵入邻近的神经组织。神经型布鲁氏菌病可表现在系统性布鲁氏菌病的任何阶段，并可出现几种临床形式，如脑膜炎、脑膜脑炎、脑脓肿、硬膜外脓肿、脊髓炎、神经根神经炎、脑神经受累，或脱髓鞘或血管疾病等。最常见的临床形式是脑膜炎或脑膜脑炎，发生在50%的病例中。各种慢性表现可分为周围神经病变或神经根病变，包括伴脑神经受累的脊髓炎和实质功能障碍综合征。周围神经病变和神经根病变的症状包括背痛、反射障碍和伴有近端神经自由基的麻痹。在弥漫性中枢神经系统受累的患者中，脊髓炎表现为背痛、痉挛性麻痹和脱髓鞘，也可发生为小脑功能障碍。由布鲁氏菌病引起的脊髓肉芽肿或脓肿可引起上运动神经元型病变，而布鲁氏细胞性脊髓根受累可引起下运动神经元型病变。所有这些表现都可导致诊断的混乱和延误。它还可能导致难以区分神经型布鲁氏菌病与其他慢性感染，特别是结核病和梅毒。

神经型布鲁氏菌病是一种罕见但严重的并发症，通常往往是慢性的。它的表现通常是非特异性的，可能出现各种病理，这使诊断困难。因此，对患者和可能的疾病进行彻底的评估对于准确的诊断和早期适当的管理至关重要。

颅脑受侵的发病机制可能为：①布鲁氏菌侵入人体后随着血液到达网状内皮系统，随后潜伏于脑脊膜中，当机体免疫力下降时，便迅速增殖并侵犯中枢或周围神经系统；②布鲁氏菌进入神经系统后，可通过内毒素及炎性因子间接或直接损伤神经组织，其中细胞毒性淋巴细胞及活化的小胶质细胞在炎性免疫反应中起到重要作用。因神经型布鲁氏菌病没有典型的临床表现也没有特定的脑背液结果，没有其他疾病所解释的神经系统临床表现，如果有明确的布鲁氏菌病接触史，有全身布鲁氏菌感染的证据及脑脊液炎性改变，尤其类似结核性脑膜炎表现，应考虑到神经型布鲁氏菌病。明确颅内感染病原菌的常用方法为脑脊液涂片和培养，涂片的特点具有快速性以及对达到一定数量的灭活菌可检出，但其阳性率低，在临床诊断中意义不大；培养由于标本量大，培养阳性率比涂片明显增高，并且能进行细菌鉴定和药敏试验，根据药敏试验从而指导合理临床用药，但培养需要时间长，常常因为脑脊液中细菌数量过低和抗菌素的使用导致一些假阴性结果。有报道证明，尽管神经型布鲁氏菌病患者的临床症状明显改善，但其脑脊液中的葡萄糖呈永久性低下，脑脊液免疫球蛋白增多可能与炎症因子或抗原促发的局限性炎症反应所致免疫球蛋白增多有关，因此，脑脊液指标不能对治疗疗效进行评估。神经型布鲁氏菌病患者中脑脊液异常阳性率小于 20%。

一、脑膜炎

布鲁氏菌性脑膜炎是由布鲁氏菌进入人体后，侵入网状内皮系统，导致菌血症，然后到达脑膜，形成脑膜炎。布鲁氏菌性脑膜炎的发生率为 3%～6%，经过治疗尽管仅有 1% 的病死率，但是近 20% 的患者会遗留后遗症。其发生机制不明，目前认为与布鲁氏菌在细胞内长期存在和其引发的免疫反应损伤有关[1]。当宿主免疫力下降时布鲁氏菌增殖并可能侵入其他神经系统结构[2]。布鲁氏菌性脑膜炎可能是唯一的神经系统疾病。布鲁氏菌性脑膜炎的基本病理特征是脑膜增厚，脑膜血管高度扩张充血，炎性细胞浸润并引起脑脊液循环障碍，出现不同程度的脑室扩张积水。

【临床表现】

布鲁氏菌性脑膜炎多见于成人，临床表现复杂多样，起病方式可表现为急性、亚急性、慢性起病，常伴发热、多汗、关节痛、肝脾肿大等临床症状，当累及脑膜时，可出现颅内压增高的表现、脑膜刺激征阳性，表现为头痛，喷射性呕吐，视神经乳头水肿，颈项强直，皮肤瘀点，瘀斑等，脑膜炎患者发热同时或相继出现头痛、恶心呕吐，颈项强直。布鲁氏菌病所致脑神经受累，听神经和外展神经最常累及，其次为面神经，大多在应用抗生素治疗后功能恢复，极少数迁延为慢性感染，导致功能永久性丧失。当布鲁氏菌侵犯颅内脑膜血管时，可导致蛛网膜下腔出血、硬膜下出血、短暂性脑缺血发作和静脉血栓等[3]。其发生机制为细菌性动脉瘤破裂，血管炎症反应过程，尤其是动脉炎[4]。

【实验室检查】

布鲁氏菌性脑膜炎的实验室检查主要是脑脊液检测，脑脊液的改变早期类似于化脓性脑膜炎，后期类似于结核性脑膜炎，白细胞轻度升高，但是多小于 500×10^6/L[5]。早期以中性粒细胞为主，后期以淋巴细胞为主，蛋白增高，IgG 水平升高，糖和氯化物降低。血清布鲁氏菌抗体阳性，当脑膜出现炎症并在脑脊液中检测到布鲁氏菌即可诊断布鲁氏菌性脑膜炎。

【影像检查技术的优选】

DR 平片对布鲁氏菌性脑膜炎的诊断价值不大，CT 是目前临床上常用的诊断脑膜炎的辅助方法，不仅可直接观察病灶部位，还可显示病灶数量、大小及病变严重程度，同时可判定病变是否累及周围组织。MRI 在脑膜炎诊断中的应用价值比较明显，MRI 有着较高的敏感度与特异性，其检出率明显高于 CT，可对患者脑部的病变情况进行清晰显示，对其检出率的提高有着积极的意义。

【影像学表现】

1. CT 表现

（1）CT 平扫：早期布鲁氏菌性脑膜炎患者 CT 扫描可完全正常，病变进展蛛网膜下腔有炎性渗出物积聚，CT 扫描检查时脑底的脑池和大脑外侧裂密度增高，失去正常的透明度，边缘模糊，与周边分界不清，脑室及蛛网膜下腔轻度增宽，偶见脑膜钙化，脑室轻度至重度扩大不等，相应脑实质受压，且可出现不同程度的脑水肿，CT 表现为脑室旁密度减低影，脑积液越明显者，其水肿越明显。

（2）增强 CT：增强扫描可表现为鞍上池、环池、侧裂池等脑池增厚、狭窄和铸形、迂曲条状及线样强化，当病变累及脑实质时，脑实质与脑膜同时可见脑回样强化及室管膜强化，同时可合并梗阻性脑积水。

2. MRI 表现

（1）MRI 平扫：可见脑池信号增高，FLAIR 序列及 DWI 显示高信号，增强扫描可见脑膜增厚、强化[6]。当梗阻性脑积水严重时，双侧侧脑室周围可见晕片状异常信号，FLAIR 序列上呈高信号（图 6-1-1）。

（2）MRI 增强：增强显示脑膜增厚、强化。脑膜多为轻度强化，很少形成结节，脑实质无强化结节。

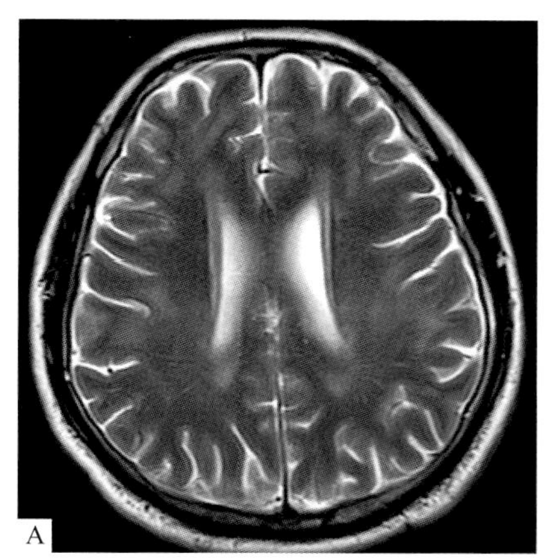

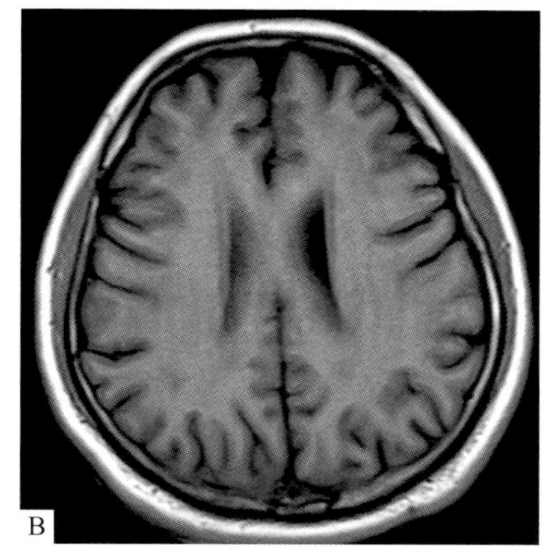

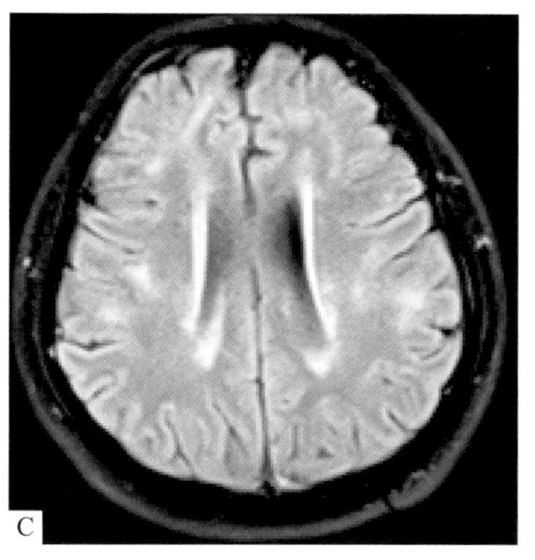

图 6-1-1　布鲁氏菌性脑膜炎

患者，男，46 岁，牧区接触史，布鲁氏菌病，头痛、发热

（A）轴位 T_2WI 序列；（B）轴位 T_1WI 序列；（C）轴位 FLAIR 序列

双侧半卵圆中心示多发斑点状 T_1WI 低信号，T_2WI 高信号，FLAIR 序列上呈稍高信号

【诊断与鉴别诊断要点】

1. 诊断[7]

①有较明确的流行病学（羊、牛）接触史。②本病多见于成人，起病急，脑神经损害和脑积水少见，神经系统的相关临床表现。③脑脊液改变早期类似病毒性脑膜炎，蛋白和细胞数轻度升高，以淋巴细胞为主，葡萄糖和氯化物正常，后期细胞数中度升高，以淋巴细胞为主，葡萄糖和氯化物降低，类似于结核性脑膜炎，白细胞基本不升高或略有轻微升高，血 - 脑屏障通透性改变不大，细菌不进入脑脊液，细胞升高明显者，其病情危重，昏迷程度重，并且出现凝结试验阳性。可见靠脑脊液实验室

检查来诊断布鲁氏菌性脑膜炎临床意义不大，但是可以与其他中枢神经系统疾病进行鉴别，并可以对患者病情危重程度、预后有一定评价。④从患者血、骨髓或脑脊液中分离出布鲁氏菌，或者血清学凝集试验效价＞1：160，或者脑脊液布鲁氏菌抗体阳性。⑤ CT、MRI 为布鲁氏菌性脑膜炎提供定位、定性诊断。

2. 鉴别诊断

（1）化脓性脑膜炎：化脓性脑膜炎是软脑膜和蛛网膜受化脓性细菌感染所致的化脓性炎性，临床表现：起病急，进展快，脑膜刺激征及颅内高压。脑脊液外观浑浊，细胞数多在 1000×10^6/L，中性粒细胞为主，蛋白升高，糖下降，可查到细菌，MR 多表现为脑膜增厚强化，局部积脓，DWI 表现为高信号，但是 CT、MRI 增强检查示弥漫性或脑底池区脑膜增厚强化不具特异性，不能区分感染的病原体，必须结合临床和实验室检查，非常早期或轻度脑膜炎 CT、MRI 表现正常。

（2）结核性脑膜炎：①一般有肺结核病史；②多见于儿童和青少年，起病隐袭，脑积水和脑神经损害多见；③除发热外，主要表现为神经系统异常，脑脊液抗酸染色可见抗酸杆菌；④ CT、MRl 显示脑组织的结核梗死灶、脑积水、钙化灶；⑤抗结核药物治疗有效。

（3）病毒性脑膜炎：临床表现起病急，早期脑膜刺激征明显，夏秋季多发，伴有病毒感染症状。脑脊液压力正常或略增高，外观无色透明，淋巴细胞为主，蛋白一般不超过 1.0 g/L，糖、氯化物正常。MRI 病灶多呈对称性分布，病灶多位于皮层、皮层下、脑室、脑白质、丘脑及基底节区。多数病灶无强化，少数脑回样强化。部分 DWI 表现高信号。

（4）隐球菌性脑膜炎：临床表现为起病较缓，病程更长。多有长期使用抗生素、免疫抑制剂史，发热不明显。颅内压显著增高，头痛剧烈。脑脊液压力增高，蛋白增高，葡萄糖显著降低，墨汁染色可发现菌体。MR 示脑沟及脑池呈线样强化病灶。脑实质病灶多星斑片状 T_1WI 低信号，T_2WI 高信号，多呈片状、结节状强化。中晚期可出现脑积水表现。

二、脑炎

布鲁氏菌性脑炎是由布鲁氏菌感染脑组织引起的一种传染病。布鲁氏菌性脑炎占中枢神经系统感染病例的 50% 以上，与其他脑炎症状类似，表现为发热、乏力、大汗、头痛等症状，同时合并脑实质损害。布鲁氏菌侵及神经系统的具体机制目前尚不明确。有研究[8]认为，在布鲁氏菌进入人体后，侵入网状内皮系统，导致菌血症，然后到达脑膜。当宿主免疫力下降时，生物体会增殖并侵入其他神经系统结构。当累及颅内脑白质时表现为脑炎，同时可伴有脑膜炎的表现。白质异常的性质和原因尚不清楚，可能是由于自身免疫反应。白质受累可能类似于其他炎症性或感染性疾病，如多发性硬化症、急性播散性脑脊髓炎或莱姆病。与多发性硬化症相比，这些白质病变并不倾向于位于胼胝体边缘区域，增强扫描无异常强化。

【临床表现】

布鲁氏菌性脑炎临床表现多种多样，缺乏特异性，其中长期发热（多为波状热或不规则热）、多汗、乏力为最常见的症状，临床上还可表现为食欲不佳，肌肉、关节、背部疼痛，体重减轻、视神经乳头水肿、癫痫、精神错乱、多神经根病、淋巴细胞性脑膜炎等，同时还可合并其他系统受累表现为相应的症状。布鲁氏菌性脑炎的毒性作用可能引起头痛和精神症状。

【实验室检查】

脑脊液显示高蛋白、低或正常葡萄糖水平以及布鲁氏菌抗体滴度阳性有助于该病的诊断。患者常有轻度的细胞增多，以淋巴细胞为主，布鲁氏菌的抗体滴度升高。在脑脊液中，脑脊液蛋白水平在参考范围内。在脑脊液中有抗布鲁氏菌的抗体，这通常是神经布鲁氏菌病的一种指征。然而，SAT 可能无法检测到低水平的抗体。对于 SAT 结果为阴性的可疑病例，SAT 和 Coombs 检测、ELISA 和 PCR 有助于诊断。血培养由于阳性率低，且需要的时间长，不是诊断中枢布鲁氏菌病的理想方法。由于从脑脊液中获得的布鲁氏菌的分离率较低（<20%），诊断主要依赖于脑脊液中特异性抗体的检测。虽然阳性培养是诊断的金标准，但它被认为是次优的。

【影像检查技术的优选】

DR 平片对布鲁氏菌性脑炎的诊断价值不大，CT 是目前临床上诊断脑炎的辅助方法，不仅可直接观察病灶部位，还可显示病灶数量、大小及病变严重程度，同时可判定病变累及脑膜情况。MRI 在脑疾病方面有着较高的敏感度与特异性，其检出率明显高于 CT，MRI 作为脑炎诊断中的首选检查方法，可对脑炎的病变进程及脑膜累及情况进行清晰显示。

【影像学表现】

有学者将布鲁氏菌性脑炎影像学表现大致可分为 4 类：正常、炎性（表现为肉芽肿或脑膜、周围血管间隙、脑神经根的异常强化）、白质改变、血管改变。炎症反应最常见的表现为脑炎、脑膜脑炎及脊髓炎。

1. CT 表现

（1）CT 平扫：早期可表现为正常，脑实质密度略降低。布鲁氏菌性脑炎主要表现为白质受累，常表现为大脑皮层区、皮层下、额叶、颞叶多发斑片状或斑点状低密度灶，也可发生于脑髓质，表现为斑片状低密度灶（图 6-1-2）。

（2）增强 CT：增强扫描病灶可呈不均匀强化或环形强化，且可见部分脑膜强化影[9]。

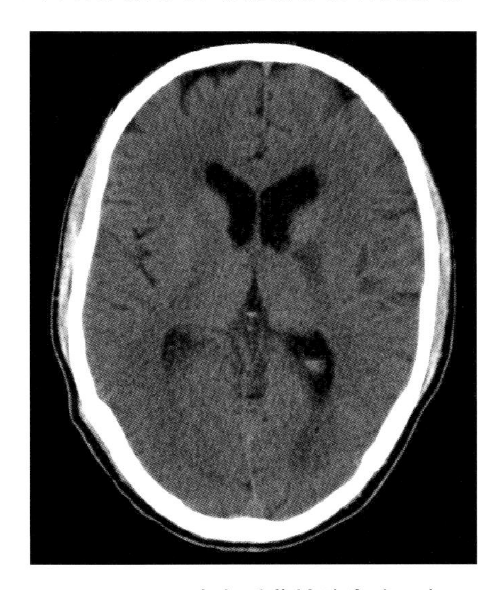

图 6-1-2 布鲁氏菌性脑炎（一）

2. MRI 表现

（1）MRI 平扫：MRI 平扫可见脑内多发的白质受累表现，主要有以下 3 种白质受累的模式，在 T_2WI 上表现为高信号病变。第一种模式是影响弓状纤维区域的弥漫性外观；第二种模式是脑室周围；第三种模式是局灶性脱髓鞘表现。脑 MRI 显示在 T_2WI 和 FLAIR 图像上脑室周围白质有广泛的双侧异常高信号。磁共振脑血管成像可能是正常的，在 T_2WI 和 FLAIR 图像上的多灶性白质高信号是非特异性的，这些病变的鉴别诊断非常广泛[10]。MRI 特征包括侧脑室周围脑白质的高强度融合区域，有利于显示脱髓鞘过程（图 6-1-3）。

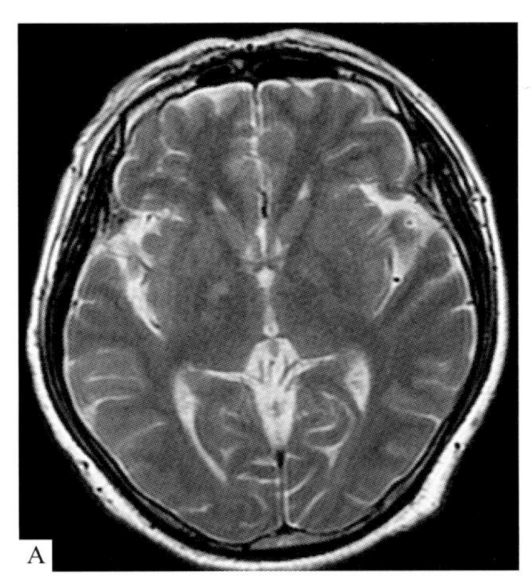

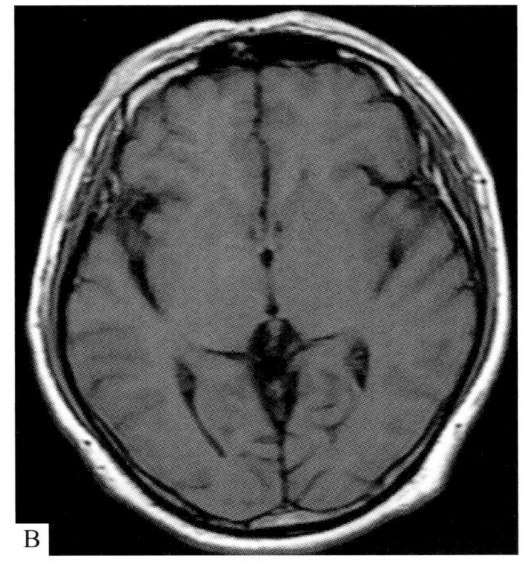

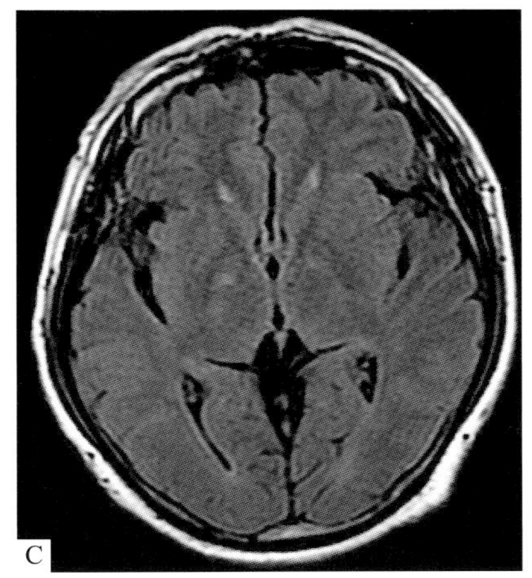

图 6-1-3 布鲁氏菌性脑炎（二）

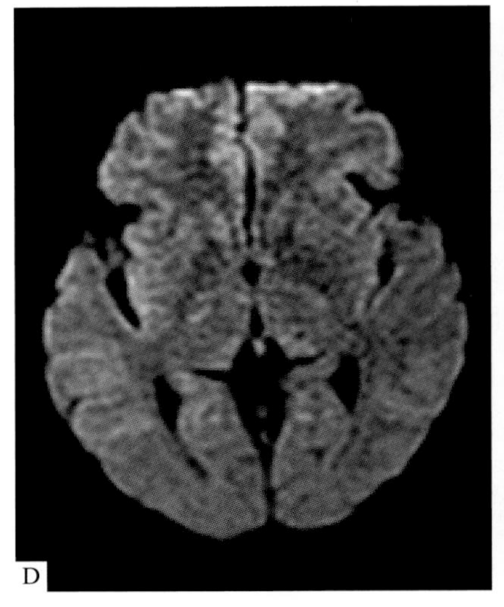

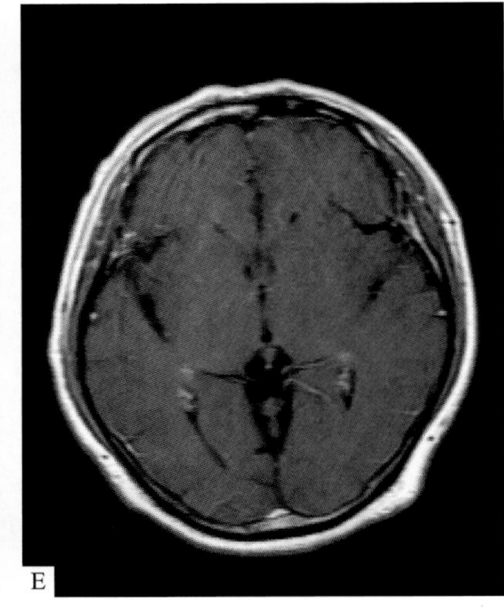

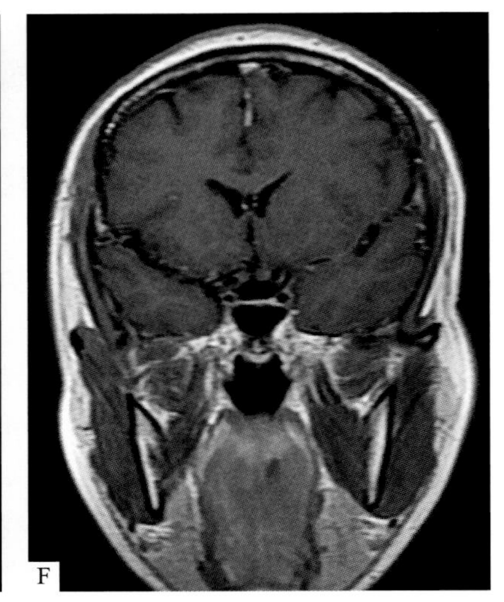

图 6-1-3 （续）

（2）MRI 增强：增强扫描病灶可呈不均匀强化或环形强化，且可见部分脑膜强化影。

【诊断与鉴别诊断要点】

1. 诊断

布鲁氏菌性脑炎临床表现多种多样，缺乏特异性，其中长期发热（多为波状热或不规则热）、多汗、乏力为常见表现，伴有中枢神经系统症状，当患者有明确的牛羊接触史或具有布鲁氏菌病流行病学史，且出现不明原因的发热，尤其是特征性的波状热时，应高度怀疑布鲁氏菌性脑炎的发生。血液或脑脊液布鲁氏菌培养阳性是神经型布鲁氏菌病诊断的金标准，但体外培养生长缓慢（约 6 周），且阳性率低，所以不是最佳选择，原卫生部 2012 版指南提示试管凝集试验 1：160 阳性是临床诊断的指标，但慢性布鲁氏菌病的效价比较低或呈阴性，临床医生应详细询问接触牛羊时间及患者的症状，如合并并发症则更需要尽早诊断及进行系统治疗，建议选用更多的诊断方法，如间接免疫吸附试验或酶联荧光偏振测定法指导临床[10]。

2. 鉴别诊断

（1）结核性脑炎：多呈亚急性或慢性发病，病程较长，部分可急性起病。患者多有结核病接触史或结核病史。临床表现有低热、盗汗、乏力、食欲减退，继而出现脑膜刺激征阳性、颅内高压、局灶性神经症状、精神症状等，实验室检查：血常规示白细胞数正常或升高，红细胞沉降率可升高，且易合并低钠血症。脑脊液检查：脑脊液压力高，白细胞数升高，早期以中性粒细胞为主，中后期以淋巴细胞为主，糖、氯化物降低，其中氯化物降低明显，蛋白轻度增高。脑脊液涂片镜检或培养出抗酸杆菌可确诊。头颅 CT 或 MRI 检查见病灶分布以颅底区域为主，累及脑膜、脑实质（脑膜受累常见）。受累脑膜主要为颅底各脑池及脑叶凸面的脑膜，可合并脑池狭窄、闭塞，出现脑积水。MRI 增强可见脑膜强化。脑实质可涉及各个脑叶及小脑、丘脑、脑干等，脑叶多见，可合并不同程度的水肿，部分可发现结核球。抗结核治疗有效亦可进一步证实诊断。

（2）新型隐球菌脑炎：为最常见的真菌性脑炎，由新型隐球菌引起，慢性或亚急性起病，起病隐匿，复发率、病死率高。传染源常来自土壤、鸟粪，尤其是鸽粪等，为条件致病菌。器官移植、获得性免疫缺陷综合征、自身免疫系统疾病、长期接受免疫抑制剂治疗等人群易感。临床表现：突出的颅高压症状（头痛较其他脑炎剧烈）、脑膜刺激征（＋）及脑神经损害，视神经损害最常见；也可出现癫发作、偏瘫、精神障碍等。实验室检查：血常规多正常，部分患者可有淋巴细胞比例增高，轻至中度贫血。红细胞沉降率正常或轻度升高。脑脊液检查：平均压力一般高于结核性脑炎，细胞数升高，早期以中性粒细胞为主，中后期以淋巴细胞为主；蛋白质轻至中度升高，葡萄糖、氯化物下降。常见MRI表现包括：扩大的血管周围间隙、肥皂泡征、脑膜强化、脑积水、隐球菌病、出血性脑梗死和脑脓肿等，其中血管周围间隙扩大被认为是最早期的特征，增强后可见脑膜强化、结节状或环形强化影[11]。确诊依赖于脑脊液镜检或培养出新型隐球菌。

三、脑脓肿

布鲁氏菌性脑脓肿是布鲁氏菌性脑炎发展的结果，是脑炎的特殊阶段，需要及早诊断和治疗，早期炎性细胞浸润，脑组织发生软化坏死，脑组织肿胀，随着病程的进展，液化坏死区相互融合形成脓腔，邻近脑组织严重水肿并伴有胶质细胞增生，形成脓肿[12]。根据布鲁氏菌入侵的时间，脑脓肿可分为早期脑炎期、晚期脑炎期，早期包膜期和晚期包膜期4个阶段。由于脑白质血运较少、抵抗力较弱，早期脑炎主要发生在白质区，当包膜出现时，患者病灶部位坏死大面积扩散，新生血管及成纤维细胞大面积出现，周围水肿及占位是最明显时期。脓肿包膜的形成与机体抵抗力和细菌毒力有关。晚期包膜病灶感染部位新生血管、成纤维细胞及炎性细胞减少，但胶原纤维及纤维细胞使得其内壁变得更加光滑。典型的包膜期脑脓肿组织学上分为5个带：①中心坏死带；②含巨噬细胞和纤维细胞的炎性增生带；③胶原包膜带；④新生血管和成纤维细胞炎性增生带；⑤反应性星形胶质细胞增生及脑水肿带。脓肿内部常见为干酪样坏死组织，包含细菌、炎性细胞，大分子蛋白等，由于脓肿的内部张力较大，脓肿壁薄弱位置易破溃，脓液向外溢出形成多房脓肿。

【临床表现】

临床症状与脓肿的部位、大小、致病菌的毒力和机体易感状况有关，急性感染期表现为感染症状，发热、头痛、呕吐等，脓肿形成期可出现颅内压增高、头痛、视神经乳头水肿等表现，同时，脓肿的部位会产生相应的症状，可出现偏盲、失语等症状。部分患者全身症状不典型，仅表现为局部定位征和颅内压增高的症状，易误诊为脑肿瘤等。

【实验室检查】

实验室检查缺少特异性指标、可有C反应蛋白增高、红细胞沉降率加快、贫血、球蛋白增高、虎红平板凝集试验阳性、布鲁氏菌抗体试验≥1∶160。SAT试验≥1∶160有助于疾病的诊断。

【影像检查技术的优选】

DR头颅平片对脑脓肿的诊断价值不大，CT因其检查方便、有效，可准确显示脓肿部位、数目、大小，还对钙化相当敏感，CT可作为诊断脑脓肿的必要手段，其诊断结果可作为选择治疗方式和时机的主要依据，当脑脓肿临床表现及CT表现较典型时，诊断相对容易，但当临床表现与CT表现不典型且不明显时，易发生误诊，环形强化的CT表现并非脑脓肿所特有，误诊率较高，且颅内感染CT早期表现上，许多感染表现都与之类似或相同。MRI多参数成像可以更好地显示脑布鲁氏菌瘤的内部结构，且磁共振弥散加权成像、氢质子磁共振波谱成像、磁共振灌注成像、磁共振弥散张量成像、磁共振磁敏感成像等特殊成像方式可鉴别脑脓肿与颅内其他占位性病变[13]。因此MRI被作为诊断脑脓肿的首选方法，对清晰、精准地确定脑脓肿的大小、形态、病变程度以及脓肿对脑组织占位程度及范围有重要价值。

【影像学表现】

1. CT表现

（1）CT平扫：影像学分期分为3期，即脑炎期、化脓期及包膜形成期。①脑炎期：主要发生在白质区，脑白质血运较少、抵抗力较弱，表现为幕上脑白质区的水肿，伴有微小出血灶和软化灶。CT典型特征为稍低或低密度灶，并且病灶周围边缘模糊不清。②化脓期和包膜形成期：病灶内感染组织坏死液化，逐渐形成脓腔，周围炎性肉芽组织及胶质增生。CT 可以显示位于病灶中心的低密度脓腔，脓腔内偶见液 - 气平面或液 - 液平面。脓腔与水肿带之间见等密度脓肿壁，壁厚度 3～6 mm，厚度均匀，完整。此时病灶周围的水肿较之前减轻（图 6-1-4A）。

（2）增强 CT：① 脑炎期，增强后无强化改变，伴有轻度占位效应。② 化脓期和包膜形成期，脓腔内坏死组织无强化，脓肿壁显示不同级别强化，壁结节同时强化，灶周水肿带无强化（图 6-1-4B，C）。

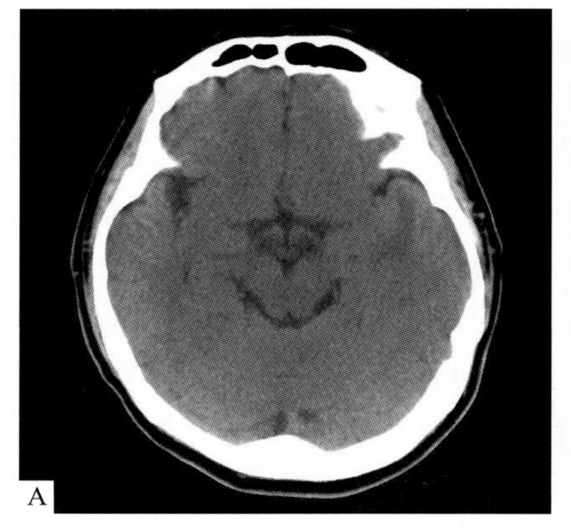

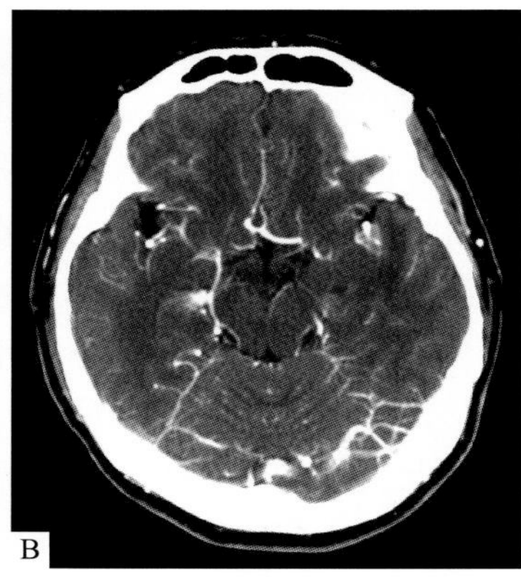

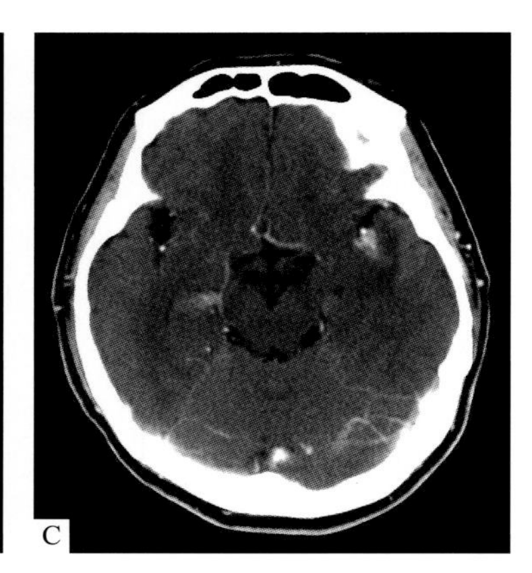

图 6-1-4　布鲁氏菌性脑脓肿（一）

2. MRI 表现

（1）MRI 平扫

① 脑炎期：MR 表现为病变范围较小，呈不规则形等，T_1WI 低信号、T_2WI 高信号，T_2 FLAIR 高信号，灶周见 T_1WI 低信号、T_2WI 高信号的水肿带，伴有轻到中度的占位现象，增强扫描病灶早期强化不明显，随着炎症的进一步发展可见病灶斑片状、环形强化，脑表面脓肿邻近脑组织可出现脑回样强化，是由于周围血管炎性扩张引起的，晚期脑炎期灶周水肿达到高峰。由于此时包膜没有形成，影像表现和脑梗死、高级别胶质瘤、转移瘤、脱髓鞘假瘤有相似之处。

② 化脓期和包膜形成期：MRI 上可见不规则的 T_1WI 低信号、T_2WI 高信号，其中可见环状等或低信号影。脓肿包膜在 T_1WI 显示不清，在 T_2WI 为一光滑的、薄壁的低信号“暗带”，为脓肿包膜的特征性表现。其病理基础是包膜内活动性巨噬细胞大量堆积。由于脓腔坏死组织为包含蛋白质、炎性细胞等的黏稠物质，导致水分子的扩散运动受限，脓肿腔呈 T_1WI 低信号、T_2WI 高信号，DWI 呈受限高信号，表观弥散系数（ADC）值低，ADC 图呈低信号（图 6-1-5A～C）。

（2）MRI 增强：注射对比剂后见脓肿壁明显均匀环状强化，壁薄、厚度均匀，外缘模糊不清，靠近脑室一侧的脓肿壁较薄，与血供减少有关。外侧可见云絮状强化区，经过治疗后可以缩小。延迟强化的脓肿壁厚度增加，表明血 - 脑屏障被破坏。部分小脓肿可见结节状强化，强化结节是脓肿壁肉芽组织或未坏死成分中有丰富的毛细血管和扩张增生的小血管。多房性脓肿可见花环状强化（图 6-1-5D～F）。脑脓肿邻近的脑膜异常强化，长度大于 3 cm 提示脑膜异常强化。

【诊断与鉴别诊断要点】

1. 诊断

①有较明确的流行病学（羊、牛）接触史；②典型脑脓肿，CT 及 MRI 平扫显示低密度脓腔，脓腔内偶见液 - 气平面或液 - 液平面，脓腔与水肿带之间见等密度或稍高密度脓肿壁，厚度均匀，完整，增强扫描环壁完整、光滑、均匀，呈环形强化；③脑脊液蛋白和细胞数轻度升高，以淋巴细胞为主，葡萄糖和氯化物正常，后期细胞数中度升高，以淋巴细胞为主，葡萄糖和氯化物降低；④血培养发现布鲁氏菌或布鲁氏菌抗体试验阳性[14]。

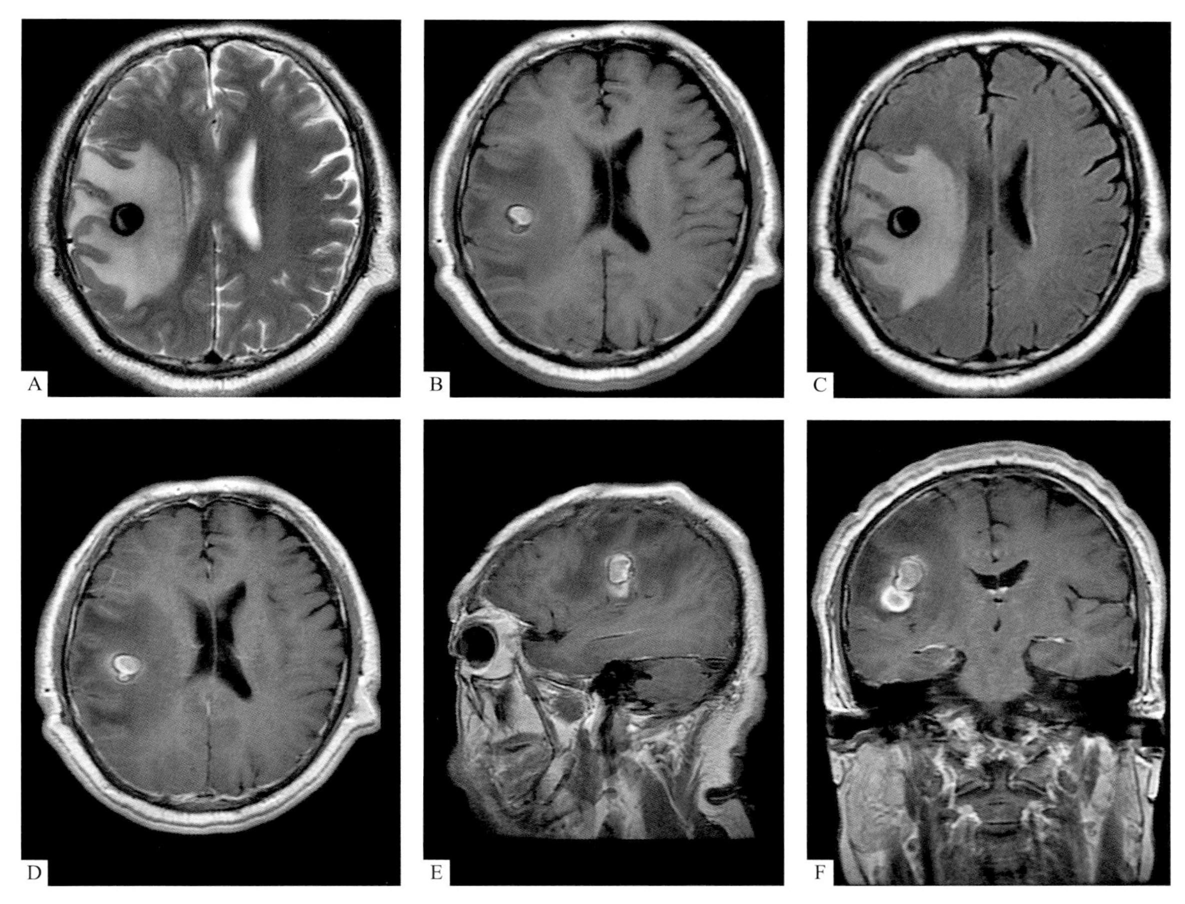

图 6-1-5　布鲁氏菌性脑脓肿（二）

2. 鉴别诊断

（1）胶质瘤：胶质瘤环壁厚薄不均，形态不规则，其中心坏死区 CT 值在 20 Hu 以上，可见钙化；而脓肿壁光滑、细薄，腔内 CT 值小于 20 Hu，脓肿无钙化；脑脓肿内容物 T_2 值信号更高。DWI 亦有助于鉴别，DWI 作为可以在活体组织中进行水分子扩散测量的方法，成为鉴别脑脓肿与恶性胶质母细胞瘤和转移癌的重要方法，其敏感性和特异性均较高。脓肿腔在 DWI 上呈高信号，ADC 值低，ADC 图呈低信号；脑肿瘤坏死囊变区在 DWI 上呈低信号，ADC 值增高，ADC 图呈高信号。

（2）转移瘤：转移瘤可出现环形强化，如同时出现多发和实质性肿瘤时有利于转移瘤诊断，同时必须结合病史，囊性转移瘤内容物多为坏死物质，DWI 弥散不受限，包膜期脑脓肿与囊性转移瘤在 MRI 表现上有许多相似之处，鉴别诊断有一定困难。脑脓肿囊壁主要是炎性增生组织和外层脑组织的胶质增生组织，故水分子扩散无明显受限，DWI 呈中等信号或高信号，ADC 值常常高于正常脑组织。囊性转移瘤囊壁 DWI 亦呈中等或高信号，ADC 值高于正常脑组织。

（3）脑内血肿吸收期：血肿内部信号常不均匀，血肿与水肿之间出现含铁血黄素沉积的低信号环，外周可见包膜强化。

四、脑梗死

布鲁氏菌本身会触发机体免疫反应致脱髓鞘改变，随着疾病转为慢性过程，这种免疫反应会加剧，导致血管受累，但血管受累并没表现出大小或位置的特异性。血管损伤可能是由于以下两种机制之一。

第一种情况是，布鲁氏菌可引起血管炎，它无对血管结构的大小和位置的偏好，动脉和（或）静脉结构均可能会受到影响。血管受累可导致腔隙性梗死、小灶性出血或静脉血栓形成。第二种可能的机制是由细菌性动脉瘤破裂引起的出血性卒中，这可能是结节性心内膜炎引起的栓塞性卒中的后遗症。布鲁氏菌病中短暂性脑缺血发作（transient ischemic attack，TIA）和缺血性卒中的发病机制尚不确定。短暂性脑缺血发作可继发于血管 - 血管周围炎症反应或血管痉挛。在神经型布鲁氏菌病中，大血管受累的情况很罕见。神经型布鲁氏菌病患者的缺血性卒中很可能是伴随的血管炎的结果。不同程度的血管炎症，从急性到慢性，有可能发生坏死和动脉瘤形成。有人提出，布鲁氏菌病中的 TIA 可能与感染性血管炎、脑血管痉挛或心源性栓塞有关。布鲁氏菌的血管受累也可继发于心脏栓塞，导致闭塞血管坏死，形成细菌性动脉瘤，当动脉瘤破裂后会导致蛛网膜下腔或脑出血。DWI 在急性缺血的情况下是有用的，因为它比传统的 MR 序列更早地检测到梗死。由于脑干、基底节和白质穿孔血管的分布，常出现多发性腔隙型梗死。布鲁氏菌可引起脑静脉血栓形成和静脉梗死，在急性期（血块致密时），CT 平扫显示血栓为高密度。在血栓形成的亚急性期，对比增强图像显示血管腔内充盈缺损。

影像学检查对诊断很有帮助，是无创检查的最佳方法。急性血栓形成时 T_1WI 与脑实质等信号，T_2WI 呈高信号。这种外观与缓慢的流动没有区别。当血栓为亚急性和 T_1WI 图像上的高信号时，它很容易识别。

【临床表现】

布鲁氏菌随血液循环进入颅内血管引起脑血管疾病的发生率约为 3.20%[14]，临床表现主要为局灶性神经功能缺损的症状和体征，如偏瘫、偏身感觉障碍、失语、共济失调等，部分可有头痛、呕吐、昏迷等全脑症状，病情严重的，可出现意识障碍，当脑梗死引发脑水肿可出现弥漫性脑肿胀，使颅内局部或整体压力增高，形成压强差，造成脑组织移位、嵌顿，导致脑组织、血管及脑神经受压，产生一系列危急的临床综合征。当患者有牛羊接触史或布鲁氏菌病病史，症状表现为发热、全身乏力、多汗、烦躁，并伴有心脑受累症状、贫血、红细胞沉降率加快、C 反应蛋白增高；虎红平板凝集试验阳性及布鲁氏菌抗体试验阳性；病史结合临床表现、影像学表现及实验室检查可作出诊断。

【实验室检查】

神经型布鲁氏菌病的诊断微生物指标是必不可少的，其诊断主要依据血培养、实验室检查、脑脊液培养三种金指标。应该注意，此病处在潜伏期时脑脊液培养常常为阴性，对于慢性和复杂型神经型布鲁氏菌病，脑脊液血清学的检测缺乏敏感性，当脑脊液凝集试验不敏感时，可用 Coombs 试验、扩展凝集试验对其诊断，以上这些检测既费时又费力而且检测结果不可靠，酶联免疫吸附法对神经型布鲁氏菌病的诊断特异性高于凝集试验，因此，如果脑脊液培养阴性，脑脊液 Coombs 试验、ELISA 试验对诊断神经型布鲁氏菌病是可靠的。累及中枢型神经系统的布鲁氏菌病患者的临床表现及脑脊液检查均可无特异性表现。尽管如此，脑脊液检查在神经型布鲁氏菌病的诊断中也是必不可少的。脑脊液动态变化有如下规律：在疾病早期，脑脊液细胞数轻度升高，以淋巴细胞为主，蛋白轻度升高，葡萄糖、氯化物水平正常；至疾病后期，细胞数中度升高，仍以淋巴细胞为主，葡萄糖、氯化物水平降低。

【影像检查技术的优选】

CT 扫描检查在脑梗死疾病诊断中应用较广泛，有高空间分辨率与高密度等特征，虽对剂量需求较低，但图像成像较为清晰，不仅能有效反映患者病灶与异常组织情况，还能清晰显示出患者的隐匿部位病变。但受患者病变组织大小、人体内血管复杂等因素影响,CT 检查应用于患者临床诊断过程中，易出现重叠情况，增加临床的漏诊与误诊情况。MRI 具有较高的分辨率，不仅对患者脑部组织病理结构能清晰显示，还能反映出患者的病理类型。此外，通过动态增强扫描评估患者病变程度，能够准确观察到患者的血流动力学水平。DWI 序列检测不但具有无创、安全、操作方便等优势，同时可准确诊断出患者脑梗死状况，有利于早期施治及改善患者预后情况，所以 MRI 作为首选检查方式。

【影像学表现】

1. CT 表现

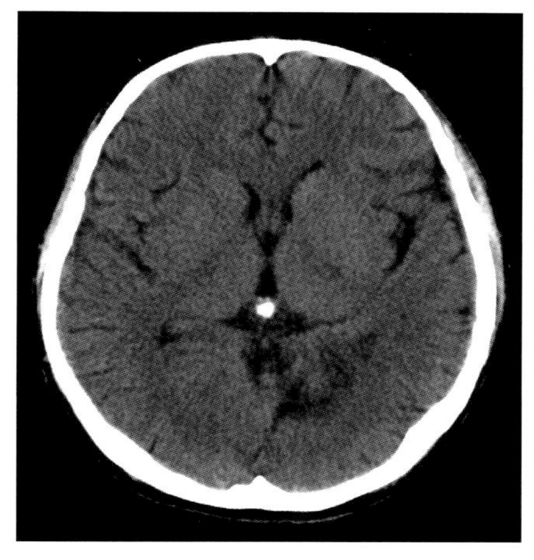
图 6-1-6 布鲁氏菌性脑梗死（一）

（1）CT 平扫（图 6-1-6）：有学者将脑梗死的 CT 表现分为三期。1 期：发病 24 h 之内。发病 4～6 h 脑缺血区出现脑水肿，部分病例 CT 显示局部脑沟消失。12 h 脑细胞坏死，血 - 脑屏障开始破坏，此时约 1/2 的患者可见局部低密度病灶。2 期：发病第 2 天至 2 个月，CT 具有典型改变：①通常在发病 24 h 后，CT 才能清楚显示梗死灶。在发病的第 1 周内，梗死灶呈低密度区，位于大脑皮质区的病灶与脑血管支配区的分布一致，按血管分布区不同，病灶的形状不同。②第 2～3 周：梗死区内脑水肿和占位效应逐渐消失，皮质侧支循环建立，吞噬细胞浸润，血液循环部分逐渐恢复，平扫病灶可呈等密度，或接近等密度，此现象称为"模糊效应"，易导致漏诊。③第 4 周至 2 个月：梗死区的边界清晰，密度均匀降低，直至接近或达到脑脊液的密度。3 期：发病 2 个月以后。梗死区内的坏死组织被吞噬细胞清除，形成边缘清晰锐利的低密度囊腔，此期病灶无强化。伴有局限性脑萎缩，表现为病侧的脑室及脑沟扩大，中线结构向病侧移位。

（2）增强 CT：有时显示血管腔内充盈缺损[14]。1 期：病灶无强化；2 期：发病第 1 周，增强扫描无异常表现；第 2～3 周，由于病灶部位的血脑屏障破坏，周围有小血管增生，增强扫描显示病灶周围有环形或脑回样强化；3 期：病灶无强化。

2. MRI 表现

（1）MRI 平扫（图 6-1-7）

① 超急性期（<6 h）：细胞毒性水肿阶段，细胞内外总水含量没有改变，因此，T_1WI、T_2WI、T_2 FLAIR 无信号改变，仅表现为 DWI 上的高信号及 ADC 上低信号，提示弥散受限。

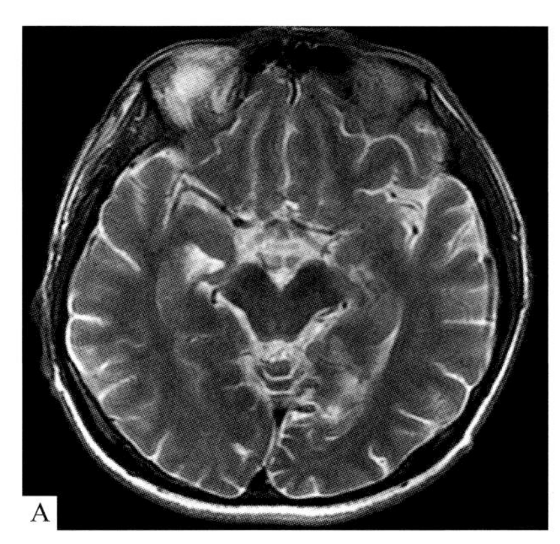

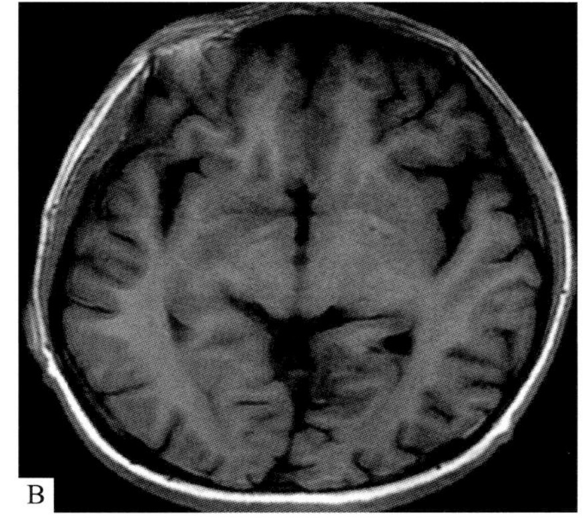

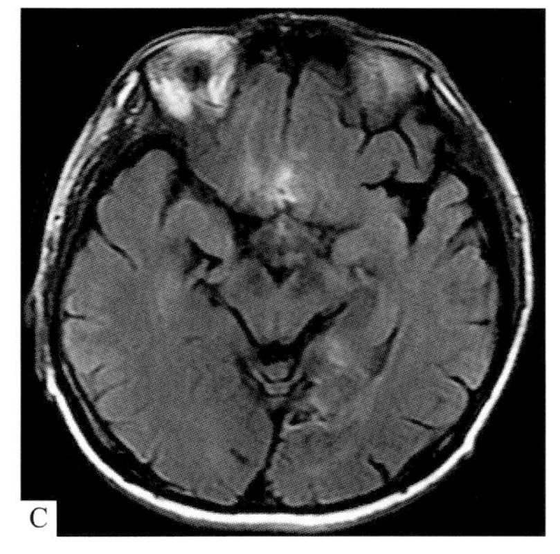

图 6-1-7 布鲁氏菌性脑梗死（二）

② 急性期（6～72 h）：进一步发展则细胞发生不可逆破坏，受累血管堵塞，细胞水肿进一步加重，神经细胞开始坏死，慢慢过渡至血管源性水肿。DWI 依旧高信号，ADC 依旧低信号[15]，但此时总水含量开始增加，因此 T_2WI、T_2 FLAIR 信号逐渐显现。T_2WI 信号低于 DWI 信号，灌注（PWI）可见 CBF 和 CBV 下降。

③ 亚急性期：受损部位肿胀、细胞破裂溶解、血 - 脑屏障破坏、血管源性水肿、侧支血管建立。肿胀的细胞大量溶解，水分子弥散性增强，DWI 减弱至等信号。T_2WI、T_2 FLAIR 高信号，磁共振波谱：NAA 峰降低，乳酸峰升高。

④ 梗死慢性期：2 周后，梗死区逐渐形成脑软化灶，伴有胶质增生。细胞坏死液化吸收后，局部形成含液囊腔。DWI 无信号改变（或略低信号），ADC 升高，T_2WI、T_2 FLAIR 高信号。

（2）MRI 增强

① 超急性期，病灶无强化。

② 急性期及亚急性期：此期血 - 脑屏障破坏，新生毛细血管较多，脑回肿胀，强化明显，通常在 2 天时开始出现强化，2 周达到高峰，到 2 个月强化消失，增强扫描大多数表现为不均匀强化，表现为脑回样、条状、环状或结节状强化，偶尔为均匀强化，邻近脑膜可呈线样强化，为反应性脑血管充血。

（3）慢性期脑梗死：脑组织溶剂丧失伴病灶边缘胶质细胞增生，增强扫描无强化。

【诊断与鉴别诊断要点】

1. 诊断

①有较明确的流行病学（羊、牛接触）史；② CT 与 MRI 对布鲁氏菌性脑梗死诊断有一定的价值；③虎红平板凝集试验阳性及布鲁氏菌抗体试验阳性；④脑脊液培养发现布鲁氏菌或布鲁氏菌抗体试验阳性[16]。

2. 鉴别诊断

（1）脑肿瘤及脑脓肿：急性期或亚急性期脑梗死需要与脑肿瘤、脑脓肿鉴别，面积较大的脑梗死往往伴有动脉狭窄或闭塞，以流空效应的减弱或消失为主要表现，病变部位符合动脉的供血区，灰白质可同时受累，病变往往呈楔形；脑肿瘤占位效应较脑梗死更显著，胶质瘤多呈不规则强化，均不同于脑梗死。

（2）转移瘤：脑梗死水肿期具有占位效应，与脑梗死相似，同时可累及皮质及髓质，常规扫描不易区分，增强扫描可用于鉴别二者，脑梗死常表现为脑回样强化，转移瘤可显示瘤体，增强扫描呈环形强化，可出现小病灶大水肿的表现。

第二节 脊髓布鲁氏菌感染

布鲁氏菌性脊髓感染是非常罕见的，发病机制尚不明确。目前的研究表明，布鲁氏菌进入人体后，可从网状内皮系统进入全身血液，造成菌血症进而侵入脑膜，当宿主免疫功能下降时，便可以扩散到其他神经系统结构，包括脊髓。临床表现为脊髓炎的表现。在布鲁氏菌病疫区出现神经系统症状并伴有发热的患者，必须考虑到布鲁氏菌性脊髓感染的可能。

一、脊髓炎

神经型布鲁氏菌病导致的神经系统实质性功能障碍可发生于中枢神经系统的任何部位，但脊髓受累较为少见。神经系统布鲁氏菌感染后，急性横贯性脊髓炎、粘连性脊髓蛛网膜炎、脊髓硬膜外脓肿或布鲁氏菌性脊柱炎压迫症状均可能出现。在弥漫性中枢神经系统受累的患者中，脊髓受累的体征包括背部疼痛、痉挛性截瘫、脱髓鞘改变及小脑功能障碍。而布鲁氏菌性脊柱炎多累及腰骶部及下胸部，细菌侵蚀椎体导致椎体塌陷，可出现脊髓或马尾神经受压。在布鲁氏菌所致的脊髓病患者中，有半数患者脊髓 MRI 可无异常表现，而异常的 MRI 亦无特异性。对于布鲁氏菌病流行区出现发热伴脊髓炎性损害的患者，即使无牛、羊接触史，也应考虑到布鲁氏菌病的可能，积极完善相关检查，如血培养、布鲁氏菌抗体试验，以尽快明确诊断。

【临床表现】

布鲁氏菌引起的脊髓炎可出现类似于脊髓血管性意外的表现，具有突发性和反复发作的临床表现，一般表现为背部疼痛、痉挛性截瘫、共济失调、感觉异常、脱髓鞘改变及括约肌功能异常。

【实验室检查】

实验室检查缺少特异性指标，可有脑脊液蛋白水平增高，葡萄糖降低，白细胞尤其是淋巴细胞水平中度增高、布鲁氏菌抗体试验≥1∶60。病原学检查（脑脊液、血、骨髓培养）及血清学检查（血清凝集实验）有助于布鲁氏菌病的诊断。在急性期取血液、脑脊液、骨髓等做细菌培养，阳性率较高。

【影像检查技术的优选】

与 DR 片、CT 及椎管造影相比，MRI 是布鲁氏菌感染脊髓检查的最佳影像手段。DR 不能显示椎管内软组织的变化，CT 也不能显示早期脊膜、脊髓炎性改变。MRI 对组织水和蛋白质含量变化敏感，软组织分辨率高，可多平面、多参数、多技术成像，能早期准确显示病灶位置、大小和数量，了解病灶周围脊髓有无水肿和变性、坏死等。

【影像学表现】

MRI 表现为脊髓内局限性或弥漫性斑片状、片状异常信号，T_1WI 等或稍低信号，T_2WI 高信号，T_2 FLAIR 高信号，增强扫描无强化，可有相应节段脊髓肿胀、增粗、蛛网膜下腔变窄（图 6-2-1）。

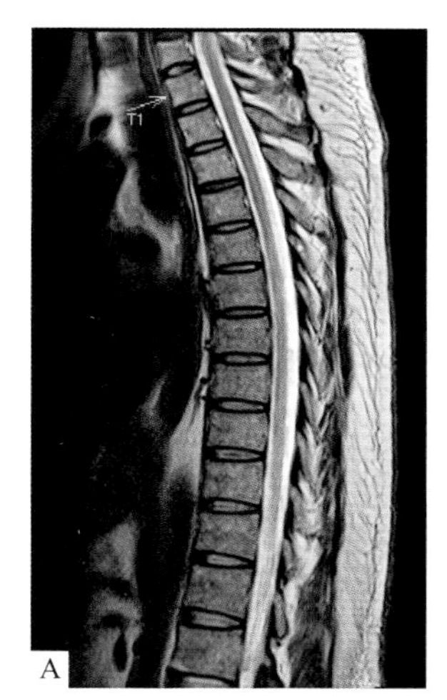

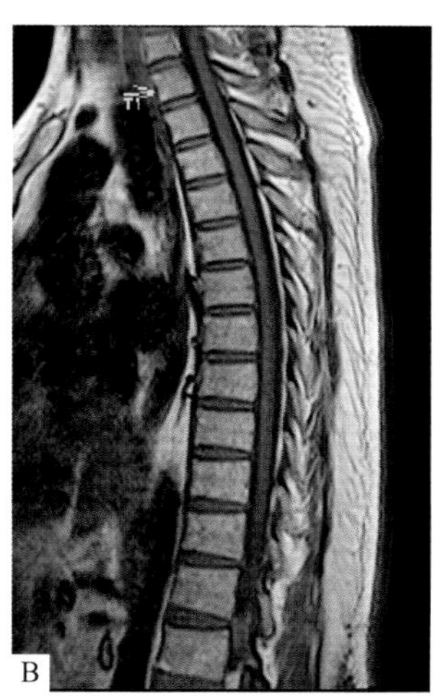

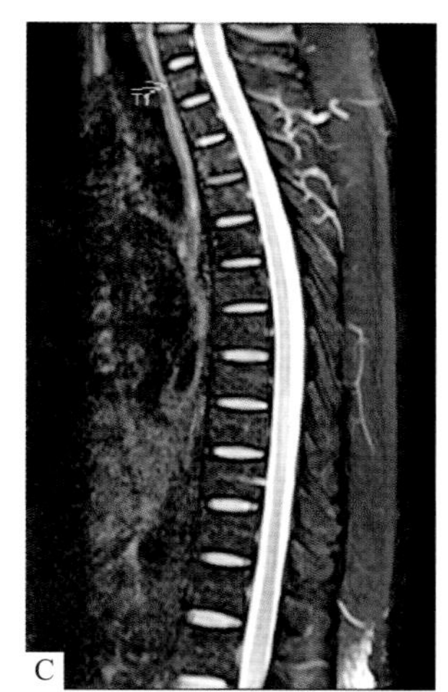

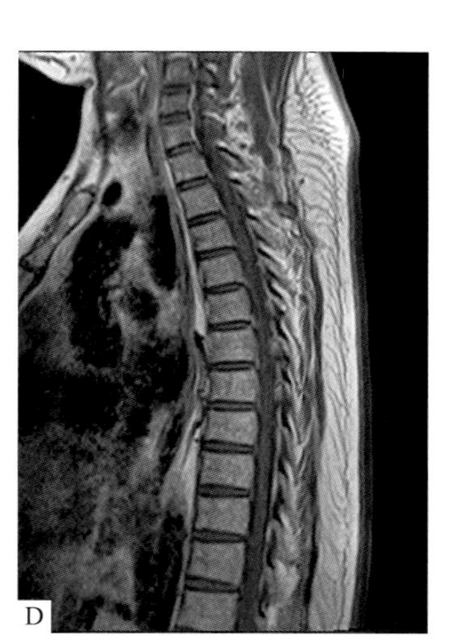

图 6-2-1 布鲁氏菌性脊髓炎

【诊断与鉴别诊断要点】

1. 诊断

①有较明确的流行病学（羊、牛接触）史；② MRI 检查脊髓呈炎性病变；③脑脊液培养发现布鲁氏菌或布鲁氏菌抗体试验阳性。

2. 鉴别诊断

布鲁氏菌性脊髓炎需与结核性脊髓炎、化脓性脊髓炎、脊髓血管畸形、多发性硬化及髓内肿瘤等相鉴别。

（1）结核性脊髓炎：髓内结核罕见，多由其他部位（主要为肺）的结核杆菌经血液或脊柱直接侵犯导致，出现进行性加重的脊髓横贯性损害。脑脊液蛋白轻、中度升高，白细胞数轻度增多，以单核细胞为主。MRI 表现为脊髓轻度肿胀，边界模糊，增强扫描病变无明显强化，可伴脊柱骨质破坏。其临床表现、影像学及脑脊液特点与布鲁氏菌病相似，需结合血、脑脊液结核抗体、结核 T 斑点试验、布鲁氏菌凝集试验或 PCR 定量、流行病学接触史相鉴别。

（2）化脓性脊髓炎：与布鲁氏菌性脊髓炎 MRI 表现相似，但化脓炎症发病较快，脊髓病变局部经过了炎症、渗出、化脓、机化、粘连的病理过程。脑脊液和血液检查以及对抗生素治疗的反应有助于二者的鉴别。

（3）脊髓血管畸形：该病发病率占脊髓疾病的2%～4%，脊髓血管造影是其临床诊断的金标准。可出现疼痛、运动障碍、感觉障碍和尿便障碍，病变多位于胸腰段，以脊髓背侧多见，MRI可显示畸形血管特征性的快速流空现象和畸形血管远端髓内 T_1WI 低信号，T_2WI 高信号改变，需结合临床表现、影像学、脑脊液改变及诊治经过相鉴别。

（4）多发性硬化：多见于20～40岁女性，急性或亚急性起病，具有时间和空间多发性，患者病情加重与缓解交替出现，激素治疗有效。脊髓病灶多发，可伴发脑内病灶。新鲜病灶MRI增强后扫描可呈斑片状明显强化，病变区脊髓一般无增粗肿大；慢性期脊髓萎缩变细蛛网膜下腔增宽。根据脑脊液改变特征，结合患者的病史及布鲁氏菌凝集试验结果，可与多发性硬化相鉴别。

（5）髓内肿瘤：可表现为环状或结节状强化，但发病年龄偏大，病史较长，无布鲁氏菌相关危险因素接触史。MRI上脊髓多呈局限性增粗，占位效应明显，病变内可出现坏死，强化明显，病灶周围除水肿外常伴有脊髓空洞，一般脊膜不受累。诊断性治疗观察也可判断病变性质。

二、脊膜炎

布鲁氏菌脊膜炎主要是由布鲁氏菌脑膜炎时脑脊液种植播散，还可由身体其他部位的布鲁氏菌经血液循环或脊柱布鲁氏菌病直接浸润而形成的脊膜损害。但单纯性布鲁氏菌脊膜炎极少见，其发病机制不清，临床症状缺乏特异性，对其准确诊断常关系到其治疗方法的选择及预后。

【临床表现】

布鲁氏菌脊膜炎临床症状可表现为头痛、恶心、呕吐、脑神经麻痹、小脑性共济失调，颅内高压症状、颈背部痛、神经根及脊髓压迫症状等，头痛可作为唯一症状持续多年。

【实验室检查】

实验室检查缺少特异性指标，早期可有脑脊液细胞数、蛋白轻度增多，葡萄糖、氯化物正常，后期脑脊液细胞数、蛋白中度增加，葡萄糖、氯化物下降，血清凝集试验阳性，脑脊液中发现布鲁氏菌抗体或血、脑脊液中分离出布鲁氏菌。在急性期取血液、脑脊液、骨髓等做细菌培养，阳性率较高。

【影像检查技术的优选】

同脊髓炎。

【影像学表现】

MRI平扫表现为脊膜均匀或不均匀增厚，T_1WI 为等信号，T_2WI 呈等或稍高信号，增强扫描在矢状位图像上增厚的脊膜表现为线状、长条状或结节状强化，横轴位像表现为环状强化。受累部位蛛网膜下腔变窄或闭塞，脑脊液呈分房状改变，脊髓受压变窄（图6-2-2）。

【诊断与鉴别诊断要点】

1. 诊断

①有较明确的流行病学（羊、牛接触）史；② MRI平扫＋增强扫描显示脊膜均匀或不均匀增厚；③脑脊液培养发现布鲁氏菌或布鲁氏菌抗体试验阳性。

2. 鉴别诊断

布鲁氏菌性脊膜炎应与结核性脊膜炎、化脓性脊膜炎、癌性脊膜炎、髓内肿瘤及多发性硬化等疾病相鉴别。

（1）结核性、化脓性、癌性脊膜炎的脊膜改变可与布鲁氏菌感染相同，也可累及脊髓、脊膜和神经根，化脓性、癌性病变引起的脊膜改变多为脊膜全层受累，结核引起的脊膜改变多为软脊膜受累，

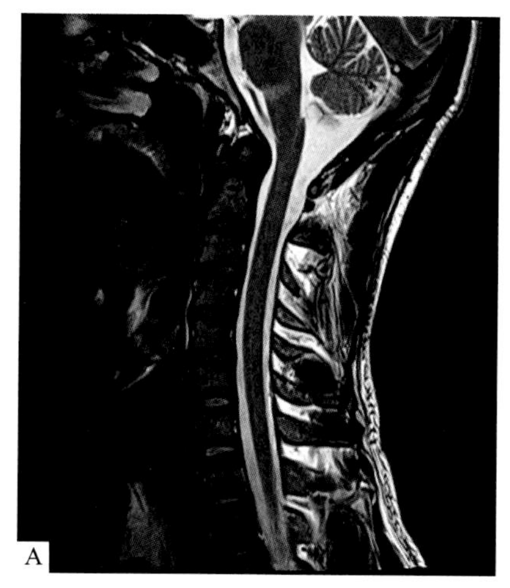

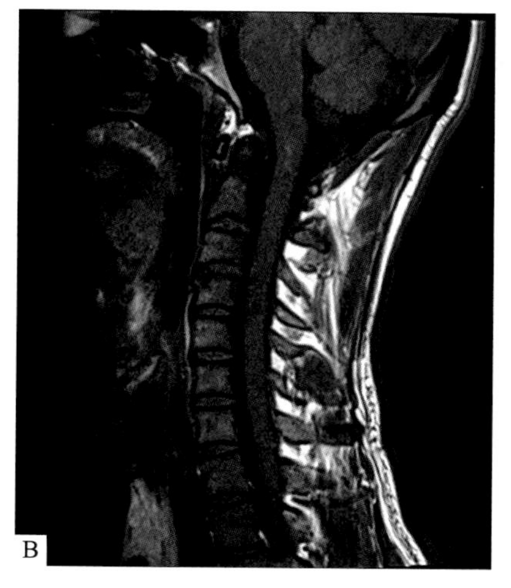

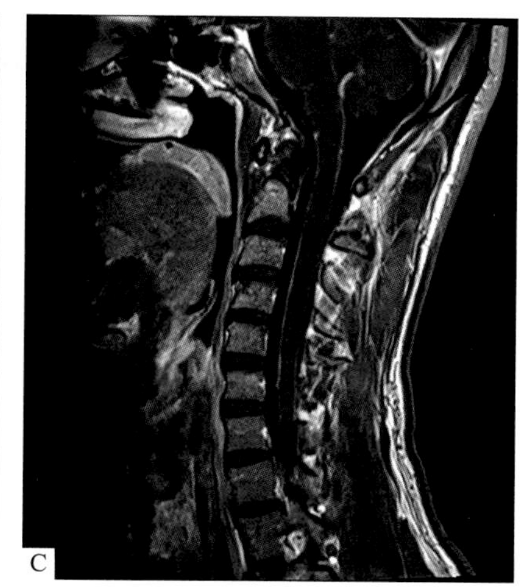

图 6-2-2 布鲁氏菌性脊膜炎

硬脊膜一般不受累，磁共振表现结合临床病史、脑脊液生化、血液检查以及对抗生素治疗的反应等有助于鉴别。

（2）髓内肿瘤也可引起脊髓肿胀增粗及蛛网膜下腔狭窄，但髓内肿瘤累及脊髓范围相对较局限，肿瘤内可见坏死及合并脊髓空洞，占位效应明显，增强扫描强化明显，脊膜一般不受累。

（3）多发性硬化累及脊髓范围也较广泛，但临床上患者多有缓解与加重交替发作病史，激素治疗有效，急性期脊髓肿胀，增强扫描病变多呈斑片状强化，慢性期脊髓萎缩变细，蛛网膜下腔增宽。

三、脊髓脓肿

有报道称，不同类型的累及中枢神经系统的布鲁氏菌病发病率从3%至25%不等，平均为3%～5%。中枢神经系统受累的确切发病机制尚不清楚。众所周知，布鲁氏菌能在吞噬细胞内延长细胞内生存时间。宿主免疫能力下降可能导致机体细菌大量增殖。人或动物机体可通过其内毒素直接或间接起作用。脊髓内脓肿是指脊髓内的急性化脓性感染，80%继发于全身其他部位的感染，20%不能确定原发性的感染原。脊柱炎、血管炎和蛛网膜炎可继发累及脊髓或神经根。脊髓内脓肿最易累及的是胸段脊髓，常见为单发脓肿，少部分是多发脓肿，偶尔可波及脊髓的大部分或几乎全长。脊髓内脓肿是指脊髓内的急性化脓性感染，可在数小时至数日内使脊髓受压而致患者瘫痪，如延误诊断将造成严重残疾甚至死亡。布鲁氏菌引起的脊髓内脓肿临床上极为罕见。

【临床表现】

布鲁氏菌引起的脊髓内脓肿临床可表现为发热、神经根疼痛、神经功能的异常，这取决于脓肿的位置。早期可表现为脊髓受累节段分布区的疼痛，也可在短时间内出现脊髓压迫症状，表现为病变平面以下的运动、感觉和括约肌功能障碍。亚急性及慢性脊髓内脓肿表现为渐进性的过程，临床表现类似脊髓肿瘤。表现为感觉和运动功能障碍，如后背痛、下肢部分瘫痪等。由于脊髓脓肿可累及硬膜下腔，故也可出现脊膜炎的表现。对于有运动、感觉及括约肌功能障碍，部分或完全性横贯性脊髓炎表现，伴背痛的患者，及对发病急、病程短、进展快、肢体为软瘫者，尤其伴有布鲁氏菌感染病史，均应考虑到脊髓内脓肿的可能性。

【实验室检查】

脊髓脓肿可以是一个慢性的、隐匿性的过程，实验室检查对于布鲁氏菌脊髓感染性病变的诊断并不是很敏感。脑脊液蛋白水平增高，白细胞增高、布鲁氏菌抗体试验≥1：160、病原学检查（脑脊液、血、骨髓培养）及血清学检查（血清凝集试验）有助于布鲁氏菌的诊断。

【影像检查技术的优选】

在放射学技术中，MRI 是诊断脊髓布鲁氏菌病最有价值的方法，因为 MRI 能很好地显示脊髓受压部位及神经根在椎管内的形态，而且可以发现布鲁氏菌性脊柱炎 1 个月以内的表现。在显示椎管或脊髓内脓肿方面，CT 检查显示不如 MRI 检查明显。

【影像学表现】

1. CT 表现

CT 平扫见局部脊髓增粗，形态不规则，脊髓内病灶边界比较清楚，增强后可见包膜呈环状强化。有时脓肿未完全成熟，可呈片状或结节状强化。

2. MRI 表现

急性期表现为 T_1WI 低信号，T_2WI 高信号，增强早期病变区一般无强化，当有坏死、软化、血-脑屏障破坏时出现斑点或斑片状不规则强化或脑回状强化。化脓和包膜形成阶段：MRI 上脓肿内脓液表现为 T_1WI 低信号，T_2WI 高信号，初期信号不均匀。脓壁早期 T_1WI 稍高信号，T_2WI 低信号；亚急性期 T_1WI 和 T_2WI 都为稍高信号；慢性期 T_1WI 等信号，T_2WI 低信号。周围水肿 T_1WI 低信号，T_2WI 高信号。增强脓肿壁显著环型强化，壁薄而均匀，没有附壁结节，脓肿腔及水肿无强化。

【诊断与鉴别诊断要点】

1. 诊断

①有较明确的流行病学（羊、牛接触）史；② CT 与 MRI 检查脊髓内呈脓肿影像学表现；③脑脊液培养发现布鲁氏菌或布鲁氏菌抗体试验阳性。

2. 鉴别诊断

布鲁氏菌性脊髓脓肿应与脊髓炎、室管膜瘤、胶质瘤等相鉴别。

（1）脊髓炎：多见于身体其他部位的病毒感染后及多发性硬化，MRI 显示脊髓肿胀、增粗，T_2WI 在增粗的脊髓中见边缘不清楚的多发性、斑片状高信号。

（2）室管膜瘤：为最常见髓内肿瘤，常由实性部分与囊性部分组成，实性部分有明显异常对比增强，信号强度不均匀，常发生种植转移及脊髓空洞，被发现时往往已累及多个阶段。

（3）胶质瘤：脊髓梭形增粗，肿瘤可囊变（MRI 表现同室管膜瘤），其上下常继发空洞，多数呈不均匀、明显异常对比增强，并有延迟增强现象，一般无先天性皮毛窦及感染史。

参考文献

[1] 徐艳利, 孙华丽, 韩冰, 等. 布鲁菌病合并脑膜炎 32 例的临床诊治 [J]. 中华实验和临床感染病杂志 (电子版), 2017, 11 (4): 382-387.

[2] KIZILKILIC O, CALLI C. Neurobrucellosis [J]. Neuroimaging Clin N Am, 2011, 21: 927-937.

[3] BOUZA E, GARCÍA DE L A TORRE M, PARRAS F, et al. Brucellar meningitis [J]. Rev Infect Dis, 1987, 9: 810-822.

[4] ADALETLI I, ALBAYRAM S, GURSES B, et al. Vasculopathic changes in the cerebral arterial system with neurobrucellosis [J]. AJNR Am J Neuroradiol, 2006, 27 (2): 384-386.

[5] PEDRO-PONS A, FOZ M, CODINA A, et al. Neurobrucelosis (estudio de 41 casos) [J]. Revista Clinica Espanola Europa Medica, 1972, 159: 55-62.

[6] 李晶晶, 许东海, 薛明, 等. 神经型布氏杆菌病的临床及 MRI 表现分析 [J]. 医学影像学杂志, 2021, 31 (10): 1634-1637.

[7] HAJI-ABDOLBAGI M, RASOOLI-NEJAD M, JAFARI S, et al. Clinical and laboratory findings in neurobrucellosis: review of 31 cases [J]. Arch Iran Med, 2008, 11: 21-25.

[8] 乔静, 赵世刚. 神经型布氏杆菌病的临床表现、病变机制及影像学特点 [J]. 世界最新医学信息文摘, 2018, 18 (51): 82-84, 86.

[9] 王潇, 李青云, 李昕昱, 等. 头痛伴发热 20 天余确诊布鲁菌脑炎病例分析 [J]. 中国临床神经科学, 2018, 26 (2): 234-240.
[10] 王妍, 郭薇, 王凯, 等. 布鲁菌病合并脑炎 1 例 [J]. 中国感染与化疗杂志, 2019, 19 (5): 568-570.
[11] BOUFERRAA Y, BOU ZERDAN M, HAMOUCHE R, et al. Neurobrucellosis: brief review [J]. Neurologist, 2021, 26 (6): 248-252.
[12] 朱立欣. 脑脓肿的 CT 和 MR 影像浅析 [J]. 中国医药指南, 2019, 17 (31): 82-83.
[13] 何金超, 夏成雨, 傅先明. 脑脓肿的影像学诊断和治疗进展 [J]. 山东医药, 2015, 55 (13): 104-106.
[14] ZHENG N, WANG W, ZHANG J T, et al. Neurobrucellosis [J]. Int J Neurosci, 2018, 128 (1): 55-62.
[15] 张晓宇, 杨吉娟, 周少岚, 等. 大动脉炎致脑梗死合并布氏杆菌病 1 例报道 [J]. 赣南医学院学报, 2016, 36 (6): 935-936, 940.
[16] 王晶, 王维平, 李宝广, 等. 以脑梗死为特点的布氏杆菌病一例 [J]. 脑与神经疾病杂志, 2010, 18 (5): 346, 394.

第七章　呼吸系统布鲁氏菌感染

布鲁氏菌感染呼吸系统是通过人吸入布鲁氏菌污染的气溶胶或布鲁氏菌血行播散到达肺部及胸部致病[1]。呼吸系统布鲁氏菌受累者罕见，仅有1%～5%的布鲁氏菌感染病例中有呼吸系统受累的表现[2]。目前，其病理生理机制尚不明确。大多数患者通过直接或间接接触受感染的动物或未消毒的动物制品，感染布鲁氏菌；肺部受累的发生是由于通过血流分布和巨噬细胞侵入。布鲁氏菌入侵呼吸系统后，机体可出现发热、疲劳、食欲缺乏和体重减轻等非特异性全身症状[2-3]，也可出现咳嗽、胸痛、胸闷等呼吸道感染征象，鲜有患者咯血性脓痰，常规抗生素治疗效果欠佳。布鲁氏菌病肺部受累的临床表现有肺脓肿、脓胸、肺炎、胸腔积液、肉芽肿、单发结节、气胸、肺门及气管旁淋巴结肿大。其中文献报道最常见的表现为间质性肺炎、大叶性肺炎、支气管炎和胸腔积液，最常见的症状是咳嗽、脓性痰和流感样症状。

实验室检查可用于确诊布鲁氏菌感染，细菌分离培养被认为是诊断布鲁氏菌感染的金标准，但由于其培养周期长，假阴性率高[4-5]。目前常见的检测方法有虎红平板凝集试验和标准试管凝集试验。

影像学检查DR胸片常提示双肺野内渗出性病变、多发或孤立的肺内结节，胸部CT扫描可显示胸部DR无法显示的细小结节。胸膜受累时，患者常出现胸腔积液，严重者可出现脓胸、胸膜炎等[6]。另外，胸腔中还存在大量淋巴结，当淋巴结受累时，可引起肺门或纵隔内淋巴结肿大。影像学上表现为患侧肺纹理增多、增粗，纵隔或肺门区软组织肿块。

布鲁氏菌病的临床表现缺乏特异性，对该病的诊断往往需要结合患者的生活接触史、临床表现、实验室检查以及影像学检查结果。布鲁氏菌对呼吸系统的侵犯发病率不高，但也应引起足够的重视。当临床上遇到主诉为发热、咳嗽、疲乏无力的患者，尤其是患者身处于布鲁氏菌病流行区，积极使用常规抗生素治疗无效时，布鲁氏菌肺炎可被列为鉴别诊断之一，争取做到早期诊断，积极抗布鲁氏菌治疗。

第一节　布鲁氏菌肺炎

布鲁氏菌肺炎是由布鲁氏菌通过血流分布和巨噬细胞侵入肺部，引起布鲁氏菌肺炎。布鲁氏菌大多感染骨关节系统，即使是高发病率国家的流行地区，布鲁氏菌肺炎也罕见[7]。部分患有布鲁氏菌肺炎的人通过吸入受布鲁氏菌污染的气溶胶，肺部黏膜直接暴露，这是布鲁氏菌入侵肺部的重要途径，尤其是在屠宰场以及动物实验室里的工作人员，这也使布鲁氏菌肺炎成为一种与职业相关的疾病[8-9]；另外，体内其他部位感染的布鲁氏菌通过血液播散到肺部也有可能导致布鲁氏菌肺炎，患者通过接触或者饮用被污染的动物制品亦可导致该病。肺部受布鲁氏菌侵染后，全身的免疫防御系统被激活，其中肺内的巨噬细胞显得尤为重要[7, 10]。目前布鲁氏菌导致肺部炎症的病例比较罕见，患者既可以仅有呼吸系统的表现，如咳嗽、咳痰、肺部杂音等，也可表现为布鲁氏菌感染全身多器官系统的一部分。当患者被怀疑为布鲁氏菌肺炎时，通常采用血清凝集试验检测患者是否被布鲁氏菌感染。为了诊断急性病例，多采用检测特异性免疫球蛋白抗体的方法，例如放射免疫法、ELISA 法和间接免疫荧光法等，均可快速有效地确诊。布鲁氏菌感染的诊断金标准是细菌培养[2]，但存在耗时较长且假阴性率较高等弊端。也可对患者进行胸部影像学检查，以确认胸部是否有感染征象。

布鲁氏菌肺炎存在两种类型，即单纯性布鲁氏菌肺炎与肺内布鲁氏菌性结节（肿块）。①单纯布鲁氏菌肺炎患者影像学结果显示肺内斑片状、大片状浸润性病变或实变影。常规实验室检查可有非特征性炎性改变，例如，C 反应蛋白升高，红细胞沉降率加快等。单纯布鲁氏菌肺炎极易误诊为普通肺部感染。尤其是使用常规抗生素治疗无效时，应警惕布鲁氏菌肺炎的可能[11]。②肺内布鲁氏菌性结节（肿块）患者的肺部组织受布鲁氏菌攻击后，全身免疫系统被激活，体内免疫细胞以及免疫物质纷纷从血管中游出，趋向感染部位。体内单核巨噬细胞尤其活跃，游走于肺间质以及肺泡内以吞噬消灭致病菌。当病菌数量较多或致病力较强，亦或者机体免疫力低下时，侵入人体内的病菌不能完全被消灭，从而使病灶迁延不愈，形成慢性炎症。炎性细胞包裹坏死物质，或被吸收的病灶肉芽组织再生，机化包裹再形成肺内实性小结节或者肿块。这类患者影像学结果显示肺内占位性病变，易误诊为肺结核或肺癌。与肺结核的肿块不同，布鲁氏菌肺内肿块多为非干酪样肉芽肿[12-13]。癌性肿块呈浸润性生长，周围可有短毛刺或气管截断，增强扫描肿块实性部分强化。

一、单纯布鲁氏菌肺炎

【临床表现】

临床上，布鲁氏菌肺炎患者表现各异，大部分患者有发热、咳嗽、肌肉酸痛、疲乏无力、食欲缺乏等非特异性肺部感染征象，部分患者合并有其他部位的布鲁氏菌感染表现。因此，特别是在布鲁氏菌病高发的地区，如果有患者出现肺部感染且常规抗生素治疗无效时，应考虑布鲁氏菌肺炎可能。

【实验室检查】

布鲁氏菌肺炎的实验室检查与一般性布鲁氏菌感染一致。常规实验室检查提示存在机体感染：C 反应蛋白升高，白细胞介素升高，红细胞沉降率加快，单核细胞、中性粒细胞以及嗜碱性粒细胞升高等。布鲁氏菌病的确诊依赖于患者的牲畜接触史以及布鲁氏菌抗体试验（布鲁氏菌抗体≥1：160 为阳性）。影像学检查提示肺部有感染征象，有助于进一步确诊为布鲁氏菌肺炎。

【影像检查技术的优选】

DR 平片是肺部感染的首选检查方法。DR 胸片为重叠影像，密度分辨率较低，可提供的信息相对有限。早期患者的 DR 胸片可无明显异常表现。随着病变发展，胸部 DR 可显示肺内斑片状、片状高密度影或实变影。CT 为断层影像，在肺部病变的诊断中具有明显优势。胸部 CT 通过调整窗宽窗位可较清晰地显示肺组织、胸廓内软组织及胸部骨性结构，对肺内小斑片状渗出亦可清晰显示。因此，胸部 CT 对于布鲁氏菌肺炎的确诊有重要作用。

【影像学表现】

1. DR 表现

早期患者，胸部 DR 正侧位片可无明显异常或轻微病变表现。进展期病变主要表现为边缘不清的淡斑片状或大片状高密度影（图 7-1-1），有时可见局灶性磨玻璃样浸润影[11, 14]，有时伴有结节影，有时伴有肺门影增大，密度增高，有时伴有胸腔积液（图 7-1-2）。经正规抗布鲁氏菌治疗后，渗出可完

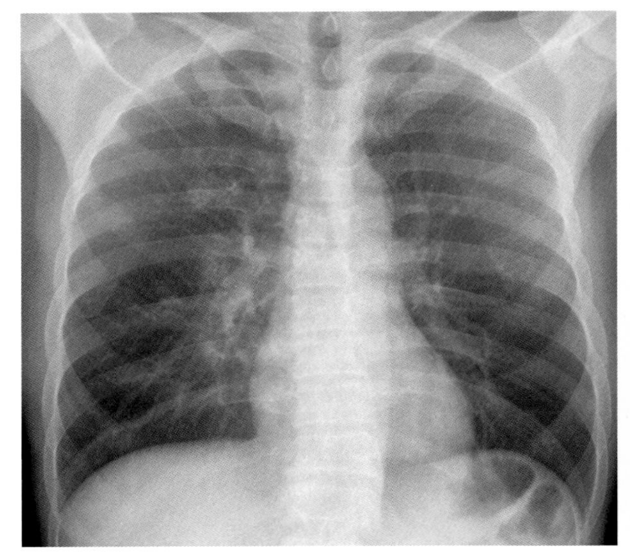

图 7-1-1　布鲁氏菌肺炎（一）

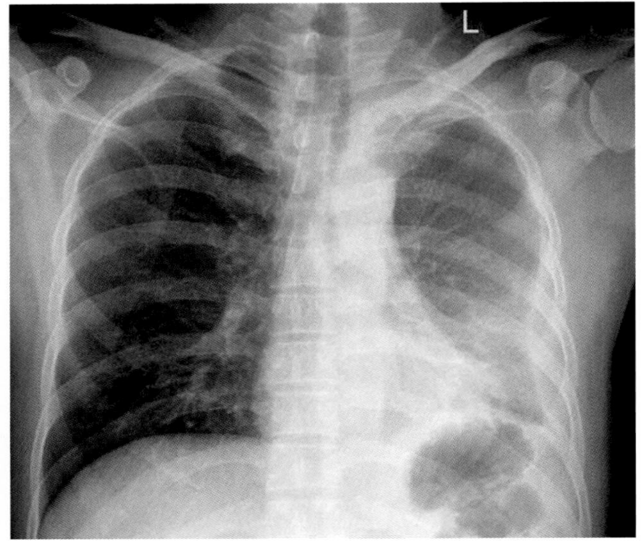

图 7-1-2　布鲁氏菌肺炎伴胸腔积液

全吸收消散。当患者被误诊而耽误治疗时，急性炎症可演变为慢性炎症，炎性渗出物形成纤维索条，影像上呈条片状高密度影。患肺支气管被病变部位牵拉，出现继发性支气管扩张。严重的支气管扩张表现为局限性的肺纹理增多、增粗，走形紊乱，呈卷发征表现。

2. CT 表现

早期患者 CT 表现为斑片样或小片状渗出性影（图 7-1-3），部分病变呈磨玻璃样改变，有时伴有小结节或微小结节影，有时伴有实变影（图 7-1-4），部分患者肺内间质性病变，表现为肺小叶间隔增宽，呈网格状或细线样改变[13]。但迁延不愈的患者肺内炎症可形成慢性炎症。增强扫描时，布鲁氏菌肺炎实变部分可出现一过性强化，这可能与炎性刺激导致周围肺组织充血有关。

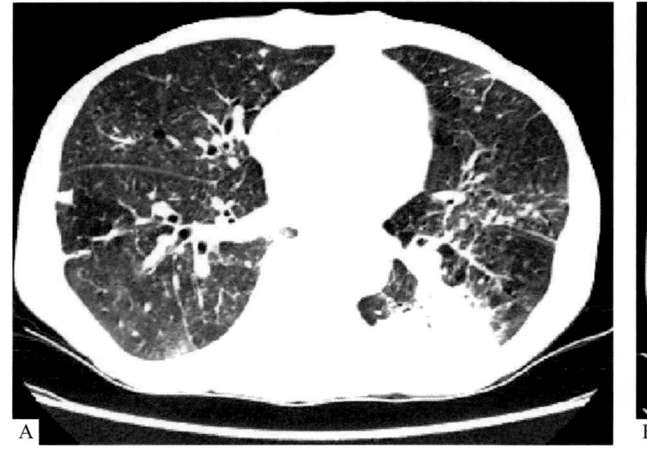

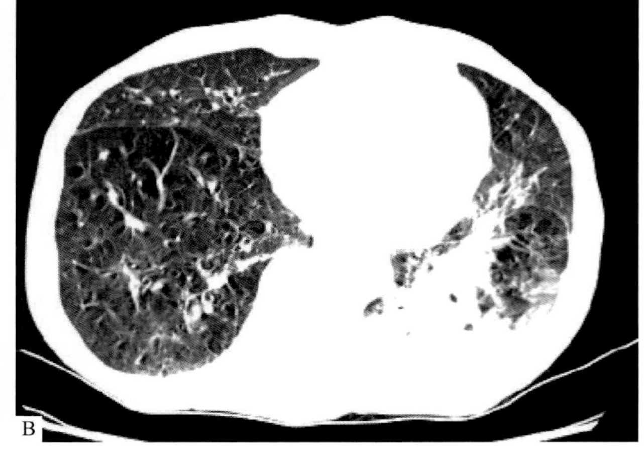

图 7-1-3　布鲁氏菌肺炎（二）

3. MRI 表现

MRI 是利用人体内不同组织器官内所含的氢质子量不同，在特定场强中产生的弛豫时间有差别而成像。由于肺内氢质子含量低，加上呼吸以及心跳伪影影响图像质量，因此单纯性布鲁氏菌肺炎很少单独进行 MRI 检查。

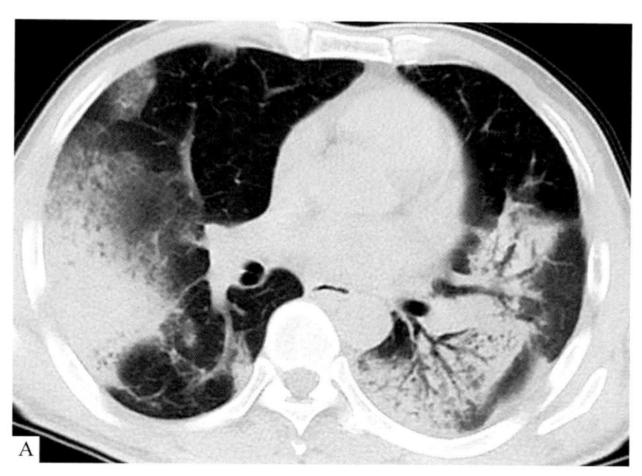

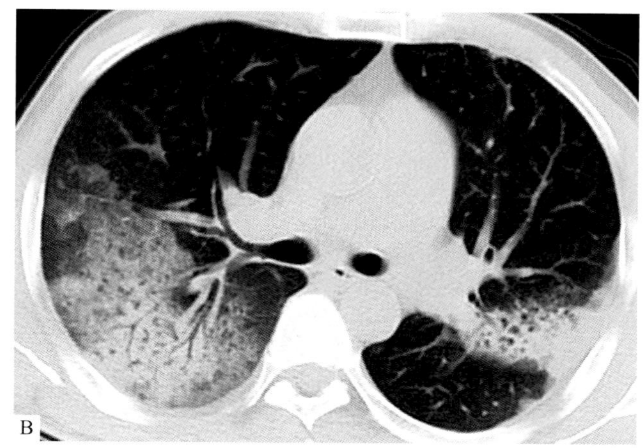

图 7-1-4　布鲁氏菌大叶性肺炎

二、肺内布鲁氏菌结节及肿块

布鲁氏菌侵犯肺组织后，体内发生应激性炎性改变。其中，炎性细胞被激活，大量炎性介质被释放，刺激肺门区淋巴结肿大。肿大的淋巴结与肺内布鲁氏菌肉芽肿一并称为“肺内结节”。随着病情的变化，部分结节被机化包裹甚至钙化，而部分结节随炎症的治愈而消失。

【临床表现】

临床表现与单纯性布鲁氏菌肺炎类似，患者一般仅出现咳嗽、发热等感染征象。若肺内病灶压迫重要的神经血管，则有可能出现胸闷、声嘶等症状。

【实验室检查】

布鲁氏菌刺激免疫系统，致使机体产生一系列的炎性反应，例如白细胞升高（单核细胞较为明显），红细胞沉降率加快以及体内炎性介质增加等。除常规的布鲁氏菌测试以外，布鲁氏菌肺内实性占位还可以在 CT 的引导下进行穿刺活检，出现胸腔积液的患者，应及时进行胸腔积液的生化检查以及细菌培养。

【影像检查技术的优选】

超声检查对液体敏感，可检测出 5～50 mL 的液体，对于 100 mL 以上的积液检出率接近 100%，且具有无创、无辐射、便捷、价格低等特点，是用于评估疑似胸腔积液患者以及胸腔积液抽取后患者复查的首选检查。

DR 胸片对细小结节显示欠佳，密度分辨率远不如 CT。早期患者 DR 可无异常表现或表现为肺纹理增多紊乱，中晚期才显示肺内较大的布鲁氏菌结节或肿块，可能造成部分患者漏诊。肺部高分辨率 CT 的空间分辨率较传统 CT 检查进一步提高，对肺内细微结构及微小病灶结构显示良好。有助于肺内布鲁氏菌结节的早期诊断。对于可疑患者，应尽快进行血清凝集试验，或者根据影像学提示取病灶病理组织进行活检。及时确诊和治疗，有利于改善患者的预后。

【影像学表现】

1. DR 表现

布鲁氏菌侵犯肺内淋巴结时，纵隔或气管淋巴结肿大，DR 胸片显示纵隔的一侧或双侧增宽，病灶边缘轮廓较清晰，纵隔和（或）肺门区占位性改变；当布鲁氏菌肉芽肿形成后，可表现为单发或多发的圆形、类圆形肺内结节（图 7-1-5）或肿块影，边界清晰，病变严重时，可阻塞气管或支气管管腔，导致更严重的阻塞性肺炎、阻塞性肺不张，慢性病变还可导致支气管扩张等并发症，伴或不伴胸腔积液[7]。

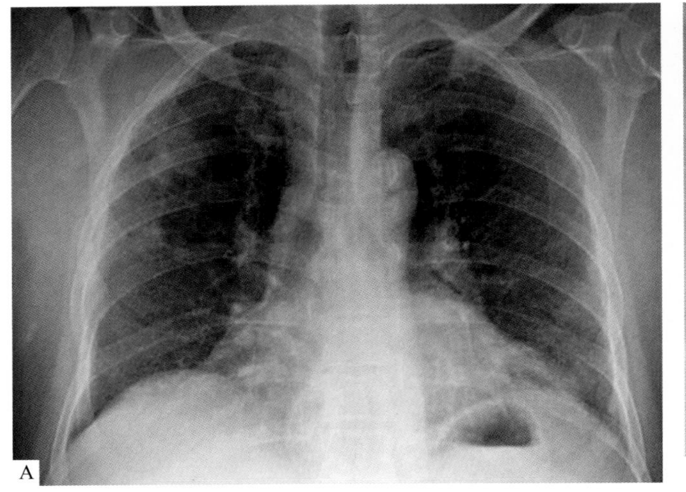
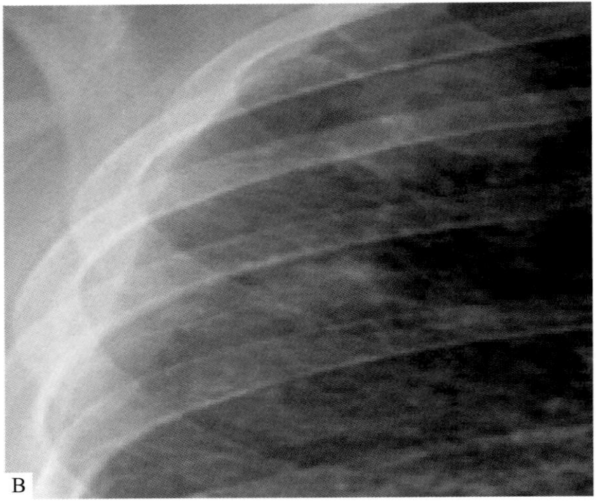

图 7-1-5 布鲁氏菌肺结节（一）

2. CT 表现

在布鲁氏菌肺炎基础上，若肺内的炎性细胞包裹坏死物质，则形成圆形或类圆形的较高密度小结节或肿块（图 7-1-6），实变病灶内的坏死液化区域呈低密度，与相应支气管相通时，坏死物随痰液排出体外，形成小空洞，其内可见气 - 液平面。布鲁氏菌侵犯纵隔和（或）肺门区的淋巴结时，引起相应淋巴结肿大，CT 表现为软组织密度影，且纵隔窗以及肺窗上显示的肿块影大小以及形态都基本一致。当支气管周围的肿块堵塞相应管道时，可造成阻塞性肺气肿或者肺不张，相应肺血管变细，分布稀疏。部分患者的慢性布鲁氏菌肉芽肿出现钙化，表现为较高密度肿块中存在颗粒样高密度灶（图 7-1-7）。

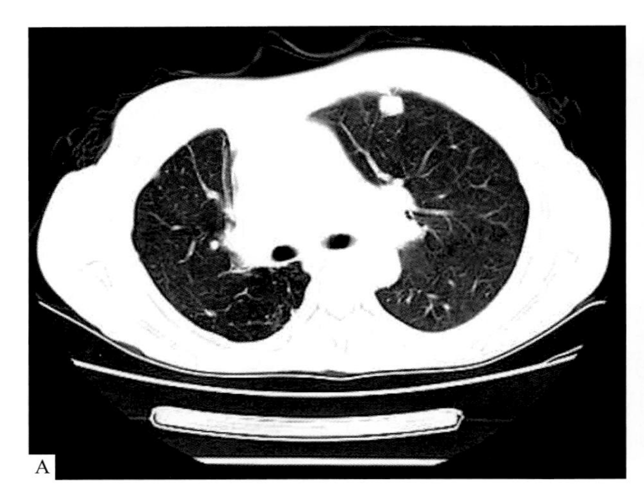
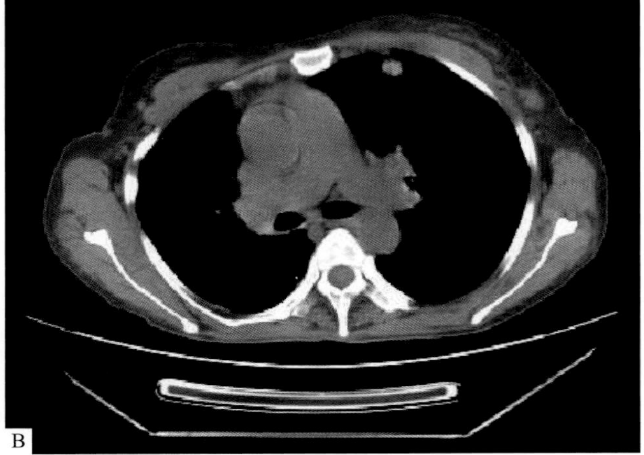

图 7-1-6 布鲁氏菌肺结节（二）

3. MRI 表现

MRI 在显示软组织肿块上存在一定的优势，肺内尤其是肺门和（或）纵隔区肿大的淋巴结以及布鲁氏菌非干酪样肉芽肿，均可清晰地显示。在 T_1WI 上呈较为均匀的中等至略低信号，T_2WI 上呈均匀的中等至略高信号。肿块中的液化坏死部分显示为不均匀的 T_1WI 低信号，T_2WI 高信号。

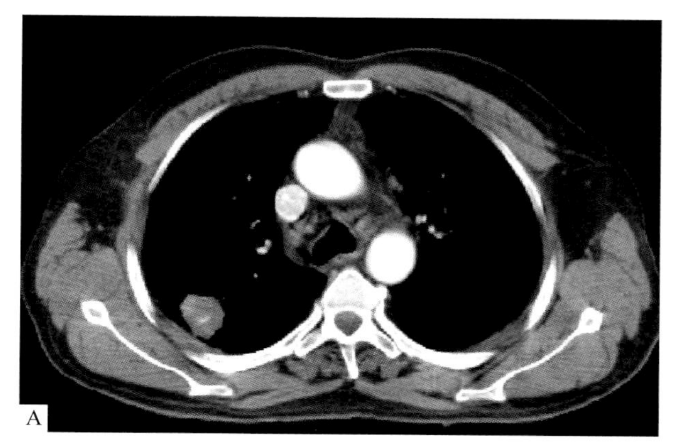

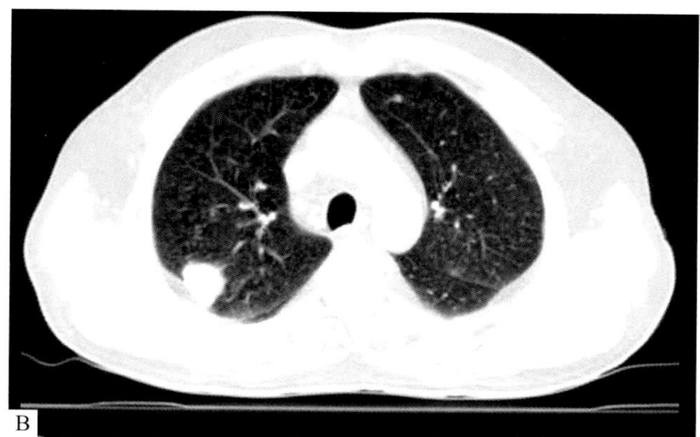

图 7-1-7　布鲁氏菌肺结节（三）

【诊断与鉴别诊断要点】

1. 诊断

①有较明确的流行病学（羊、牛接触）史；②临床表现为持续发热、咳嗽、少量咳痰、周身乏力，伴或不伴胸痛以及呼吸困难等肺部感染症状[15]；③ DR 胸片与 CT 胸部检查呈炎性改变；④血样本中的布鲁氏菌抗体试验为阳性或痰培养发现布鲁氏菌。

2. 鉴别诊断

（1）肺结核：肺结核的影像学改变与布鲁氏菌肺炎极其相似，二者均可存在肺内炎性浸润以及多发或单发的结节、肿块样改变，胸腔内积液在两组患者身上均可发生。但肺结核病的发病率远高于布鲁氏菌肺炎，并且结核病有较为特征性的临床表现，例如咯血、午后低热、盗汗等，痰培养以及血培养可作为鉴别二者的标准。

（2）支气管肺炎：支气管肺炎又称“小叶性肺炎”，病灶大多在双肺的中下野，呈双肺散在分布的斑点状或斑片状较高密度影，亦可融合成片状高密度影。病变边缘模糊，可同时存在小片状实变影，其周围常伴阻塞性肺不张或肺气肿等表现。患者经积极有效的抗生素治疗后，咳嗽、发热等临床症状迅速消退，异常的影像学表现可随之缓慢消失，常规抗生素治疗有效。

（3）肺转移瘤：肺部血运丰富且血流速度相对缓慢，是全身其他部位肿瘤转移的好发部位。当布鲁氏菌肺炎患者出现双肺散在小结节灶时，DR 胸片难以与肺内转移瘤鉴别，胸部增强 CT 扫描可见转移结节多存在于中下肺或沿淋巴管分布，结节可有明显强化，液化坏死部分不强化。肺转移瘤患者一般具有原发性恶性肿瘤病史，若其肺内出现散在结节影时，应首先考虑转移瘤，影像学表现无法确切鉴别时，肺内结节穿刺活检有助于诊断。

（4）细菌性肺脓肿：细菌性肺脓肿往往起病急，患者有寒战、高热等全身中毒症状，体内白细胞总数显著增高，以中性粒细胞为主，肺内初期可见密度均匀、边缘模糊的大片致密影，后期实变致密影中可有明显的液化坏死灶，其内密度略减低，待坏死物质随痰液咳出后，形成小空洞低密度影，脓肿内壁欠光整，增强扫描后未坏死部分可强化；结合痰培养以及影像学检查可鉴别二者。

第二节　布鲁氏菌胸膜感染

布鲁氏菌胸膜感染是由布鲁氏菌侵入机体胸膜腔引起的传染性变态反应性疾病。胸膜受累被认为是由血流扩散和巨噬细胞迁移引起的，而不是原发性受累。它可以引起胸腔积液或胸膜结节，胸腔积液在布鲁氏菌病中罕见。布鲁氏菌病胸腔积液的特征是渗出性积液，低 pH 值，含有高蛋白、低葡萄糖和主要淋巴细胞，与结核性胸腔积液非常相似。咳嗽或流感样症状是胸膜受累的非特异性症状。

一、胸腔积液

【临床表现】

临床上，布鲁氏菌胸腔积液的患者无特异性，可有发热、咳嗽、身体不适等症状，当胸腔积液为中量以上时，可有胸闷、气短等症状，部分患者合并有布鲁氏菌肺部感染表现。因此，特别是在布鲁氏菌病高发的地区，如果有患者出现胸腔积液且常规抗生素治疗无效时，应考虑布鲁氏菌胸腔积液。

【实验室检查】

布鲁氏菌胸腔积液的实验室检查与一般性布鲁氏菌感染一致。常规实验室检查提示存在机体感染：C 反应蛋白升高，白细胞介素升高，红细胞沉降率加快，单核细胞、中性粒细胞以及嗜碱性粒细胞升高等。布鲁氏菌抗体≥1∶160 为阳性。影像学检查提示胸腔积液征象，积液细菌培养阳性为诊断金标准。

【影像检查技术的优选】

DR 片为首选检查方法，胸部 CT 对于布鲁氏菌胸腔积液的确诊有重要作用。

【影像学表现】

1. DR 表现

胸部 X 射线表现为游离性胸腔积液（图 7-2-1），伴有或不伴有肺部异常。

2. CT 表现

表现为不同程度的胸腔积液，比 DR 显示更清楚（图 7-2-2）。

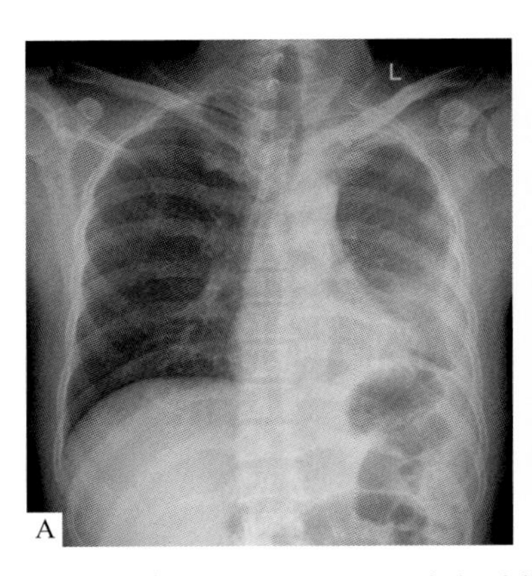

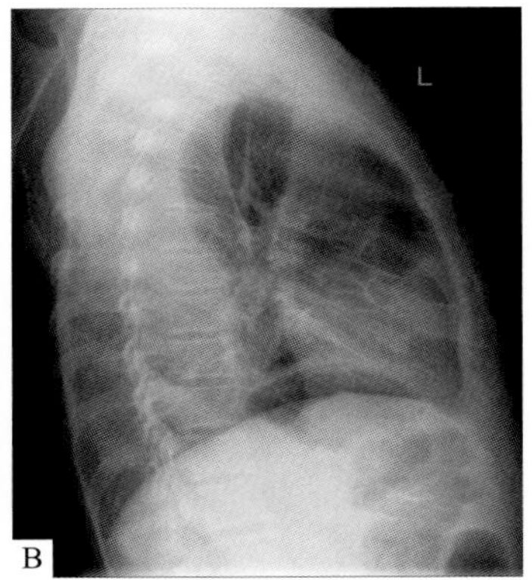

图 7-2-1 布鲁氏菌胸腔积液（一）

图 7-2-2 布鲁氏菌胸腔积液（二）

【诊断与鉴别诊断要点】

1. 诊断

①有较明确的流行病学（羊、牛接触）史；② DR 胸片与 CT 胸部检查为胸腔积液；③血样本中的布鲁氏菌抗体试验为阳性或胸腔积液细菌培养发现布鲁氏菌。

2. 鉴别诊断

（1）结核性胸腔积液表现为单侧的胸腔积液，一般为浆液性，偶为血性。可有或没有肺部结核征象，大多数形成包裹性。

（2）恶性肿瘤胸腔积液表现为有原发肿瘤病史，一般为双侧性，往往伴有肺部转移征象。

二、胸膜结节

【临床表现】

临床上，布鲁氏菌胸膜结节罕见，一般认为布鲁氏菌通过呼吸道、消化道、皮肤、黏膜进入人体，之后伴随着淋巴进入到淋巴结，最后被吞噬细胞吞噬，在胸膜形成结节状软组织影。患者的主要临床表现为胸锁关节剧烈疼痛、胸骨缘附近的肋骨间隙小型肿块或胸骨结节，个别患者表现为胸骨旁肿块[16]。由于肿块含有丰富的胶原纤维，因此影像学可表现为等或稍高密度（较同层面肌肉）。有文献报道约 20% 的病例可见到钙化，大病灶内部可出现透明样变、黏液样变、囊性变等退行性改变而形成低密度区。布鲁氏菌胸膜结节临床表现无特异性，可能误诊为结核病和恶性肿瘤，尤其是在结核病和布鲁氏菌病流行地区。

【实验室检查】

布鲁氏菌胸膜结节的实验室检查与一般性布鲁氏菌感染一致。常规实验室检查提示存在机体感染：C 反应蛋白升高，白细胞介素升高，红细胞沉降率加快等。布鲁氏菌抗体≥1∶160 为阳性。影像学检查提示胸膜结节征象，胸膜结节穿刺活检有助于诊断。

【影像检查技术的优选】

DR 片为首选检查方法，胸部 CT 对于布鲁氏菌胸膜结节的确诊有重要作用。

【影像学表现】

1. DR 表现

表现为不同程度的胸膜增厚或孤立结节、软组织肿块影，边界清楚、光滑。

2. CT 表现

胸部 CT 主要表现为不同程度的胸膜增厚及孤立小结节、结节影，边界清楚，病灶一般密度较均匀，瘤体内可见点状或砂砾样钙化。

【诊断与鉴别诊断要点】

1. 诊断

①有较明确的流行病学（羊、牛接触）史；② DR 胸片与 CT 胸部检查提示胸膜结节征象；③血样本中的布鲁氏菌抗体试验为阳性或胸膜结节穿刺活检有助于诊断。

2. 鉴别诊断

（1）胸膜间皮瘤表现为弥漫胸膜增厚及大小不等的结节，有的呈大的肿块样改变，质地相对较硬[17]。孤立性纤维性胸膜间皮瘤一旦发现，一般为单侧胸腔较大肿物，表现为与胸膜宽基底或带蒂相连、界限清楚的孤立性肿块，边缘光滑、无分叶，密度均匀或不均匀，可能是瘤体巨大、血供不足发生区域性坏死所致。一般情况下，瘤体较小者可均匀强化，瘤体巨大者不均匀强化更能显示其缺血坏死、黏液变性。相邻肺组织的气管移位和肺不张与肿块边缘的逐渐变窄是判断肿瘤起源胸膜的较为可靠的征象，从而确定病变与周围组织的毗邻关系。

（2）胸膜转移瘤是胸膜肿瘤中最常见的类型，胸膜转移时也常表现为胸膜不规则增厚、胸腔积液，增强后有强化，但常有原发肿瘤病灶和其他器官受累表现，胸膜增厚不如恶性胸膜间皮瘤明显，患侧胸廓缩小而纵隔固定少见，常合并肋骨破坏和肺内转移。

（3）胸膜结核瘤也常表现为胸膜不规则增厚或软组织样肿块，与正常胸壁分界不清，增强扫描表现为多发环状不均匀强化，常伴有胸膜或淋巴结钙化，两侧胸腔积液多见，胸腔积液化验或诊断性抗结核治疗有助于鉴别。胸片及胸部 CT 可见紧贴胸膜的类圆形或圆形结节影，基底部朝向胸膜，密度不高并均匀，边缘多较光整，可见钙化点，可伴胸膜增厚、粘连。增强 CT 显示，病灶中央密度较低，边缘强化是胸膜结核瘤最具特征性的影像学表现。胸膜结核瘤多见于右下胸腔，考虑可能与胸膜炎多发生在右侧，膈下紧邻肝脏对右下胸膜腔呼吸运动有一定影响及重力作用等因素有关。胸部增强CT扫描常见病灶中央密度较低，边缘呈现强化，是相对具有特征性的影像学特点，但需与其他肺部良、恶性肿瘤相鉴别，如胸膜间皮瘤、周围型肺癌等，故经CT引导下穿刺活检及时获得组织学资料对确诊具有重要价值。

（4）孤立性胸膜斑块多见于陈旧性胸膜结核、脓胸后遗改变和结缔组织病，此病变较结节大而广泛，而与广泛胸膜增厚不同，局部厚度较宽，可见与肺粘连的索带，表面常不光滑，密度不均匀，可见斑点钙化灶。同时有局限性胸廓变小，肋间隙变窄，长期随诊无明显改变。

参考文献

[1] SOLERA J, SOLÍS GARCÍA DEL POZO J. Treatment of pulmonary brucellosis: a systematic review [J]. Expert Rev Anti Infect Ther, 2017, 15 (1): 33-42.

[2] WALLACH J C, GARCÍA J L, CARDINALI P S, et al. High incidence of respiratory involvement in a cluster of brucella suis-infected workers from a pork processing plant in argentina [J]. Zoonoses Public Health, 2017, 64 (7): 550-553.

[3] BUZGAN T, KARAHOCAGIL M K, IRMAK H, et al. Clinical manifestations and complications in 1028 cases of brucellosis: a retrospective evaluation and review of the literature [J]. Int J Infect Dis, 2010, 14 (6): 469-478.

[4] BARUA A, KUMAR A, THAVASELVAM D, et al. Isolation & characterization of Brucella melitensis isolated from patients suspected for human brucellosis in India [J]. Indian J Med Res, 2016, 143 (5): 652-658.

[5] SAYTEKIN A M, AK S. Direct diagnosis of Brucella species through multiplex PCR formed by a new method [J]. J Microbiol Methods, 2018, 154: 86-94.

[6] POURBAGHER M A, POURBAGHER A, SAVAS L, et al. Clinical pattern and abdominal sonographic findings in 251 cases of brucellosis in southern Turkey [J]. AJR Am J Roentgenol, 2006, 187 (2): 191-194.

[7] PIAMPIANO P, MCLEARY M, YOUNG L W, et al. Brucellosis: unusual presentations in two adolescent boys [J]. Pediatr Radiol, 2000, 30 (5): 355-357.

[8] THEEGARTEN D, ALBRECHT S, TÖTSCH M, et al. Brucellosis of the lung: case report and review of the literature [J]. Virchows Arch, 2008, 452 (1): 97-101.

[9] SEVILLA LÓPEZ S, QUERO VALENZUELA F, PIEDRA FERNÁNDEZ I. Bilateral pulmonary nodules due to brucellosis [J]. Arch Bronconeumol, 2011, 47 (6): 320-321.

[10] KOCHAR D K, SHARMA B V, GUPTA S, et al. Pulmonary manifestations in brucellosis: a report on seven cases from Bikaner (north-west India) [J]. J Assoc Physicians India, 2003, 51: 33-36.

[11] BAYHAN Gİ, BATUR A, ECE İ. Pulmonary infections due to brucellosis in childhood. Çocukluk çağında bruselloza bağlı akciğer infeksiyonları [J]. Tuberk Toraks, 2020, 68 (1): 43-47.

[12] RAHMDEL K, GOLSHA R, GOLSHAHE, et al. Chest wall involve-ment as a manifestation of Brucellosis [J]. J Glob Infect Dis, 2011, 3 (1): 86-88.

[13] YILMAZ U, POLAT G, SAHIN N, et al. CT in differential diagnosis of benign and malignant pleural disease [J]. Monakli Arch Chest Dis, 2005, 63: 17.

[14] METINTAS M, UCGUN I, ELBEK O, et al. Computed tomography features in malignant pleural mesothelioma and other commonly seen pleural disease [J]. Eur J Radiol, 2002, 41 (1): 1-9.

[15] 黄彬, 陆炯炯, 易滨, 等. 胰腺实性假乳头状瘤的影像学诊断分析 (附21例报告) [J]. 临床放射学杂志, 2010, 29 (10): 1345-1348.

[16] KANG C M, KIM K S, CHOI J S, et al. Solid pseudopapillary tumor of the pancreas suggesting malignant potential [J]. Pancreas, 2006, 32 (3): 276-280.

[17] 李卉, 周康荣, 曾蒙苏, 等. 胰腺实性 - 假乳头状瘤的影像学诊断 [J]. 中华放射学杂志, 2006, 40 (8): 846-849.

第八章　心血管系统布鲁氏菌感染

布鲁氏菌可累及心内膜、心肌、心包，发生特异性心肌炎、心内膜炎、心包炎乃至全心脏炎，可引起人的全身变态反应，布鲁氏菌感染心血管系统是布鲁氏菌病患者的主要死亡原因。[1] 过去这方面研究报道一直很少，主要是因为布鲁氏菌侵及心脏的病例比较少见，发病率为 1.7%～8.5%[2]。研究认为，布鲁氏菌病患者心脏及血管均可受累，尤以慢性患者更为多见，每个慢性布鲁氏菌病患者在某种程度上也可认为是心脏病患者。

布鲁氏菌所致心内膜炎主要侵犯主动脉瓣（约为 75%），侵及二尖瓣者较少（约占 8.3%），也可同时累及二尖瓣及主动脉瓣，严重者可出现腱索断裂。在受累的瓣膜上可找到布鲁氏菌，主要组织学改变为布鲁氏菌性肉芽肿。心内膜炎多与心肌炎同时并存，心肌中出现灶性间质细胞增殖或病灶间隙中有炎性渗出物。这是布鲁氏菌病中最常见的死亡原因，约占布鲁氏菌病死亡的 80%[3]，多在心内膜炎出现 3 个月内死于充血性心力衰竭。血管系统主要侵犯小动脉、毛细血管和毛细血管后动脉，引起血管内膜炎、血栓性脉管炎、动脉瘤及主动脉炎等，病变可见于血管各层及血管周围[4]。

产生的机制主要有两种：①通过布鲁氏菌本身及其内毒素的作用[5]；②通过免疫复合物的沉淀引起损害。一般认为布鲁氏菌可直接侵犯心血管组织，造成心肌损害及血管病变，但主要为第Ⅳ型变态反应性的炎症改变。布鲁氏菌侵入机体后，使心肌组织细胞发生改变，成为异种物质抗原，刺激机体产生相应的抗体，这种抗体与体内组织细胞（抗原）结合，形成抗原 - 抗体复合物，产生自体免疫反应。在慢性布鲁氏菌病患者体内可发现有抗心肌组织的抗体[6-7]。

布鲁氏菌病患者心血管系统的损害，主要表现为心电图改变、心动过速、低血压等；61.4% 患者出现心前区疼痛，4.09% 出现心悸，6.96% 心尖部可闻及收缩期杂音[8]。

在布鲁氏菌病的进展中，心内膜炎的诊断主要依赖于：①心脏杂音的变化；②超声心动图检查可发现瓣膜赘生物的形成；③布鲁氏菌血清学滴度的相对持续增高。

心肌炎主要表现为心脏增大、收缩期杂音、心动过速或过缓、心律不齐、充血性心力衰竭。心电图表现为：ST-T 改变、低电压、P-R 间期延长等。

心包炎常合并心内膜炎，也有单纯并发心包炎者的报道，心包渗出较常见，多为急性心包炎表现，可从心包渗出液中培养出布鲁氏菌。有人统计，近年来儿童布鲁氏菌病日渐增多，应引起重视。沙尔达（Sharda）报道，在 14 岁以下儿童布鲁氏菌病患者中心脏受累为 25%，其中心肌炎占 60%，心内膜炎合并二尖瓣关闭不全为 40%。

血管病变可出现动脉炎、静脉炎、栓塞性血管炎，小血管最常见的是血管内、外膜炎及脉管炎。血管病变病程持续时间长。贝卡西（Bekassy）报道 6 例羊型布鲁氏菌病患者合并出现感染性腹主动脉瘤，炎症穿透动脉外层膜，感染扩散至周围组织，影响筋膜和脊柱，出现侵蚀性脊柱炎。

布鲁氏菌性心血管系统感染虽然发生率低，却是布鲁氏菌病的严重并发症，病死率高，其临床表现不典型，早期不易被发现。术前给予充分的抗菌治疗，在患者临床情况稳定后及时的手术及术后巩固抗菌治疗是布鲁氏菌性心内膜炎的一项实用、有效的治疗策略[9]。

第一节 布鲁氏菌性心内膜炎

布鲁氏菌侵犯全身组织器官，引起各种各样的并发症。以骨关节的并发症最常见。布鲁氏菌一旦侵犯心血管系统，常危及患者生命，是本病的主要死因。布鲁氏菌侵犯心脏主要引起心内膜炎、心肌炎、心包炎等，其中布鲁氏菌性心内膜炎占布鲁氏菌病死亡病例的 80%。鉴于近年来我国布鲁氏菌病的发病率不断上升，布鲁氏菌病所致的并发症不容忽视，尤其是布鲁氏菌性心内膜炎的病死率高，应当引起临床医生的重视。

布鲁氏菌性心内膜炎可发生于有病变的瓣膜、人工心脏瓣膜以及正常瓣膜。布鲁氏菌主要侵犯主动脉瓣，也可同时累及其他瓣膜，20.5% 的患者有心内脓肿形成。布鲁氏菌性心内膜炎主要以侵犯心脏的左半侧为主，尤其是累及主动脉瓣，对于之前有基础风湿性心脏瓣膜病变的患者，合并二尖瓣受累也较常见。布鲁氏菌性心内膜炎是布鲁氏菌侵及主动脉瓣后引起瓣膜慢性损伤，导致溃疡及形成难以用药物治疗的较大赘生物后，瓣膜退化、变性并导致心功能不全。

病理检查显示受累瓣膜主要为肉芽肿性炎症病变，伴有炎细胞浸润，在受累的瓣膜角内见微脓肿，布鲁氏菌引起的心内膜炎较其他细菌性心内膜炎更容易形成脓肿。布鲁氏菌容易侵犯主动脉瓣的原因目前尚不清楚。可能是因为主动脉瓣承担向全身输出血液并阻止血液反流，瓣膜两侧压力差较大，较其他心脏瓣膜更易受损害，或布鲁氏菌对主动脉瓣膜有较强侵袭性。

【临床表现】

布鲁氏菌性心内膜炎与其他病原菌引起的心内膜炎临床特征相似，若无细菌培养结果很难鉴别。发热是最主要的症状，其他伴随症状有多汗、乏力、关节疼痛、寒战、心悸[2]等。1/2 以上患者有心功能不全表现。胸闷、气短，肝、脾大，心界扩大及病变瓣膜听诊区杂音是主要表现和体征。伴有充血性心功能衰竭表现和体征的患者病死率较高[10]。

【实验室检查】

外周血白细胞计数正常或偏低。淋巴细胞相对或绝对增加，血红蛋白和血清白蛋白可有不同程度下降，血小板计数正常或偏低。红细胞沉降率在急性期可增快，慢性期正常或偏高。细菌培养检出布鲁氏菌是诊断布鲁氏菌病的金标准[11]，但布鲁氏菌病在常规血培养基中生长很慢，布鲁氏菌病血培养阳性率为 20%～50%。影响培养结果的因素有布鲁氏菌的菌种类型、细菌的数量、疾病阶段、培养基的类型、培养技术以及之前是否使用过抗生素[12]等。布鲁氏菌病血清凝集试验是目前临床上诊断阳性率最高的一项检查，其阳性率为 85%～100%，细菌培养阳性结果有利于及时诊断和治疗布鲁氏菌性心内膜炎，降低本病的病死率。

【影像检查技术的优选】

DR 胸部平片一般无明显特异性，可见合并肺部炎症、胸膜肥厚或胸腔积液表现，亦可以发现心影增大，有无心包积液等表现。超声心动图可以作为心脏疾病的首选检查方法，能够准确观察到心内膜及心瓣膜上是否有赘生物形成，及其附着部位、形态、数量、大小、活动度以及受累瓣膜有无狭窄、关闭不全，有无瓣膜脱垂、穿孔、腱索断裂、血管瘘等并发症；累及心包可见心包积液[11, 13-18]。

经胸超声心动图与经食管超声心动图检查依然是瓣膜感染诊断的基石。当经胸超声心动图结果为阳性或非诊断性、怀疑存在并发症或感染时可使用经食管超声心动图。当超声心动图对患者解剖结构描述不清时，心脏 CT 与 MRI 是重要的辅助影像检查手段[19]。

【影像学表现】

1. B超表现

赘生物是感染性心内膜炎的特征性改变，多数出现于心脏瓣膜，尤其是房室瓣的心房侧和半月瓣的心室侧，主动脉瓣损害是布鲁氏菌性心内膜炎最多见的瓣膜损害（图 8-1-1）。赘生物可导致瓣膜关闭不全或狭窄，急性和少数亚急性细菌性心内膜炎引起的二尖瓣赘生物可沿腱索至乳头肌，导致腱索、乳头肌断裂甚至出现瓣膜穿孔等严重后果（图 8-1-2）。赘生物一旦脱落，容易造成动脉栓塞[20]，几乎所有器官都可受到累及，尤以脾、肾、冠状动脉及脑血管受累最为常见。

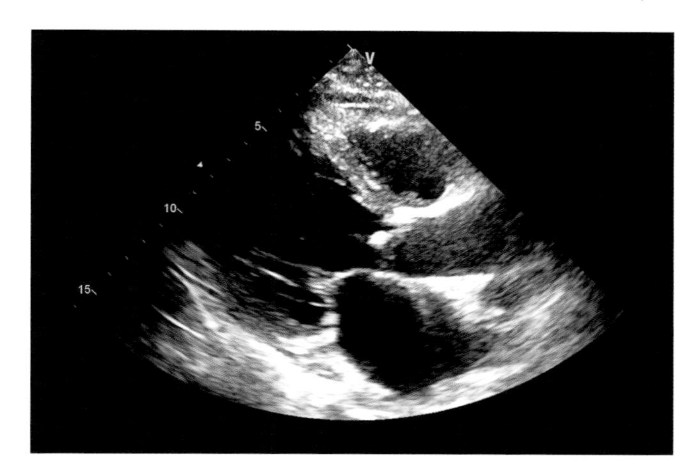

图 8-1-1 主动脉瓣赘生物形成

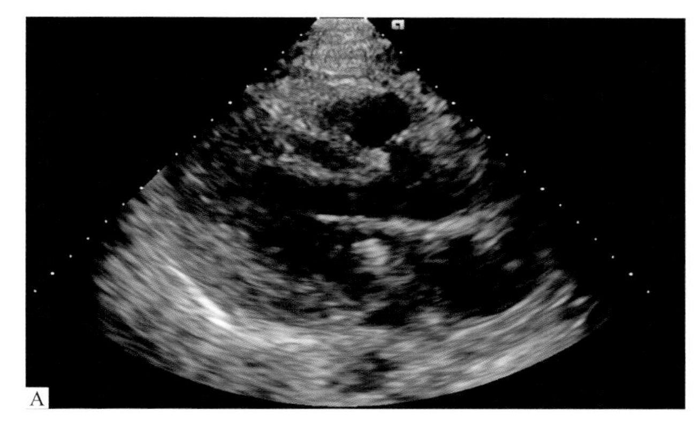

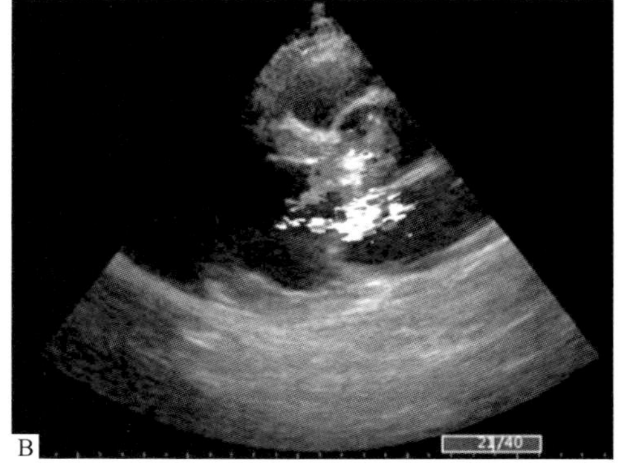

图 8-1-2 二尖瓣赘生物形成

超声心动图检查的目的在于检测患者赘生物所在的部位、大小和数量以及评估受累瓣膜功能的异常程度，尤其对瓣膜反流者；检测受累瓣膜的基本病理；评估瓣膜病变对室腔大小和功能的影响，特别是左室腔大小及其收缩功能；检测感染性心内膜炎的并发症，如瓣周脓肿、心包积液等[21]；提供有关能预测临床病情变化、体循环栓塞后的危险性和外科手术治疗所需要的信息资料[22]。

采用左室长轴切面、心尖四腔心切面、二尖瓣短轴切面、大动脉短轴切面、右室流入道等多切面观察二尖瓣、主动脉瓣、三尖瓣、肺动脉瓣的形态与活动，仔细寻找各瓣有无脱垂及赘生物。

可从左室长轴切面、左室短轴切面、心尖四腔以及左室两腔等多切面进行观察，可见到瓣膜有团块回声附着。如果赘生物柔软，说明生成时间较短，活动性较大，多为新形成的赘生物，易脱落。如果赘生物僵硬，回声呈强回声，说明是陈旧性病变，活动性较小。主要观察瓣膜的反流情况，用 PW 或 CW 可测及瓣膜反流的高速血流频谱。彩色多普勒可观察反流范围，判别反流程度。

如果经胸超声不能清楚显示赘生物的可用经食管超声心动图检查明确诊断。此病一旦确诊应尽早治疗，并用超声心动图随访。

新近形成的赘生物回声较低，多为团絮状，活动度大，直径在 2 mm 以下的赘生物易被忽略，此时应多切面仔细观察，注意瓣膜有无明显的反流，以免漏诊[17, 23]。感染性心内膜炎赘生物的诊断需与心腔内肿瘤、血栓等鉴别，超声心动图只能提供形态学上的依据，明确诊断尚需结合病史及临床表现[24-26]。

2. CT 表现

多层螺旋 CT 可对相关病变瓣周扩散的程度和后果提供更多信息，对假性血管瘤、脓肿和瘘管解剖形态的诊断可能优于经食管超声心动图检查。对主动脉瓣心内膜炎，CT 还可用于明确主动脉瓣、主动脉根部以及升主动脉的大小、解剖和钙化，可能对制订手术方案有帮助。多层螺旋 MSCT 对人工瓣膜相关赘生物、脓肿和瓣周漏的检查效果等同于或优于超声心动图。

3. MRI 表现

在感染性心内膜炎脑部并发症的检出方面，MRI 较 CT 有更高的敏感性[27]。具有神经系统症状的多数病例，行脑 MRI 检查时可发现异常。

【诊断与鉴别诊断要点】

1. 诊断

①流行病学史，特别注意地区、职业，以及与牛、羊、猪的接触史和饮用未消毒的牛、羊奶等[28]；②合并布鲁氏菌病临床特征，如发热、多汗、肝脾肿大、关节疼痛等[29]；③实验室检查，包括细菌学、血清学及皮内变态反应阳性改变[30]。

2. 鉴别诊断

急性布鲁氏菌病合并心脏受累时，常被误诊为急性风湿热。两病均可出现发热、关节疼痛、关节炎、脾大、红细胞沉降率增快合并心脏症状。布鲁氏菌病为波状热，急性布鲁氏菌病仅偶然表现白细胞升高，且红细胞沉降率加速也不及风湿热明显，抗“O”试验为阳性，布鲁氏菌病特异性检查（如皮内试验、血清学、细菌学）有助于鉴别。慢性布鲁氏菌病合并心脏病变时也需与风湿热关节炎鉴别，两者均以牧区多见，关节疼痛严重，反复发作，阴雨天气时，病情会加重，均可出现心前区杂音。鉴别要点为：风湿性关节炎关节腔少有积液，一般不发生关节畸形，风湿活动期红细胞沉降率增快，抗“O”可增高，中性粒细胞增多，布鲁氏菌病特异性试验阴性，服用抗风湿药有效。

【研究现状与进展】

对于布鲁氏菌病的接种与自然感染的鉴别，尚无可靠方法。在布鲁氏菌病的高发地区，有牛、羊密切接触史，表现为长期反复发热、乏力，血清凝集试验和血培养可明确布鲁氏菌病的诊断，特别是有心功能不全和（或）心脏杂音患者要想到布鲁氏菌性心内膜炎的可能，应尽早行心脏 B 超检查，发现有瓣膜赘生物有助于诊断。以主动脉瓣病变为主，二尖瓣和三尖瓣亦可累及。有基础病变的瓣膜及人工心脏瓣膜者容易受累。经食管超声心动图检查对于发现小于 2 mm 的赘生物有很好的灵敏度和特异度。

实时三维经食管超声心动图检查可以进行心脏结构任何平面的三维容积分析。最近一项研究结果显示，传统经食管超声心动图检查会低估赘生物的大小，而三维经食管超声心动图检查分析赘生物形态和大小的效果良好，可以克服传统经食管超声心动图检查的缺点，更准确预测感染性心内膜炎的栓塞风险。三维经食管超声心动图检查尤其适用于感染瓣周扩散、人工瓣膜开裂和瓣膜穿孔者的评价。虽然在临床实践中三维经食管超声心动图与传统经食管超声心动图共同检查的情况日益增加，但多数情况下，三维经食管超声心动图检查仍被视为标准超声心动图的一种补充。

综上所述，根据本地区布鲁氏菌感染的流行趋势，对反复发热、多汗、关节疼痛等患者，需警惕布鲁氏菌感染的可能，应追问牛、羊等接触史。应重视特异度及灵敏度均较高的试管凝集试验，以提高布鲁氏菌病的诊断率，避免误诊，对病程较长、常规疗程欠佳及合并基础病的患者应警惕存在并发症[31]。

第二节　布鲁氏菌性心肌炎

在布鲁氏菌病患者中部分可有心脏受累导致布鲁氏菌性心肌炎，表现为发热、精神差、乏力、胸闷、心率快，严重者出现呼吸困难。心电图检查有 ST-T 改变、Q-T 间期延长。化验时可有心肌酶升高。累及循环系统可被误诊为病毒性心肌炎或风湿性心脏病，详细追问患者的流行病学史、常规进行试管凝集试验和虎红平板凝集试验检测是减少布鲁氏菌病误诊、误治的有效途径。

心肌炎患者中，以病毒性心肌炎发病率为高，前驱症状与布鲁氏菌病极为相似，在发病早期均酷似感冒症状，加之出现胸闷、心悸、气短、心前区不适等临床表现，同时心肌酶谱检查结果也支持心肌炎的诊断。误诊原因是多方面的，一是首诊医生对流行病学接触史未加详细询问；二是对布鲁氏菌病缺乏认识，在鉴别诊断上很难直接考虑布鲁氏菌病[32]。布鲁氏菌感染造成的心肌损害报道很少，但是随着布鲁氏菌病疫情的日趋严重，发病人数的不断增多，接诊过程中，在鉴别诊断上应引起重视[33]。

心肌炎是由炎性细胞浸润引起的心肌细胞水肿、凋亡和坏死，是目前临床上较常见的疾病。造成心肌炎的病因很多，但多数情况下无特定病因。一般情况下，在致病因素侵及心脏的第 1 天，心肌细胞会出现水肿、坏死等损伤，从第 5 天起病变组织开始被机体清除。轻度的心肌炎症，组织完全修复可能需要 3～4 周，如致病因素持续存在，心肌瘢痕组织的形成可造成心肌不可逆性改变，导致慢性心肌炎或扩张型心肌病，最终造成心力衰竭或猝死等严重后果。据报道，青少年中约 12% 的心脏猝死是心肌炎造成的。

心肌炎是临床常见的儿童获得性心脏病，是以水肿、充血、坏死或纤维化为特点的心肌炎症性病变。心内膜心肌活检是目前诊断心肌炎的金标准，但由于其有创性和取样误差大而很少应用于临床。磁共振具有无创、高空间分辨率和多方位、多参数成像等特点，其 T_2 加权、早期钆增强序列、延迟钆增强序列能够较好地反映心肌炎的组织病理学特征（水肿、充血、纤维化 / 坏死），已用于心肌炎的诊断。

【临床表现】

通常短期内有自愈倾向，患者多无特异症状，可表现为发热、精神差、乏力、胸痛、胸闷、气短、呼吸困难、心悸等临床症状。

【实验室检查】

心内膜心肌活检（endomyocardial biopsy，EMB）被认为是诊断心肌炎的金标准。实验室检查心肌酶增高，以及 C 反应蛋白增高、红细胞沉降率加快、贫血、球蛋白增高等。虎红平板凝集试验阳性、布鲁氏菌抗体试验≥1∶160，布鲁氏菌抗体试验≥1∶160 有助于疾病的诊断。

【影像检查技术的优选】

心脏超声检查具有安全、方便快捷等优点，它能够快速测量心脏的大小、心室壁厚度及全心或局部区域的心脏收缩功能。但心脏超声心动图也有其局限性，除严重心肌炎患者外，多数患者表现出正常心室壁的收缩功能或仅有轻微的区域功能障碍。

心脏 MRI 用于心肌炎诊断是一种无创性的检查，能反映心肌炎的组织学特点，是目前非侵入性诊断心肌炎的重要辅助方法。尽管不同病因导致心肌炎的分子和细胞病理生理学机制可能不同，但均具有细胞浸润、水肿、坏死和后期纤维化及瘢痕形成的共同特点。2009 年，美国心脏病学会杂志提出了

《心肌炎 MRI 诊断标准建议》，即“路易斯湖标准”；标准中包括 T_2 加权、早期钆增强、延迟钆增强，其中≥ 2 项呈阳性即可诊断心肌炎。对于疑似心肌炎患者，结合多种图像做出综合的判断，可使诊断的准确度达到 78%，而单一通过延迟钆增强判断，诊断的准确率仅为 68%。

【影像学表现】

1. B 超表现

因病变累及范围和程度不同，超声心动图表现可从完全正常到显著异常，包括形态及功能改变。心腔可有扩大征象，扩大范围和程度与炎症累及的范围和严重程度有关，左右心均可受累，以左心扩大更常见。心肌回声增厚以室间隔和左室后壁常见。急性期多回声减低，亚急性期常表现为不均质回声增强，然而心肌回声改变在实际检查中鉴定较难。累计范围较广时，可表现弥漫性室壁运动减低或节段性室壁运动异常。其他还可表现有心包积液、瓣膜功能异常或血栓形成等。超声心动图虽然不能作为心肌炎的确诊手段，但可观察心脏形态结构改变、评估瓣膜功能及心脏功能，为临床诊断及评估病情提供依据，并可动态观察治疗效果以及预后随访。

2. CT 表现

心影不大或者稍大。当出现心功能不全时，可以有肺水肿或者肺淤血征象。

3. MRI 表现

心肌磁共振成像具有无创、敏感性高、易于随访的特点，其机制是心肌炎病变时心肌细胞的完整性遭到破坏，对比剂可自由进入细胞内部并聚集，表现为延迟强化[34]（图 8-2-1）。

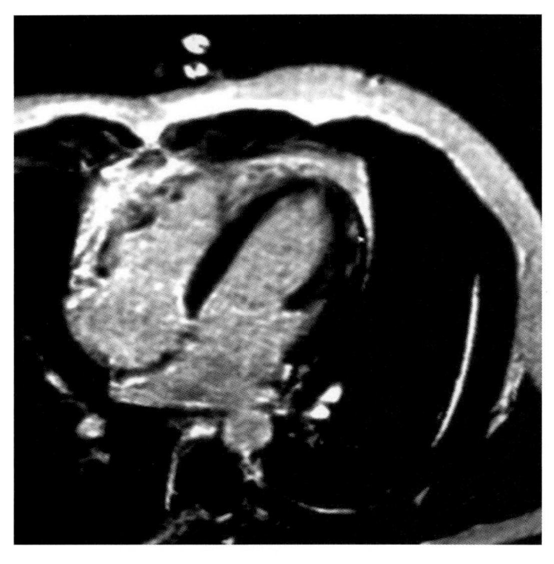

图 8-2-1 左心室侧壁中远段心外膜下心肌灌注延迟强化

MRI 在临床应用中具有以下优势：①与其他影像学成像技术相比，MRI 具有较好的空间分辨率和组织对比度，有多方位、多参数成像及三维成像等特点；②通过其流空效应和流入增强效应，在无对比剂的情况下即可清晰地分辨心肌、心内膜及心包等心脏结构；③可在任意切面成像，不受患儿体位变动的影响，为患儿提供很大的便利；④可精确地计算出收缩期和舒张期左、右心室的容积，从而得出左、右心室的射血分数，以评价患者的心功能；⑤与心内膜心肌活检相比，MRI 具有无创性。

MRI 诊断心肌炎的不足之处：①目前诊断尚缺乏统一的标准，路易斯湖标准对心肌炎诊断的准确性还缺乏大样本临床研究结果的支持；且多项研究表明，按照路易斯湖标准诊断心肌炎的准确度为 70%～90%，故 MRI 目前只能作为增加诊断心肌炎依据的一项辅助检查，不能由此来确诊或排除心肌炎。②心脏是一个快速运动的器官，再加上呼吸运动，心脏 MRI 产生的伪影难以控制，对于不能配合的患儿或是心律失常的患者图像质量更差；③体内装有除颤器或是起搏器等的患者不能进行 MRI 检查。

【诊断与鉴别诊断要点】

心肌炎是很多急性心力衰竭猝死及慢性扩张型心肌病的病因，多数为病毒性，通常短期内有自愈倾向，患者多无特异症状，可表现为乏力、胸痛、呼吸困难、心悸等。

布鲁氏菌感染造成的心肌损害报道很少，在与病毒性心肌炎的鉴别诊断上应引起重视，全面考虑，避免误诊，凡有胸闷、发热、心悸等症状，生活在布鲁氏菌病流行疫区，并且有牛、羊流行病学接触史，同时心肌酶谱升高，应考虑布鲁氏菌病引起的心肌损害，明确诊断后，对症治疗[35]。

【研究现状与进展】

目前心内膜心肌活检被认为是诊断心肌炎的金标准。然而因其并发症多、敏感性低，临床应用受到极大限制，而心肌磁共振成像具有无创且敏感性高，易于随访的特点，其机制是心肌炎病变时心肌细胞的完整性遭到破坏，对比剂可自由进入细胞内部并聚集，表现为延迟强化，对心肌炎的诊断有赖于心脏磁共振成像。布鲁氏菌病临床表现多样化，无特异性，在全世界广泛分布，地中海区域多发，以多种接触途径传播给人类，特别在接触胎盘等情况下易被感染，有1～3周的潜伏期。几乎每个器官、系统均可能被累及，肝、脾、关节较易受累。心肌炎、心包炎及心内膜炎很少见，其中心内膜炎最多，心肌炎罕见，而不合并心内膜炎的心肌炎极罕见。及时的心脏磁共振成像能帮助尽早确定心肌炎诊断，而对心肌炎患者应积极查找病原，针对性用药才能有效防止病情的进展。

病毒性心肌炎并非少见病，病毒感染的人群中，心脏受累者为2%～5%，重症心肌炎约为4.6%，可表现出类心肌梗死样心电图改变，应动态监测心电图、心肌酶谱，观察其变化规律，对于鉴别困难患者，心肌磁共振检查对心肌炎诊断有一定价值，对于不能行心肌磁共振检查者，应及时行冠脉造影检查进行鉴别，以避免漏诊、误诊、误治，造成严重后果。

临床诊断心肌炎常用的方法有：病史、体格检查、心电图、超声心动图、血清学检查、心内膜心肌活检和心脏MRI等。多数心肌炎患者存在心电图的异常表现。在心内膜心肌活检确诊的心肌炎患者中77%出现心电图异常，23%心电图正常，因此，心电图正常不能作为排除心肌炎的标准。在心肌损伤时，心肌细胞膜的完整性遭到破坏，心肌细胞中的酶释放到血液，造成心肌炎患者外周血中心肌酶升高。肌钙蛋白T是一种能够反映心肌细胞是否受损的敏感性指标。但不是所有心肌损伤的患者都会出现肌钙蛋白T的升高，在心内膜心肌活检证实的心肌炎患者中仅35%～45%出现肌钙蛋白T增高。由于心肌酶的特异性较差，且患者心肌受损的程度不同，所以仅凭心肌酶不能完全准确地诊断心肌炎。

第三节 布鲁氏菌性心包炎

心包可因细菌、病毒、自身免疫、物理、化学等因素而发生急性炎性反应和渗液以及心包粘连、增厚、缩窄、钙化等慢性病变。心包分为脏层心包和壁层心包，后者为坚韧的纤维组织，内衬以浆膜。脏层为浆膜，紧贴于心肌表面，两层心包之间为心包腔，内有少量液体，正常心包腔内约含50 mL，在心脏搏动时起润滑作用。

心包疾病有急性心包炎（acute pericarditis）、心包积液（pericardial effusion）、缩窄性心包炎（constrictive pericarditis）和其他心包疾病等。心包炎往往伴有心包积液，心包积液是心包炎最重要的表现之一，但心包炎并非一定有心包积液。

虽然布鲁氏菌性心包炎是罕见的，但在布鲁氏菌病流行的地区，应该始终考虑到这一点。

心血管并发症或布鲁氏菌相关心内膜炎、心肌炎和心包炎很少见。心内膜炎是最常合并的心血管疾病[36]，主动脉瓣受累常见，而二尖瓣受影响的几率较低。心包积液或心肌炎合并与心内膜炎并存是比较常见的。而在没有伴随布鲁氏菌相关心内膜炎的情况下，心包积液和（或）心肌炎的发生似乎极为罕见。布鲁氏菌性心包炎患者的预后通常是良好的[37]。

【临床表现】

布鲁氏菌性心包炎可以几乎没有症状，也可能出现心脏压塞症状，出现胸闷、胸痛、心悸、气短等[38]。

【实验室检查】

实验室检查缺少特异性指标，可有 C 反应蛋白增高、红细胞沉降率加快、贫血、球蛋白增高等表现，虎红平板凝集试验阳性、布鲁氏菌抗体试验≥1∶160。布鲁氏菌抗体试验≥1∶160 有助于疾病的诊断。

【影像检查技术的优选】

DR 胸部平片可以发现心影增大，有无心包积液等表现，但少量积液易漏诊。心脏超声可以作为心脏疾病的首选检查方法，能够准确地观察到累及心包时出现的心包积液。CT 对积液有一定的定性能力。MRI 对积液很敏感。

【影像学表现】

1. B 超表现

少量心包积液（小于 100 mL）时，积液可仅局限于左室后壁的后方、房室沟处，不出现于心尖部、侧部和前方，于左室后壁可见液性暗区。中量心包积液（100～500 mL）时，液性暗区弥漫分布于左室后壁后方，右室前壁前方及心尖处，整个心包腔内可见呈均匀分布的液性暗区（图 8-3-1），液性暗区内径＜20 mm。大量心包积液（大于 500 mL）时，整个心脏位于液性暗区之内，内径≥20 mm，可见心脏在液性暗区中的摆动征，并受压变小，大动脉根部可出现液性暗区。室间隔与左室后壁、右室前壁出现同步、同向运动。

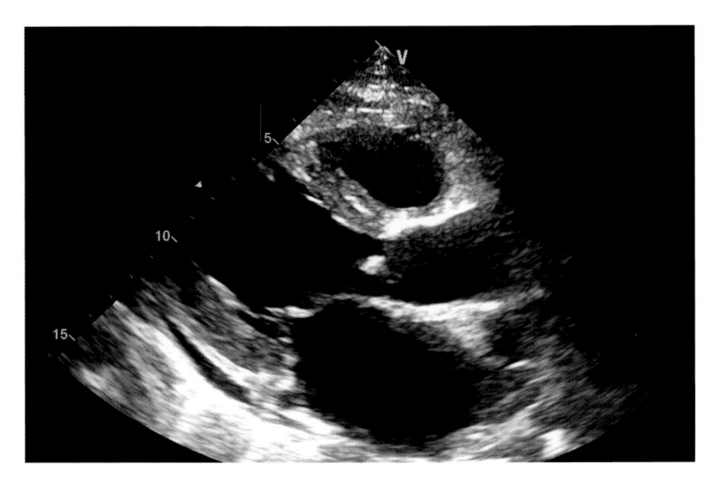

图 8-3-1 少量心包积液

2. DR 表现

积液量小于 300 mL 时，心影大小和形态可无明显改变。中等量时，从心包腔最下部分向两侧扩展，心影普遍增大，正常弧度消失，呈烧瓶状或球形[39]（图 8-3-2）。上纵隔影变短变宽，心尖搏动减弱或消失，主动脉搏动正常。肺纹理正常或减少。

3. CT 表现

心包积液厚度大于 4 mm 时，CT 表现为沿心脏轮廓分布的环形异常密度（图 8-3-3），多数为低密度，合并出血时为高密度。增强扫描时壁层心包有强化，使心包积液显示更清楚。少量积液仰卧位主要集中在左室侧后壁处及心房外侧，随积液量的增多，液体厚度增加且向右、前方扩展[40]。

4. MRI 表现

MRI 除可发现心包增厚、心包钙化和心包积液等外，还可显示心包心肌粘连、间隔运动反弹、舒张期充盈突然停止和室间隔僵硬曲度改变。心包增厚＞4 mm 是该病患者典型的心脏 MRI 表现。

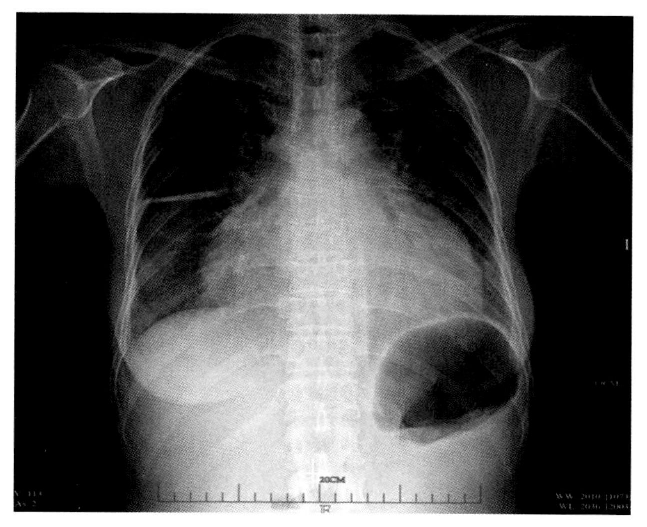

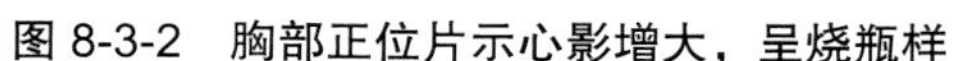

图 8-3-2　胸部正位片示心影增大，呈烧瓶样

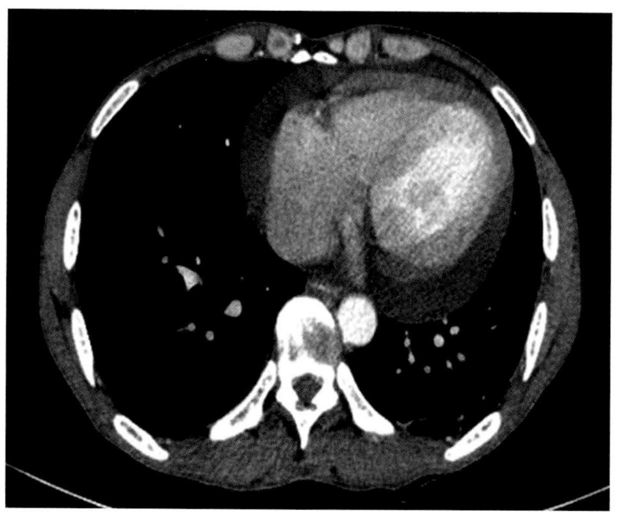

图 8-3-3　CT 示沿心脏轮廓分布的环形低密度影

【诊断与鉴别诊断要点】

超声心动图对心包积液的诊断有重要价值。局限性心包积液较难检出，故需从不同断面对心包各个部位做仔细检查，还需与其他含有液体的心包病变或心包附近结构相鉴别，包括各种囊肿、降主动脉、肺静脉、扩大的冠状静脉窦等心血管结构。心包穿刺和心脏活组织检查仍然是支持明确诊断布鲁氏菌感染心脏的首选技术。

与胸腔积液的鉴别：心包积液可使降主动脉与心脏的距离加大，而胸腔积液使降主动脉与心脏距离缩小，紧贴心脏，随呼吸有变化。

与心包脂肪的鉴别：心脏表面脂肪呈低回声，附着于心包之外，多出现于心尖部，心室壁前外侧，心包脂肪回声无完整规则的边缘，覆盖于心包壁层表面，而非心包腔内。

【研究现状与进展】

超声检查对心包积液有肯定的诊断价值，诊断符合率 90% 以上，并能初步估计积液量，准确定位，有助于临床穿刺抽液，在 DR 胸片发现的心脏增大的鉴别诊断方面有重要价值。

在心包穿刺过程中，可采用超声监测引导，通过观察心包积液液性暗区的相对位置，确定穿刺部位、穿刺针方向和穿刺深度，并可在穿刺中观察和调整穿刺针方向和深度，有利于提高穿刺的安全性和可靠性，提高成功率，减少并发症的发生。心包穿刺的部位，一般可选择在心包积液最靠近探头的部位，心包积液与胸壁之间没有其他的组织结构，以避免损伤肺等脏器。因此，心尖部或胸骨旁左侧第 5、6 肋间通常是最佳穿刺部位，必要时也可采用其他部位，甚至胸后壁。

对局限性心包积液，有时需通过多个部位超声检查，以确定最佳穿刺部位，可在超声引导下实施穿刺或在穿刺前采用超声确定穿刺部位、穿刺针方向。在穿刺引流术中，超声可反复进行观察，确定积液和穿刺针的情况，适当进行调整；必要时，可从穿刺针或心包腔内引流导管注入少量声学对比剂，对确定心包腔、穿刺针或引流导管的位置及其与心脏结构之间的关系，往往有十分重要的作用。

第四节　布鲁氏菌性大动脉病变

布鲁氏菌病可以累及全身各组织器官，如运动系统、消化系统、泌尿生殖系统、血液系统、心血管系统、呼吸系统、神经系统。在循环系统的主要病理表现为心内膜炎、心包炎和以动脉管壁瘤样扩张为特点的炎性损伤，而假性动脉瘤并不多见。国外报道，少数布鲁氏菌性心内膜炎患者在接受瓣膜置换术后可出现主动脉根部破裂而形成的假性动脉瘤。

通常情况下，对循环系统的损害主要表现为布鲁氏菌累及内皮细胞而引起变态反应性改变。有研究显示，布鲁氏菌能够激活与巨噬细胞相关联的免疫应答，活化肥大细胞，使其进一步释放组胺、白细胞介素、干扰素等物质诱发机体炎性反应。同时，机体黏附因子表达上调和促炎性趋化因子的释放也促进了炎性反应。布鲁氏菌侵入血液后，可通过血流定植于动脉内皮缺损处（如动脉粥样硬化斑块），破坏管壁，严重者可出现透壁性损伤、管壁破裂，甚至假性动脉瘤。

感染性动脉瘤的易患因素包括动脉粥样硬化、吸烟、高血压、糖尿病、高脂血症、创伤、慢性阻塞性肺疾病、结缔组织疾病等。感染性动脉瘤最多见于肾下腹主动脉，胸主动脉次之。当布鲁氏菌引起感染性动脉瘤时，临床上可结合布鲁氏菌病与感染性动脉瘤表现辅助诊断。

由于布鲁氏菌引起的感染性腹主动脉瘤临床非常少见，故对其临床表现也缺乏回顾性分析与研究，目前仅能从感染性动脉瘤和布鲁氏菌病的角度分析其表现。感染性动脉瘤典型症状包括某病原微生物引起的脓毒血症和主动脉瘤两方面的症状：发热伴畏寒、寒战；腹部、腰部或胸背部的放射痛，当疾病发展到主动脉瘤破裂时，则以失血性休克表现为主。

【临床表现】

布鲁氏菌病常见临床症状包括波状热、乏力、盗汗和关节痛等，同时也可累及呼吸、循环、消化和神经等系统。临床类型可分为4种形式：急性、亚急性、慢性、复发性，典型的急性症状包括寒战、发热、疲劳、多汗、体质量减轻和腰背痛。亚急性和慢性症状多表现为发热、关节痛、疲乏。

【实验室检查】

实验室检查常见贫血、白细胞减少、血小板减少、血清转氨酶升高，C反应蛋白升高、红细胞沉降率加快。实验室检查缺少特异性指标，可有C反应蛋白增高、红细胞沉降率加快、贫血、球蛋白增高、虎红平板凝集试验阳性、布鲁氏菌抗体试验≥1：160。布鲁氏菌抗体试验≥1：160有助于疾病的诊断。

【影像检查技术的优选】

彩色多普勒超声检查可以明确有无动脉瘤、瘤体的部位和大小，可以作为筛选和随访的主要方法。CTA可以确诊动脉瘤，能明确瘤体的大小、部位、与周围组织的关系、动脉壁的钙化、瘤内血栓以及动脉瘤破裂后形成的血肿，为进一步手术提供较为精确的信息[41]。磁共振血管成像（magnetic resonance angiography，MRA）诊断动脉瘤的作用与CTA大致相同，对于肾功能损害的患者可以酌情选择MRA。若以上3种检查还不能诊断或不能明确动脉瘤与其他重要动脉关系时，应做DSA检查。

【影像学表现】

1. B超表现

在主动脉旁可见搏动性肿物，边界清晰，其内为无回声区，无明确囊壁回声，该无回声区与主动脉之间有通道；而主动脉壁和管腔内无明显异常，瘤体仅以破口与腹主动脉相通。彩色多普勒超声可较清晰显示瘤体与腹主动脉相通的通道，如通道细窄，其内可见单色或镶嵌色血流信号，而瘤体内血流回声呈“云雾”状移动，如有血栓存在，则可在瘤体的边缘出现不规则低回声。瘤体内或与瘤体相连的通道内均可测及动脉血流频谱。于破口处可获得高速高阻血流频谱，血流频谱呈双相（往复征）；瘤腔内可见涡流信号。

2. CT表现

（1）CT平扫：布鲁氏菌病所致大动脉病变多层螺旋CT可及早诊断相关并发症，如主动脉附壁血栓、假性动脉瘤及血管硬化等。进展期动脉瘤表现为壁不光整、厚薄不均，动脉周围合并水肿、软组织肿胀及少量气体形成[42]。

（2）增强CT：能清晰、多方位、多角度显示腹部假性动脉瘤的瘤体结构、瘤腔大小、瘤体内血栓的分布情况。能够明确假性动脉瘤的位置、与动脉的关系[43]（图8-4-1），为临床治疗方案的选择提供更多的依据。

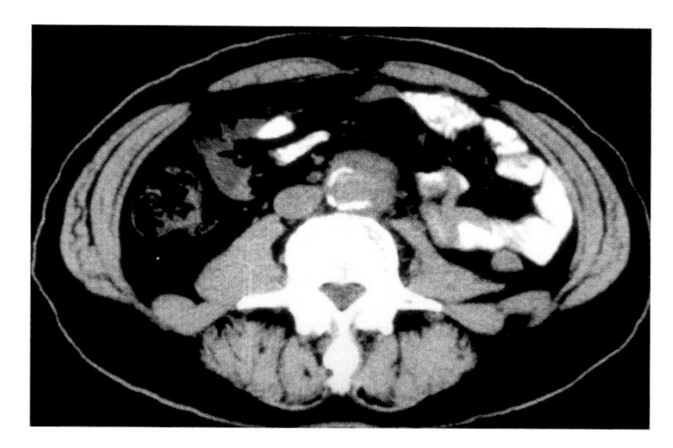

图8-4-1　腹主动脉增强CT示腹主动脉粥样硬化伴穿通性溃疡及周围血肿形成，周围见炎性渗出

主动脉CTA可见形态不规则突起，瘤壁略厚，其上缘可见充盈缺损影，呈假性动脉瘤征象[43]（图8-4-2）。瘤腔显著强化并延迟强化。破口较小时，对比剂进出瘤腔较缓慢，可导致动脉期瘤体内强化程度低于主动脉，破口较大时，瘤体内密度改变可与主动脉同步。近年来，随着多层螺旋CT技术的发展，三维CT血管造影术（three-dimensional CT angiography，3D-CTA）以其无创、检查迅速便捷、可显示血管的空间立体结构及周边关系等优点越来越受到国内外学者的重视[44]（图8-4-3）。

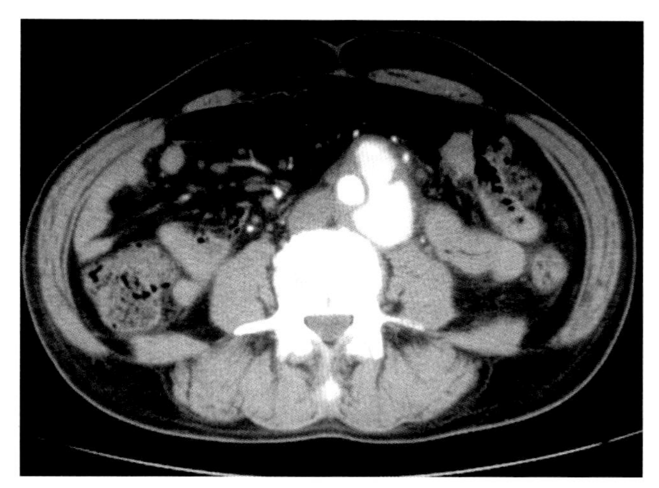

图8-4-2　主动脉CTA示腹主动脉下段见形态不规则突起，瘤壁略厚，其上缘可见充盈缺损影，呈假性动脉瘤征象

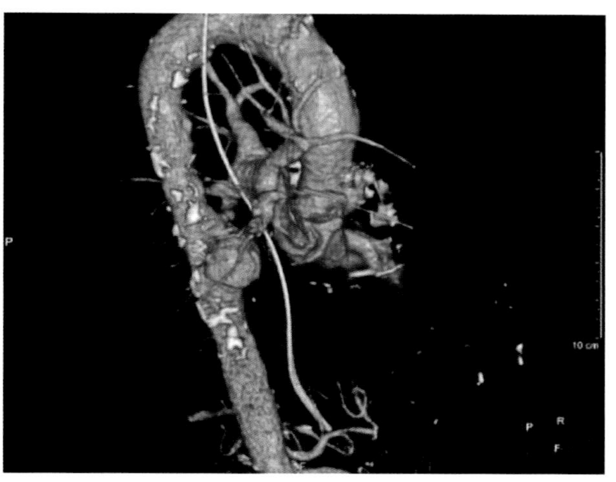

图8-4-3　布鲁氏菌病伴胸主动脉假性动脉瘤患者术前胸腹主动脉3D-CTA示，降主动脉中下段可见明显瘤样扩张

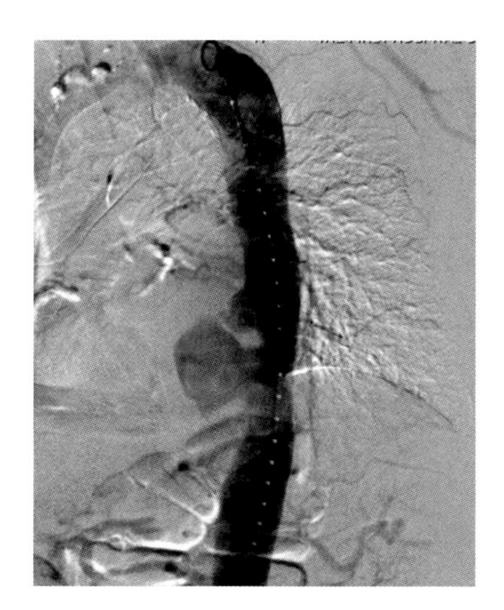

图8-4-4　布鲁氏菌病伴胸主动脉假性动脉瘤患者术中造影可见明显假性动脉瘤瘘口及瘤体内对比剂充盈

3. MRI表现

无须对比增强即可显示主动脉内腔、管壁及其与周围组织的结构关系等及血流动态变化，通过MRA三维成像有利于显示主动脉瘤的形态、大小、类型、病变的范围、瘤壁、附壁血栓及瘤体与主动脉及分支的关系。

4. 数字减影血管造影

数字减影血管造影（digital substraction angiography，DSA）可提供主动脉最直接的影像，动脉瘤的血管造影表现是动脉的膨出，这种膨出可以是长段的和均匀的，绝大多数动脉瘤呈梭形，也有囊形的，可单发，也有多发[44]（图8-4-4），DSA的缺点是瘤体内有血凝块时不能正确显示瘤腔的实际大小。

【诊断与鉴别诊断要点】

结合患者有饲养牛、羊等家畜史及临床表现、血培养结果，可明确诊断布鲁氏菌病。结合腹主动脉增强CT示腹主动脉粥样硬化伴穿通性溃疡及周围血肿形成，周围见炎性渗出，可诊断布鲁氏菌致感染性腹主动脉瘤。

既往感染性腹主动脉瘤的诊断常靠术后局部组织细菌培养阳性来确诊。随着 CTA 技术的发展，如 CTA 影像呈典型的囊状或多囊状动脉瘤＋血培养阳性也可建立诊断。

【研究现状与进展】

对有牛、羊接触史，长期不明原因的发热、腹痛，腹部触及搏动性肿块，反复菌血症等表现时应警惕布鲁氏菌感染性腹主动脉瘤的可能性，及时行血培养、抗体检测及 CTA 等相关检查，以免贻误治疗时机。治疗上以利福平和四环素类为基础用药，在感染控制后可行手术治疗[45]。

由于布鲁氏菌主要在人体网状内皮系统的细胞内繁殖，很难根治且易复发，故治疗强调抗菌药物联合应用，长疗程或多疗程治疗。以细胞穿透力强的利福平和四环素类为基础用药，与氨基糖苷类、磺胺类和喹诺酮类等任何一种联合治疗可取得较好效果。一般建议抗菌药物治疗时间至少持续 6 周[46]。在患者感染控制后，行手术治疗。随着腔内技术的发展，腔内修复联合抗菌药物的使用也成为治疗方式之一。

参 考 文 献

[1] 张文宏. 复杂性布氏菌病临床诊治亟待重视 [J]. 中华内科杂志, 2017, 56(10): 721-722.

[2] 常彩花, 郑嵘炅, 张跃新. 布鲁杆菌病并发症的临床表现及治疗 [J]. 国际流行病学传染病学杂志, 2018, 45(6): 445-449.

[3] 翟永贞, 张琪, 冯国和. 188 例布鲁杆菌病患者的临床特征 [J]. 国际流行病学传染病学杂志, 2018, 45(1): 9-12.

[4] KAYA S, ESKAZAN A E, ELALDI N. Brucellar pericarditis: a report of four cases and review of the literature [J]. International journal of infectious diseases: IJID: official publication of the International Society for Infectious Diseases, 2013, 17(6): 428-432.

[5] 刘维娟. 布鲁菌病研究进展 [J]. 农业科技与信息, 2013 (19): 34-36.

[6]《中华传染病杂志》编辑委员会. 布鲁菌病诊疗专家共识 [J]. 中华传染病杂志, 2017, 35(12): 705-710.

[7] 贾斌, 陈丽君, 白新华, 等. 新疆 590 例布鲁菌病患者的临床及预后分析 [J]. 中华地方病学杂志, 2018, 37(3): 243-247.

[8] 蒋海英. 布鲁氏菌病的心血管表现 [J]. 职业与健康, 2001, 17(8): 104-105.

[9] 李智伟.《布鲁菌病诊疗专家共识》解读 [J]. 国际流行病学传染病学杂志, 2018, 45(4): 225-228.

[10] 贾斌, 郑嵘炅, 张韬, 等. 布鲁菌病性心内膜炎七例临床分析 [J]. 中华传染病杂志, 2014, 32(10): 612-615.

[11] 罗玲, 周宝桐, 王焕玲, 等. 布氏菌性心内膜炎六例临床特点分析并文献复习 [J]. 中华内科杂志, 2017, 56(10): 734-737.

[12] 李时孟, 李威, 何成彦, 等. 人布鲁菌病的实验室诊断 [J]. 中国实验诊断学, 2017, 21(11): 2033-2036.

[13] 马松峰, 李晓峰, 单雪峰. 布鲁菌感染性心内膜炎 4 例 [J]. 中华胸心血管外科杂志, 2011, 27(3): 184.

[14] 马序竹, 李湘燕. 布鲁菌心内膜炎 2 例 [J]. 中国感染与化疗杂志, 2017, 17(4): 451-453.

[15] 刘富荣, 宋先荣, 丁付燕, 等. 布鲁氏菌致感染性心内膜炎一例 [J]. 中国循环杂志, 2014 (7): 524.

[16] 王文彬, 张锦玉. 布鲁菌病引起急性感染性心内膜炎 1 例 [J]. 饮食保健, 2019, 6(49): 73.

[17] 屈雪蒸, 袁建军, 张国报, 等. 超声心动图诊断感染性心内膜炎合并室间隔假性动脉瘤 1 例 [J]. 中华超声影像学杂志, 2015, 24(10): 854, 859.

[18] 胡亚南, 罗亚文. 布鲁菌感染性心内膜炎 1 例 [J]. 中国感染与化疗杂志, 2018, 18(4): 428-430.

[19] 梁峰, 胡大一, 沈珠军, 等. 2015 年欧洲心脏病学会关于感染性心内膜炎诊断及治疗指南的解读 [J]. 中国医院用药评价与分析, 2017, 17(2): 160-166.

[20] 黎荣山, 黄山松, 漆洁, 等. 以感染性心内膜炎并发肺栓塞为主要表现的布鲁氏菌病 1 例 [J]. 广西医科大学学报, 2017, 34(11): 1677-1679.

[21] 黄功成, 舒礼良, 黄辰, 等. 人工瓣膜布鲁菌心内膜炎的临床分析 [J]. 中华胸心血管外科杂志, 2016, 32(2): 104-105.

[22] 朱火兰, 崔倩卫, 刘仲伟. 少见布鲁氏杆菌致感染性心内膜炎的影像学及实验室检查特征 [J]. 中华诊断学电子杂志, 2016, 4(2): 98-99.

[23] 杨茜岚, 张丽华. 布鲁菌感染性心内膜炎四例 [J]. 中华心血管病杂志, 2015, 43(2): 184-185.
[24] 高维梁, 白茹雄, 李晓东, 等. 布鲁氏菌感染性心内膜炎 1 例并文献复习 [J]. 中国现代医生, 2018, 56(1): 136-138.
[25] 杨峰, 赵长年. 布鲁氏杆菌导致感染性心内膜炎 1 例 [J]. 咸宁学院学报（医学版）, 2009, 23(6): 493-494.
[26] 闫恒宇, 耿树刚, 王伟, 等. 布鲁菌致人造瓣膜感染性心内膜炎一例 [J]. 中华临床感染病杂志, 2011, 4(6): 380.
[27] 殷雯雯, 高甜甜, 张静, 等. 布鲁菌感染性心内膜炎合并睾丸炎、脾梗死 1 例 [J]. 中国感染与化疗杂志, 2019, 19(3): 319-322.
[28] 王艳, 孙晓风, 向阳, 等. 新疆布鲁菌病 117 例临床分析 [J]. 传染病信息, 2015 (1): 38-42.
[29] 潘珂君, 买买提艾力 · 吾布力, 包依夏姆 · 阿巴拜克力, 等. 新疆布鲁氏菌病 153 例分析 [J]. 传染病信息, 2013, 26(1): 47-49.
[30] 李艳, 刘升云, 余祖江. 布鲁氏菌病 6 例并文献复习 [J]. 中国实用医刊, 2010, 37(9): 49-50.
[31] 王国艳. 布鲁菌病的研究进展 [J]. 吉林医药学院学报, 2016, 37(5): 386-389.
[32] 郭庆祝, 王文杰, 孙巴图. 急性期布鲁氏菌病误诊为病毒性心肌炎 1 例 [J]. 中国地方病防治杂志, 2009, 24(6): 468.
[33] 张雁, 何晶晶, 刘长民, 等. 布鲁杆菌病患儿心肌酶学特征及临床意义 [J]. 中华地方病学杂志, 2015, 34(5): 384.
[34] 杜梦阳, 袁晋青. 布氏杆菌心肌炎一例 [J]. 中国循环杂志, 2016, 31(10): 1019.
[35] 陈平, 艾迪娜 · 库然斯. 急性重症心肌炎并布鲁菌病感染 1 例 [J]. 新疆医学, 2017, 47(7): 795-797.
[36] 段毓姣, 陈勇, 孙华丽, 等. 布鲁菌病研究进展 [J]. 中华实验和临床感染病杂志（电子版）, 2018, 12(2): 105-109.
[37] GATSELIS N K, MAKARITSIS K P, GABRANIS I, et al. Unusual cardiovascular complications of brucellosis presenting in two men: two case reports and a review of the literature [J]. Journal of medical case reports, 2011, 5: 22.
[38] FERNANDEZ A, CATAO-DIAS J L, SABZI F, et al. Brucella pericarditis: A forgotten cause of chest pain [J]. Transboundary and emerging diseases, 2017, 8(2): 116-118.
[39] 林莉, 张霞燕, 吕玲春, 等. 羊布鲁氏菌心内膜炎一例 [J]. 心脑血管病防治, 2019, 19(4): 377-378.
[40] ZORLU G, UYAR S, OZER H, et al. A case of brucellosis with a rare complication: pericarditis [J]. European journal of case reports in internal medicine, 2017, 4(1): 471.
[41] 李宇, 张楠, 孙立忠, 等. 感染性主动脉炎 CT 血管成像特点分析 [J]. 心肺血管病杂志, 2019, 38(9): 962-966.
[42] 王艳, 杨豫新, 刘文亚, 等. 布鲁菌病影像学诊断 [J]. 中国医学影像学杂志, 2018, 26(7): 556-560.
[43] 高丽丽, 马季娜, 鲍晓利. 布鲁菌致感染性腹主动脉瘤 2 例 [J]. 中国感染与化疗杂志, 2016, 16(3): 379-382.
[44] 王帅, 刘晗, 王琦, 等. 布鲁菌病伴胸主动脉假性动脉瘤一例 [J]. 中华传染病杂志, 2017, 35(3): 176-177.
[45] 王建伟, 翟蕾. 主动脉夹层动脉瘤伴布鲁菌感染 1 例 [J]. 中国感染与化疗杂志, 2019, 19(5): 560-561.
[46] 李兴旺, 杨依兰. 我国急性非复杂性布鲁菌病治疗现状分析 [J]. 中华传染病杂志, 2019, 37(9): 527-530.

第九章 消化系统布鲁氏菌感染

布鲁氏菌病几乎可以影响人体的全身任何系统及器官，包括消化系统。消化系统最常见的临床并发症包括慢性肝病、急性胆囊炎、腹水、急性肠炎、溃疡性结肠炎和胰腺炎等，胃肠道表现可能是该病的唯一表现特征。这些症状包括较轻的腹泻、呕吐；较严重的并发症，如肝脏或脾脏受累［以肝炎、肉芽肿和（或）两个器官中任何一个的脓肿形成的形式］、胆囊炎和很少危及生命的并发症，如结肠炎、胰腺炎、腹膜炎和肠梗阻。认识到这种类型的布鲁氏菌病的表现是很重要的，因为早期诊断和早期治疗通常会达到完全康复，不会留下后遗症。

布鲁氏菌病消化系统感染的临床症状，常为肝脾大、厌食症、腹痛及压痛、便秘、腹泻带血等。由于肝脏是人体最大的网状内皮系统器官，它参与任何循环微生物的吞噬作用，布鲁氏菌侵及肝脏，将引起肝大、非特异性乙型肝炎、肉芽肿性肝炎、肝脓肿、肝硬化等并发症。当布鲁氏菌侵及脾脏时，可形成脾脏肉芽肿，脾脏单发或多发脓肿。布鲁氏菌侵及胰腺时，会引起胰腺炎，它是一种罕见的并发症，患者常出现发热、呕吐、腹痛和便秘，积极抗布鲁氏菌治疗后可完全恢复。布鲁氏菌侵及胆囊有两种途径，一种是通过从肠道扩散的淋巴管到达胆囊；另一种是布鲁氏菌通过血液到达胆囊，引起胆囊炎。胆囊炎通过积极治疗，均可以痊愈。腹膜炎、腹水、肠梗阻是一种罕见的布鲁氏菌病的并发症，此类患者中腹腔积液或血液中均能培养出布鲁氏菌。

在布鲁氏菌病中，研究结果显示肝脏临床和生化检测指标远低于肝脏活检的指标，肝脏活检的发生率为 100%。肝脏受累的患者可能会有右上腹痛及其他全身症状。可出现轻度黄疸，但重度黄疸不常见。长期布鲁氏菌肝炎患者即使肝活检显示有肝炎的迹象，肝功能检查通常也是正常的。检查最常见的异常是转氨酶和碱性磷酸酶升高，但是非特异性的。血清总胆红素略有升高，血清白蛋白降低的情况下，均不能明确诊断布鲁氏菌病，而确诊布鲁氏菌病可通过肝组织中分离培养布鲁氏菌。

长期患有布鲁氏菌肝炎的患者，可能出现以下受累模式：①非特异性乙型肝炎，单核细胞浸润。②肉芽肿性肝炎，肉芽肿通常是非干酪性的，但也可能形成干酪性肉芽肿，特别是在感染猪型布鲁氏菌时。肉芽肿反应常见于以单核细胞反应为主的患者，然而，当炎症反应强烈时，部分患者可出现中央干酪样坏死。③肝脓肿，尤其在感染猪型布鲁氏菌的患者中可能出现。这种类型的反应是肝局部组织发生坏死和大量中性粒细胞浸润，形成脓肿。④肝硬化是布鲁氏菌肝炎一种罕见的后遗症。腹部平片显示肝内有钙化结节，常伴有化脓、脓肿和窦腔形成。布鲁氏菌病肝炎的治疗与布鲁氏菌病相同，大的肝脓肿可能需要引流。

总之，布鲁氏菌病的消化系统表现通常较轻，表现为肝脾大、厌食和呕吐。更严重的表现如结肠炎、胰腺炎和胆囊炎较为罕见。然而，对于临床医生来说，注意这些并发症是非常重要的，特别是在布鲁氏菌病流行的地区，因为早期的识别和治疗可达到完全的恢复。

第一节 肝脏布鲁氏菌感染

一、肝大

布鲁氏菌病是由布鲁氏菌属的兼性细胞内革兰氏阴性布鲁氏菌侵入机体后引起的传染 - 变态反应性人畜共患的传染病[1]。人和动物普遍易感，临床表现多样，可侵犯全身各个系统，布鲁氏菌有很强的组织趋向性，可以进入淋巴网状细胞内繁殖，而肝脏是人体内最大的网状内皮系统器官，通过限制性融合Ⅳ型分泌系统与细胞内溶酶体隔离从而逃避细胞内杀伤，可以抑制感染的单核细胞凋亡，阻止树突状细胞成熟、抗原呈递及幼稚 T 细胞激活。

病理学上表现为弥漫性肝细胞肿大，使肝脏体积增大，包膜紧张，引起肝区的疼痛，肝细胞变质性改变，造成肝细胞内酶释放入血，血清谷丙转氨酶升高，同时还可引起多种肝功能异常，病变严重者出现黄疸。因此检测最常见的异常是转氨酶和碱性磷酸酶升高，但是非特异性的。

【临床表现】

布鲁氏菌病临床表现很广泛，既有感染性症状又有非感染性症状，且病情跨度较大，从轻度的发热到严重的多器官功能损害均有发生。临床表现有发热、乏力、多汗、肌肉关节痛、食欲差、体重下降、肝脾和淋巴结肿大等非特异性表现[1]，其中发热和关节痛最常见，典型表现为波状热，伴或不伴畏寒、寒战，50% 患者表现为夜间突然出现发热，关节痛多为游走性、大关节痛。消化系统受累表现为恶心、呕吐、厌食、腹泻、腹痛、便秘及肝大，出现肝炎、黄疸、肝硬化、胰腺炎、自发性细菌性腹膜炎和肠梗阻。50% 以上的布鲁氏菌累及肝脏无典型特征或仅表现为肉芽肿性肝炎[2]，少数发展为布鲁氏菌性肝脓肿，多在疾病慢性期。

【实验室检查】

血培养是诊断包括布鲁氏菌病在内的细菌感染的金标准，但布鲁氏菌培养阳性率仅为 40%～70%。骨髓培养有更高的敏感性，需要更短的培养时间，尤其对于评估既往用过抗菌药物的患者应优先考虑骨髓培养。布鲁氏菌也可取脓液、组织和腹腔积液培养。血清学试验包括平板凝集试验、虎红平板凝集试验、标准试管凝集试验、抗球蛋白或 Coombs 试验、荧光偏振试验和免疫捕获试验等。虎红平板凝集试验是目前推荐的快速筛查方法，敏感性高达 99%，假阴性结果很少出现。标准试管凝集试验滴度≥1：160 或者流行地区滴度≥1：320，有明确诊断价值，但 SAT 会因阻断抗体的存在而出现假阴性结果[3]。

【影像检查技术的优选】

DR 腹部平片对肝脏增大的诊断价值有限，平片显示的肝大超声可作为肝脏疾病的首选检查方法，CT 已经被广泛用于肝脏疾病的评价，但由于电离辐射的存在，阻止它在儿童中作为研究工具使用。MRI 可以多方位、多参数成像，组织分辨率高，对于肝脏增大、水肿的改变具有早期诊断的优势，同时还可发现肝周的少量积液。

【影像学表现】

1. B 超表现

通过右锁骨中线在矢状面上的最大尺寸进行测量，正常的成年人中该尺寸可达 18 cm，也可测量颅尾尺寸，成年人的颅尾尺寸通常不超过 15 cm，也可以将其与腹侧尺寸（或深度）一起测量，该尺寸通常不超过 13 cm，而且尾状叶在许多疾病中都会增大。在轴向平面中，尾状叶的横截面通常都应该小于肝脏其他部分 0.55 cm。当纵轴在肝中线＞15.5 cm 或在锁骨中线＞16.0 cm 时诊断为肝脏增大。

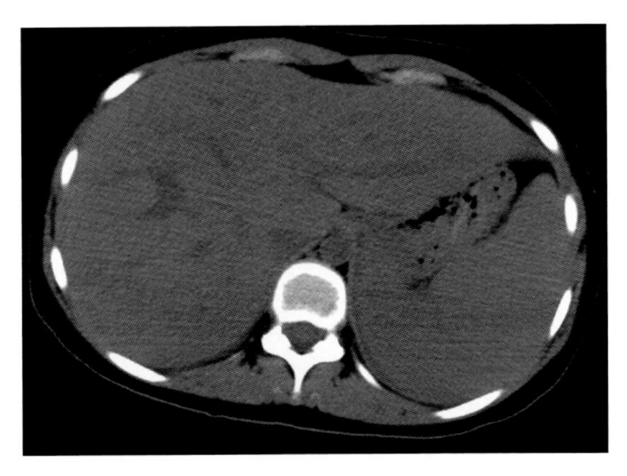

图 9-1-1 肝脏增大

2. CT 表现

肝细胞不同程度地肿胀、血液灌注异常，CT 上可表现为肝实质密度不同程度地降低，肝脏体积增大，形态饱满，肝周间隙变小消失（图 9-1-1），肝内血管周围可出现晕环征，即在肝内门静脉左支及右支或者肝内分支轴位出现低密度影。肝脏门脉间隙水肿、不均匀性强化，可能出现低强化区。

3. MRI 表现

肝脏增大，同反相位平扫 T_1WI 显示肝实质无明显异常信号改变，T_2WI 肝实质信号普遍均匀增高。

【诊断与鉴别诊断要点】

1. 诊断

正常成人的肝脏一般在肋缘下触不到，肝大一般分为 4 度，轻度肝大一般在肝肋下 3 cm 左右；中度肝大，则在肝肋下 3 cm 到脐水平；重度肝大则是超过脐水平；极重度肝大，则是达到盆腔水平。影像学上常表现为肝脏形态饱满，肝周间隙变小、消失，同时还会伴有肝功能异常，ALT 和 AST 升高，但布鲁氏菌引起的肝大还需血清学、血培养等实验室检查方可确诊。

2. 鉴别诊断

细菌及病毒引起的肝大：细菌与病毒引起的肝脏增大通常伴有发热、食欲减退等表现，通常不会出现波状热的热型，但是与布鲁氏菌引起的肝脏增大鉴别困难，还需实验室检查确诊。

二、布鲁氏菌性肝脓肿

肝脏是布鲁氏菌最常侵犯的器官之一。可引起肝大、肝炎、肝脓肿等并发症。长期患有布鲁氏菌性肝炎的患者，当其抵抗力下降或细菌毒力增强，肝局部组织中大量中性粒细胞浸润，发生液化坏死，形成肝脓肿。布鲁氏菌性肝脓肿由于其临床表现缺乏特异性，早期可无症状或被其他脏器布鲁氏菌病的症状所掩盖，临床难以及时治疗。

布鲁氏菌性肝脓肿基本病理特征是肉芽肿、液化坏死、炎症细胞浸润、纤维组织增生及钙化等。布鲁氏菌性肝脓肿的分型尚无统一标准，一般按发病特点分为粟粒型与肿块型（布鲁氏菌瘤）2 型。布鲁氏菌性肝脓肿各种病理类型可同时存在，并向一定的方向转化。

【临床表现】

布鲁氏菌性肝脓肿的临床表现多样、缺乏特异性。其中，以间歇性发热为最常见的症状。乏力、腹胀、右上腹疼痛、贫血等表现常被误诊为肝炎、肝癌或肝结核等。此外，临床上还可表现为肝大、脾大等。少数患者可无症状或体征，仅在体检时发现。临床上分为三期：急性期、亚急性期和慢性期。

【实验室检查】

实验室检查缺少特异性指标、可有 C 反应蛋白增高、红细胞沉降率加快、贫血、球蛋白增高、虎红平板凝集试验阳性、布鲁氏菌抗体试验≥1∶160。布鲁氏菌抗体试验≥1∶160 有助于疾病的诊断。

【影像检查技术的优选】

DR 腹部平片仅能发现肝内钙化灶。超声可作为肝脏疾病的首先检查方法，CT 可为布鲁氏菌性肝脓肿提供准确的定位诊断。MRI 多参数成像可以更好地显示肝布鲁氏菌瘤的内部结构，但对于钙化显示不如 CT。

【影像学表现】

1. B 超表现

（1）粟粒型：肝脏不同程度肿大，肝脏可未见异常回声影，或可出现低回声小结节，结节直径一般不大于 1.0 cm，单个或多个，散在或弥漫性分布于全肝。

（2）肿块型：表现为一圆形或卵圆形结节或肿块回声，多回声不均、边缘模糊（图 9-1-2）。典型表现为低回声类圆形病灶中存在“中心颗粒样钙化”。

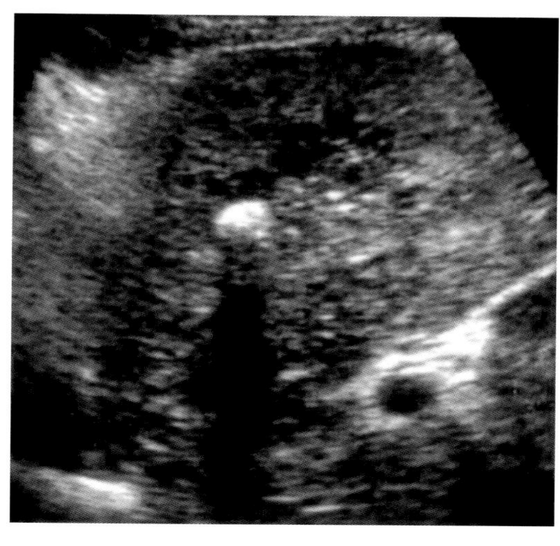

图 9-1-2　肝布鲁氏菌瘤（一）

2. CT 表现

（1）CT 平扫

① 粟粒型：肝脏有时平扫未见明显异常密度影（图 9-1-3A），有时见明确的肝脏低密度小结节，结节直径一般不大于 1.0 cm，单个或多个，散在或弥漫性分布于全肝，同时有肝脏和（或）脾脏不同程度的肿大。CT 平扫对于直径小于 0.5 cm 的病灶显示受限。

② 肿块型：常由肝脏粟粒型布鲁氏菌病转化而成。CT 平扫多为边缘模糊、密度不均的稍低密度结节或肿块，可呈圆形、卵圆形。典型表现为低密度类圆形病灶中存在“中心颗粒样钙化”。

（2）增强 CT

① 粟粒型：较常见，平扫时显示肝内小结节，增强扫描动脉期可出现一过性强化，呈现病灶周围反应性炎症，病灶本身不强化或病灶边缘轻度强化，门静脉期病灶边缘呈环形强化，病灶范围缩小，病灶数量较平扫时增多（图 9-1-3B）。

② 肿块型：肝布鲁氏菌瘤病灶绝大多数为少血供的，增强扫描动脉期强化不显著，门静脉期和延迟期病灶边缘轻度环形强化或纤维分隔状强化。增强后液化坏死不强化，但纤维组织增生可见轻中度强化。少数病灶在动脉期可见周围肝实质异常高灌注表现，提示病灶周围的肝组织有炎性充血水肿（图 9-1-4A）。

3. MRI 表现

（1）MRI 平扫

① 粟粒型：常表现为肝和（或）脾大；肝内小结节在 T_1WI 呈等或低信号，T_2WI 呈等或高信号（图 9-1-3C），显示病灶相对较少；弥散加权像呈等或高信号（图 9-1-3D），病灶较 T_1WI 或 T_2WI 显示数量多。

② 肿块型：MRI 可较为准确地反映肝布鲁氏菌瘤病理变化过程。肝布鲁氏菌瘤在 T_1WI 呈无特异的低信号，T_2WI 图像根据病灶的不同病理阶段，表现也多种多样。早期因病灶内含有大量巨细胞、上皮样细胞和淋巴细胞等炎性细胞及新生毛细血管，在 T_2WI 上呈高信号，病灶中心的液化坏死呈更高信号（图 9-1-4B）。

（2）MRI 增强

① 粟粒型：平扫时显示肝内小结节，增强扫描动脉期可出现一过性强化，呈现病灶周围反应性炎症，病灶本身不强化或病灶边缘轻度强化，门静脉期病灶边缘呈环形强化，病灶范围缩小（图 9-1-3E），病灶数量较平扫时增多。多发及环形强化的病灶示粟粒型肝布鲁氏菌的特征性表现。

② 肿块型：增强后液化坏死不强化，但纤维组织增生可见轻中度强化。肝布鲁氏菌瘤病灶绝大多数为少血供的，增强扫描动脉期强化不显著，门静脉期和延迟期病灶边缘轻度环形强化或纤维分隔状强化。少数病灶在动脉期可见周围肝实质异常高灌注表现，提示病灶周围的肝组织有炎性充血水肿。

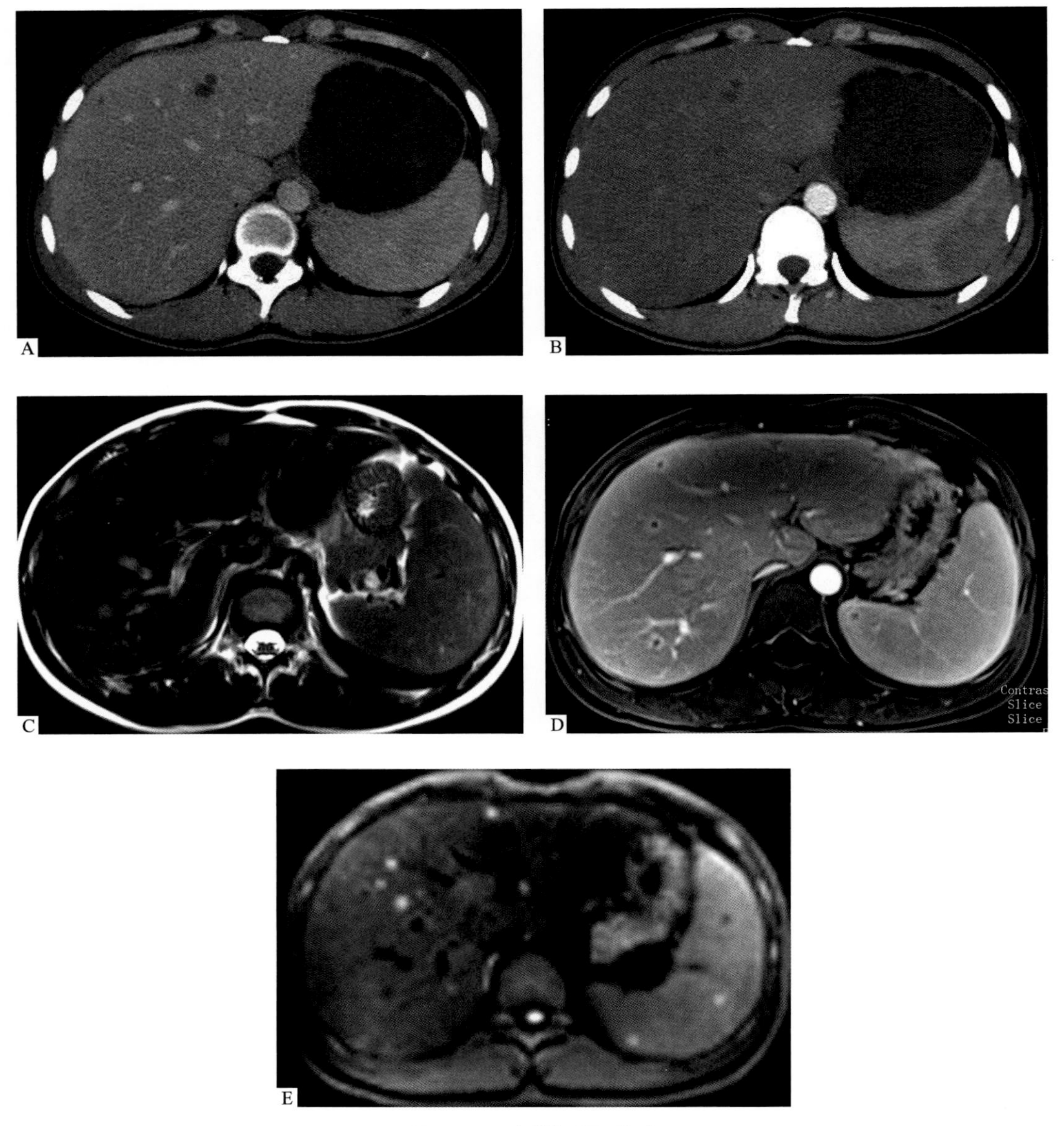

图 9-1-3 粟粒型肝脓肿

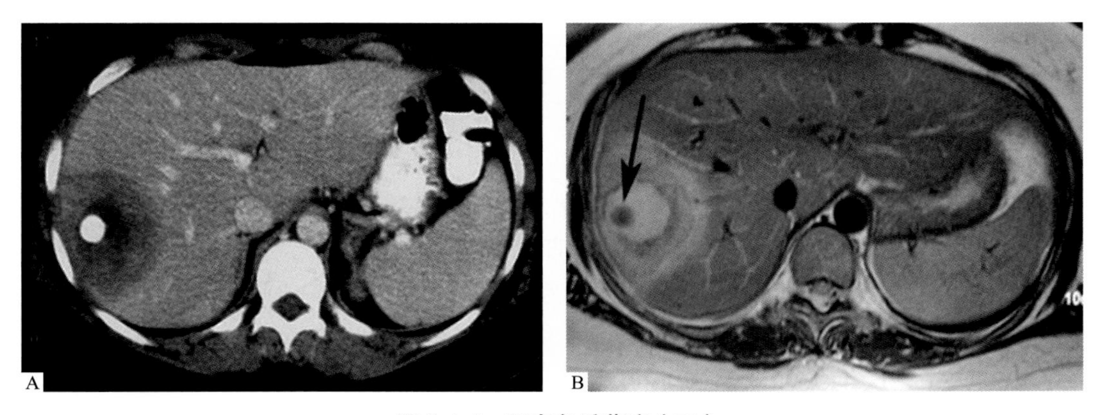

图 9-1-4 肝布鲁氏菌瘤（二）

CT 与 MRI 征象可相应地反映肝布鲁氏菌病的不同病理时期的改变。

【诊断与鉴别诊断要点】

1. 诊断

布鲁氏菌肝脓肿临床表现为右上腹疼痛、间歇性发热等，结合影像学检查发现肝脾大、不大于 1 cm 的肝内多发结节或肝占位性病变伴中心钙化灶，且合并如下情况，应高度怀疑布鲁氏菌肝脓肿：长期不明原因的高热、腹胀、腹痛、乏力、食欲减退等表现；肝功能异常，肝脾大；贫血、红细胞沉降率加快、C 反应蛋白增高；虎红平板凝集试验阳性及布鲁氏菌抗体试验阳性；有牛、羊接触史或布鲁氏菌病史的患者。对于肝布鲁氏菌病的确诊，主要依靠肝脏病灶穿刺活检、手术或血培养发现布鲁氏菌或布鲁氏菌抗体试验阳性。

2. 鉴别诊断

（1）肝结核：影像学很难与肝结核相鉴别。肝结核往往伴有肺结核病史，且临床多有低热、盗汗表现，菌群培养为结核分枝杆菌。

（2）细菌性肝脓肿：细菌性肝脓肿患者全身中毒症状严重，可见明显的液化、坏死，囊壁呈“双环”或“三环”改变，增强后呈花环样或蜂窝状显著强化；布鲁氏菌肝脓肿的环形强化轻微，脓肿中心钙化多见。

（3）肝转移瘤：当粟粒型肝布鲁氏菌病出现门静脉期边缘环形强化时，不易与肝转移瘤区别。肝转移瘤往往为多发，大小不一，边缘不规整，“牛眼征”为其特征性表现，且临床有原发肿瘤病史。

（4）肝脏多发小囊肿：影像学很难与肝脏多发小囊肿鉴别。肝脏多发小囊肿一般无临床症状及发热表现，而肝布鲁氏菌病有临床发热表现。增强后肝脏多发小囊肿无强化，边界显示更清楚，而布鲁氏菌肝脓肿呈环形强化。

【研究现状与进展】

肝脏 MRI 技术成像不仅可获得解剖学和血流灌注的信息，还可获得物质成分的信息，拓展了 MRI 在肝病诊断的应用范畴。多技术的量化分析，如动态增强灌注成像、T_2 mapping、IVIM 等，为病灶的定性和鉴别诊断提供新的手段，也对肝脏疾病局部治疗后疗效量化评估提供新的手段。

第二节 脾脏布鲁氏菌感染

一、脾大

人间布鲁氏菌病是世界上最常见的人畜共患病之一[4]。该病多由羊布鲁氏菌引起，病程一般较长，临床表现缺乏特异性，症状体征多种多样，无典型特征，容易与其他疾病混淆而造成误诊、漏诊。布鲁氏菌会引起全身网状内皮细胞增生和肉芽肿形成，脾脏是人体最大的免疫器官，其中含有大量的淋巴细胞和巨噬细胞，布鲁氏菌能有效寄生于单核细胞和巨噬胞内，并在其内大量繁殖。布鲁氏菌在巨噬细胞内的复制对于布鲁氏菌的生存十分重要。尽管被巨噬细胞吞噬的布鲁氏菌有 90% 会被杀灭，但仍会有少数的布鲁氏菌能躲避这种杀灭作用，并且在巨噬细胞内建立布氏小体，使得布鲁氏菌可以在不影响巨噬细胞存活的条件下进行繁殖。只有巨噬细胞在受到某些因素激活时，才能对布鲁氏菌产生有效的杀灭作用。特异性 IgG 和 IFN-γ 在活化后能增强巨噬细胞的杀伤力，但强毒菌株仍然可以抵抗巨噬细胞的杀伤作用，并且在细胞内大量复制，从而削弱巨噬细胞的细胞杀伤作用和抗原提呈功能。在人单核细胞 / 巨噬细胞内，牛布鲁氏菌能抑制 IFN-γ 诱导的 FcγRI 受体和 FcγRI 受体所介导的噬菌作用。布鲁氏菌脂多糖能降低巨噬细胞对抗原的提呈以及随后的 T 细胞活化。

人体最大的次级淋巴器官是脾脏，其内含有大量的T淋巴细胞、B淋巴细胞以及巨噬细胞等免疫细胞[5]。因此在机体被感染后，脾脏随之做出一系列改变，脾脏内所有巨噬细胞亚群的再增殖动力学都加快[6]，参与体液免疫以及细胞免疫活动，积极对抗入侵的细菌。在临床布鲁氏菌的确诊患者中，部分患者的脾脏被布鲁氏菌感染后，会随之发生一系列改变，与身体其他部位建立联系[5]。部分患者出现了明显的贫血貌，脾肿大以及脾脏压痛明显，甚至有的患者累及肝脏，伴有肝脏的肿大。部分患者的生化指标可无异常表现。

【临床表现】

脾脏布鲁氏菌感染的表现缺乏特异性指标，主要表现为脾大、波状热以及肌肉和关节的疼痛，因而常常被误诊为流行性感冒。当细菌感染扩散到全身时，患者还可有关节炎、神经衰弱等其他系统的表现。

【实验室检查】

实验室检查缺少特异性指标，可有C反应蛋白增高、红细胞沉降率加快、贫血、球蛋白增高、虎红平板凝集试验阳性、布鲁氏菌抗体试验≥1：160。布鲁氏菌抗体试验≥1：160有助于疾病的诊断。酶联免疫吸附试验的特异性可能优于试管凝集试验。

【影像检查技术的优选】

DR腹部平片能直观地反映出脾脏的增大，超声对脾脏病变有较高的诊断价值，可作为首选的影像学检查方法，但检查手法不一而足，与周围组织尤其是与胰尾的关系显示不出来，对于判断肿物来源尚不能提供足够的信息。螺旋CT对于脾脏疾病的诊断具有较高的应用价值，用普通DR检查是很难发现脾脏病变的，螺旋CT扫描可以清楚显示脾脏中的形态及其与周围组织器官之间的解剖关系，为手术治疗提供真实、可靠、明了的信息。CT对于脾脏疾病的诊断准确率较高。MRI具有较高的软组织分辨率，对脾脏疾病诊断具有不可替代的优势。

【影像学表现】

1. DR平片

依据临床标准：长径超过15 cm，宽径超过8 cm可诊断为脾大。明显增大时可引起左膈抬高，胃泡右移，左肾轮廓影向内下方移位。

2. B超表现

轻度脾大：脾脏形态饱满，长径大于12.0 cm，厚度大于4.0 cm，脾门静脉内径大于0.8 cm，右侧卧位左肋缘下长小于4.0 cm，仰卧位时可探及脾脏下缘，实质回声颗粒增粗。

中度脾大：脾脏形态饱满且边界不规则，脾门切迹变浅，长大于13.0 cm，厚大于5.0 cm，脾门静脉内径大于1.0 cm，右侧卧位左肋缘下长大于4.0 cm或平脐，实质回声明显增粗。

重度脾大：大小形态失常，长径大于15.0 cm，厚大于5.0 cm，脾门静脉内径大于1.2 cm，右侧卧位脾下缘超过脐，实质回声颗粒明显增粗，脾门周围有低回声结节（副脾或肿大的淋巴结）。

巨大脾：脾脏大小形态明显失常，脾门切迹消失，右侧卧位脾下缘超过脐甚至达到盆腔，实质内有钙化斑及占位性病变。钙化斑常由脾纤维化所致。

3. CT及MRI表现

脾大最经典的诊断标准是轴位图像上脾脏外缘超过5个肋单位（相邻的肋骨和肋间隙分别算作一个肋单位）；肝下部层面上看到脾脏体积大于肝脏或脾脏下缘低于肝脏下缘也可诊断为脾大（图9-2-1）；脾脏在任一径线上＞12 cm即可认为脾大。

【诊断与鉴别诊断要点】

1. 诊断

轻度肿大：深吸气时，脾缘不超过肋下2 cm；中度肿大：脾脏肿大超过肋下2 cm至脐水平线以上；重度肿大：脾缘超过脐水平线以下或超过前正中线，也称为“巨脾”。

2. 鉴别诊断

（1）肝硬化所致脾大：肝硬化所致脾大的患者，大部分有慢性肝病史，有的甚至消瘦、面容灰暗、皮肤黄染。超声显示肝脏表面不规则，回声增强、增粗，质地硬，血管走向显示不清晰，门静脉高压并伴有腹水。一般无巨脾表现。

（2）血液系统疾病所致脾大：多数为单纯性脾大，几乎很少伴有肝脏及门静脉的改变。如是慢性粒细胞白血病患者有巨脾表现。

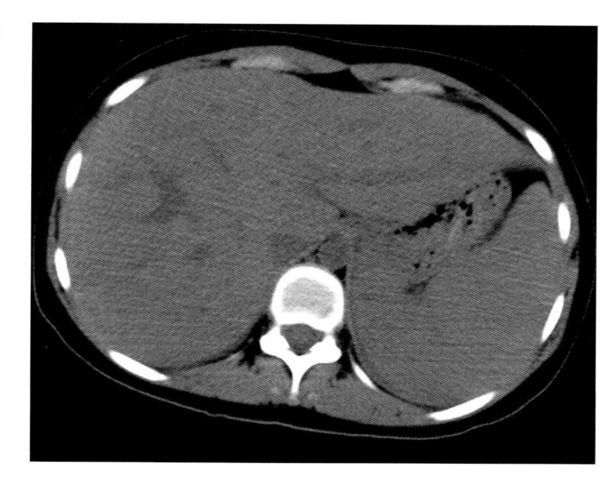

图 9-2-1　脾大

二、布鲁氏菌性脾脓肿

布鲁氏菌是一种细胞内革兰氏阴性球菌，可感染哺乳动物并引起布鲁氏菌病，布鲁氏菌病是最常见的细菌人畜共患病之一[7]。在布鲁氏菌患者中，肝脾受累在急性布鲁氏菌病过程中很常见，通常表现为肝脾大或肝酶水平轻度升高，继发于非特异性或肉芽肿性肝炎，预后良好[8]。肝脾脓肿又被称为“布鲁氏菌瘤”，很少被认为是真正的局灶性并发症。由于脾脏内含大量的巨噬细胞，具有免疫杀菌作用，因此，脾脏的脓肿较为少见，孤立的布鲁氏菌性脾脓肿更为罕见[8]。当布鲁氏菌入侵人体后，巨噬细胞吞噬病菌却无法将其彻底消灭，带着布鲁氏菌进入血液循环，到达各个部位。脾脏是人体最大的免疫器官，内含有大量巨噬细胞，因此布鲁氏菌感染脾脏可能性较大。脾脏布鲁氏菌病无特殊临床表现及病理表现，因此在临床工作中难以及时发现并进行治疗，容易错过最佳救治时期。

【临床表现】

脾脏布鲁氏菌病的临床表现不典型。患者多以发热和脾脏压痛前来就诊。其中多数患者有牛、羊或者其乳制品的接触史，无其他特殊病史。部分患者出现盗汗以及体重下降等表现，与结核杆菌感染极为相似，故易与该病混淆。布鲁氏菌侵及脾脏后，脾脏内巨噬细胞被激活，发挥其吞噬作用，布鲁氏菌被吞噬的同时，大量血细胞也随之被分解，因此患者可能出现贫血症状。部分患者症状体征不明显，由体检时发现肝脾大前来就诊。

【实验室检查】

脾脏布鲁氏菌感染的实验室检查缺乏特异性，可有一般布鲁氏菌感染机体的指标变化，如 C 反应蛋白增高、红细胞沉降率加快、贫血、球蛋白增高等，布鲁氏菌抗体试验≥1∶160 有助于疾病的诊断。

【影像检查技术的优选】

DR 对布鲁氏菌脾脓肿的诊断意义不大，当脾脏内有钙化时，可显示左上腹部有高密度影。CT 检查对钙化比较敏感，薄层检查有利于观察，而 MRI 则可以清晰地显示脾脏内部的软组织结构。腹部超声既可以多角度观察脾脏结构改变，又可以清晰显示钙化结节和脾脏布鲁氏菌脓肿，是目前筛查布鲁氏菌脾脓肿的首选影像检查。

【影像学表现】

1. B 超表现

（1）粟粒型：脾脏被布鲁氏菌侵犯后，体积可有不同程度的增大。其内回声大多增密、增粗、增强。轻症患者亦可无异常表现。部分患者可见一个或散在的高回声钙化灶。钙化灶较大者，强回声后方伴有无回声影。

（2）肿块型：脾脏脓肿较为少见。早期在脾脓肿完全形成之前，主要表现为中等或稍低回声，边界与周围正常脾脏组织分隔不清。病变中晚期脓肿形成后，其内可见类圆形低回声区，病灶中心为脓液，其回声根据脓肿的成分可呈液性、实质性与液性混杂性，等低、低回声或者混合回声等多种表现。脓肿内若有钙化灶，则可有强回声表现。

2. CT 表现

（1）CT 平扫

① 粟粒型：病变早期，脾脏的 CT 平扫可为正常表现或体积略微增大，部分患者表现为密度弥漫性不均匀性减低[9]。后期脾脏内病变加重，形成孤立或者散在钙化灶时，CT 检查较为敏感，表现为单发或者多发散在的高密度结节灶。有时还伴有肝大（图 9-2-2A）。

② 肿块型：病变早期，脓肿尚未完全形成，因此 CT 检查可表现为边界不清的稍低密度灶。当脓肿成型后，CT 检查可见一类圆形病灶，其周围一圈低密度水肿带，内部为密度更低的脓液及坏死组织。

（2）增强 CT

① 粟粒型：弥漫性脾脏肿大，增强扫描可见脾脏内散在病灶稍强化（图 9-2-2B），可能与病变部位的炎性充血相关。多伴有肝脏的体积增大表现。

② 肿块型：脾脏局限性改变，由于布鲁氏菌脾脓肿并非富血供病变，因此，动脉期可见一类圆形或不规则形较低密度区，边界清晰或不清晰，周围正常脾组织呈花斑样改变；门静脉期病变可有轻度强化但依旧较周围正常脾脏低[10]。增强扫描可发现平扫时存疑或者显示不清的病变。脾脏布鲁氏菌瘤主要表现为实性肿块，部分病例表现为低密度，边界不规则，细或厚的强化小梁分隔低密度实性区或小液性区[8]。增强扫描可有强化，强化结节内的点状低密度影可能提示坏死囊变[11]。

3. MRI 表现

（1）MRI 平扫

① 粟粒型：脾脏体积增大，其内部散在的小病灶在 T_1WI 上呈等低信号，T_2WI 上呈高信号。若伴有脾脏梗死，则病灶内水分子扩散受限，DWI 序列呈明显高信号（图 9-2-2C，D）。

② 肿块型：MRI 对软组织内脓肿较为敏感。一般情况下，脾脏内脓肿壁呈等或短 T_1WI 信号，内部液化坏死以及脓液部分呈 T_1WI 低信号，T_2WI 高信号，压水序列病变信号值明显减低，DWI 扫描呈高信号。

（2）MRI 增强

① 粟粒型：病灶为乏血供病变，增强扫描一般不强化。但由于炎症的影响，病变处毛细血管增生，血流丰富，增强扫描动脉期，病灶周围可有轻度强化，水肿带不强化（图 9-2-2E）。

② 肿块型：增强扫描对于脾脏布鲁氏菌瘤并没有特异性表现。动脉期脾脏内脓肿壁可有轻中度强化；脓壁外水肿带不强化，与周围正常脾组织相比呈现稍低信号；内部脓液无血供不强化。

【诊断与鉴别诊断要点】

1. 诊断

脾脏布鲁氏菌病的影像学表现缺乏典型特征，对于反复发热并伴有脾脏钙化的患者，结合其生活史，应尽早怀疑布鲁氏菌脾侵犯[11]。一般患者以发热伴有左上腹胀痛前来就诊。部分患者因体检发现肝脾大前来就诊。根据其生活接触史结合影像学表现不难做出推测，但诊断还需对患者进行血清学检查，布鲁氏菌抗体效价＞1∶160。

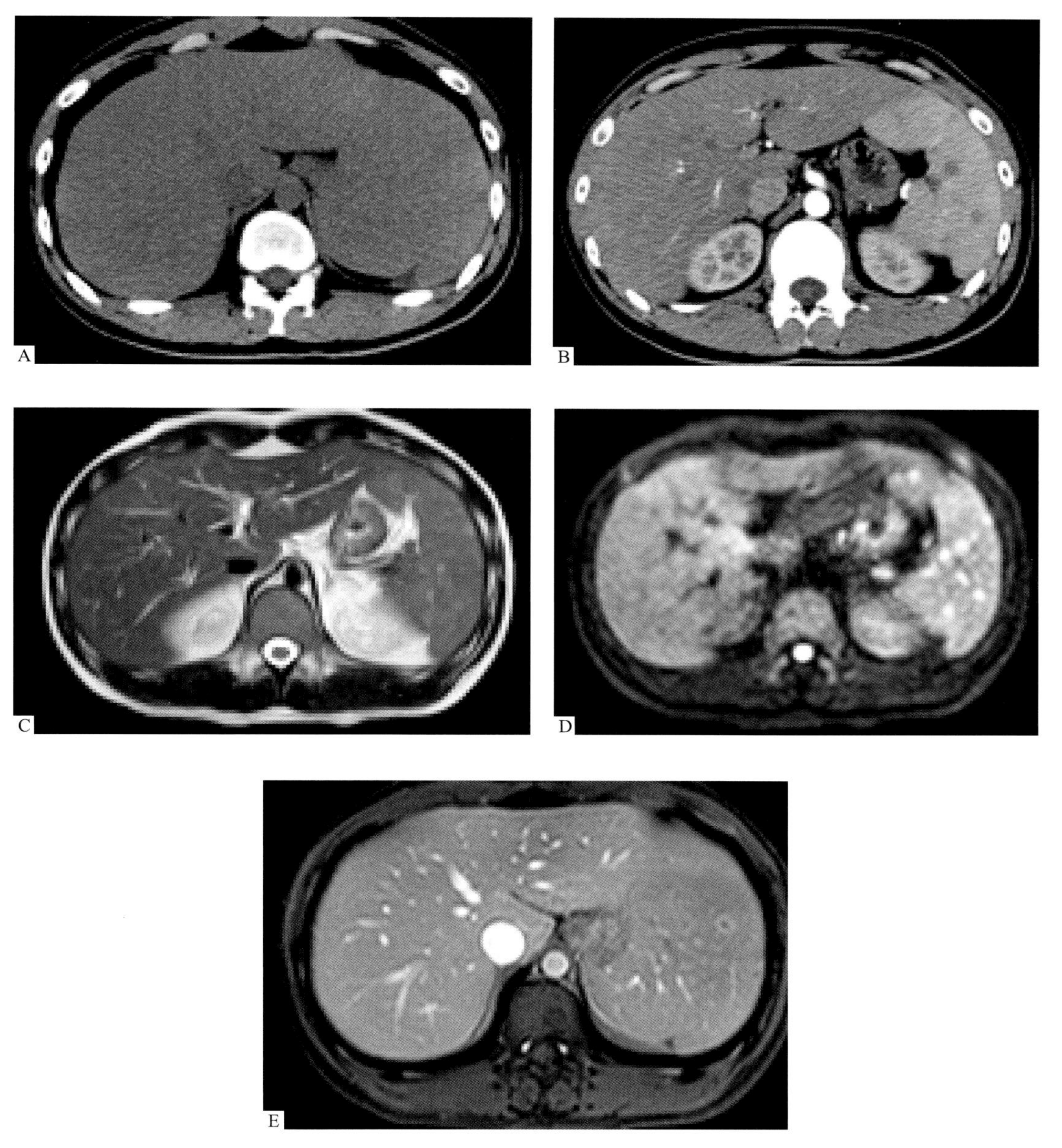

图 9-2-2　布鲁氏菌性脾脓肿

2. 鉴别诊断

（1）脾囊肿：脾囊肿临床罕见，一般人群中发病率仅为 0.07%[12]。单纯的脾囊肿壁比较薄，增强时不发生强化，可无临床表现，多为体检时发现。影像学检查发现脾脏液性占位且伴有发热等症状，则应高度怀疑脾脓肿的可能。

（2）脾纤维瘤：是脾脏的良性病变之一，超声表现为边界清楚的低回声团块，一般表面较为光滑，内部回声不均。

（3）脾脏窦岸细胞血管瘤：又称“衬细胞血管瘤”，是仅发生于脾脏的一种较为罕见的、具有特殊病理形态学及免疫学特征的良性肿瘤[13]。

（4）脾错构瘤：多为单发，通常肿瘤的体积较小，其病理形态与正常脾脏类似，窦内充满血液，窦间见脾索，伴纤维化及淋巴细胞聚集[13]。免疫组化：错构瘤 CD_{68}、CD_{21} 阴性，CD_8 阳性[14]。

第三节　胆囊布鲁氏菌感染

一、胆囊炎

布鲁氏菌病是一种人畜共患传染病，肝脏受累常见，胆囊炎和肝脓肿是该病的主要并发症[15]。在消化系统病变中，肉芽肿性肝炎是常见的。以急性胆囊炎的形式累及是布鲁氏菌病罕见的代表。细菌可以通过肠道的淋巴管或布鲁氏菌菌血症的血液到达胆囊。在某些感染中，如在沙门氏菌中，胆囊充当微生物的储存器。有人认为，慢性潜伏感染有可能导致胆结石的形成，从而导致急性胆囊炎。布鲁氏菌感染胆囊可能以急性胆囊炎的形式起作用[16]。

胆囊炎分为急性胆囊炎及慢性胆囊炎。急性胆囊炎为常见急腹症，但布鲁氏菌感染导致的急性胆囊炎罕见。布鲁氏菌可通过从肠道扩散的淋巴管及血液侵及胆囊，在机体抵抗力降低的情况下，在胆囊内停留、繁殖，发生急性胆囊炎。急性胆囊炎治疗不彻底，反复发作，可导致慢性胆囊炎。

【临床表现】

急性胆囊炎临床表现为急性发作性右上腹痛，放射至右肩胛部，为持续性疼痛并阵发性绞痛，伴有胃寒、高热、呕吐。检查右上腹压痛，墨菲征阳性，可触及肿大的胆囊，严重者可有黄疸。慢性胆囊炎临床症状常不典型，常出现腹胀不适、上腹部隐痛、厌油、消化不良等。

【实验室检查】

实验室检查可有白细胞计数增高、血清胆红素或碱性磷酸酶增高、虎红平板凝集试验阳性、布鲁氏菌抗体试验≥1：160。布鲁氏菌抗体试验≥1：160有助于疾病的诊断。

【影像检查技术的优选】

超声为急性胆囊炎最常用的检查手段。CT对显示胆囊窝液体潴留、胆囊穿孔或合并肝脓肿有较高诊断价值。MRI显示的诊断信息不优于CT，临床较少应用。

1. B超表现

布鲁氏菌导致的急性胆囊炎超声表现为胆囊肿大，囊壁毛糙、增厚，厚度＞3 mm，常有“双环征”改变，回声减低，将探头压迫胆囊体表区，触痛加重，即超声墨菲征阳性。急性胆囊炎穿孔时，可显示胆囊壁的局部膨出或缺陷，胆囊轮廓模糊不清，胆囊周围探及局限性积液或囊腔内积气。时间较长后胆囊周围组织炎症反应与胆囊可形成一边界模糊的炎性肿块，呈实性低或强回声。慢性胆囊炎表现为胆囊壁增厚，呈均匀的弱回声或中高回声，厚度＞3 mm。胆囊萎缩，囊腔变小甚至闭合，仅能看到胆囊区呈弧形光带，后壁显示不清。胆囊无收缩功能（图9-3-1A）。

2. CT表现

布鲁氏菌急性胆囊炎CT表现为胆囊体积增大，胆囊壁多呈弥漫性均匀增厚，增强后胆囊壁明显持续强化，胆囊周围常可见一圈低密度环影，系胆囊周围组织水肿所致，胆囊腔内面较光整，浆膜面往往因炎症反应和粘连而不光整。若进展为化脓性胆囊炎，其影像征象更加明显，并且可见胆囊窝周围大量积液，若发生胆囊壁穿孔，则局部可形成的液平脓腔，肝胆境界不清（图9-3-1B）。慢性胆囊炎的CT征象主要表现为胆囊壁增厚，尤其增强后胆囊壁完整、内腔光滑、胆囊周界清，增强扫描显示胆囊壁及周围组织往往不同程度强化。

3. MRI表现

布鲁氏菌急性胆囊炎表现为胆囊增大，胆囊壁增厚，增厚的胆囊壁由于水肿呈T_1WI低信号、T_2高信号，胆囊内胆汁含水量增高。慢性胆囊炎表现为胆囊缩小，有时也可见增大，胆囊壁增厚不规则，

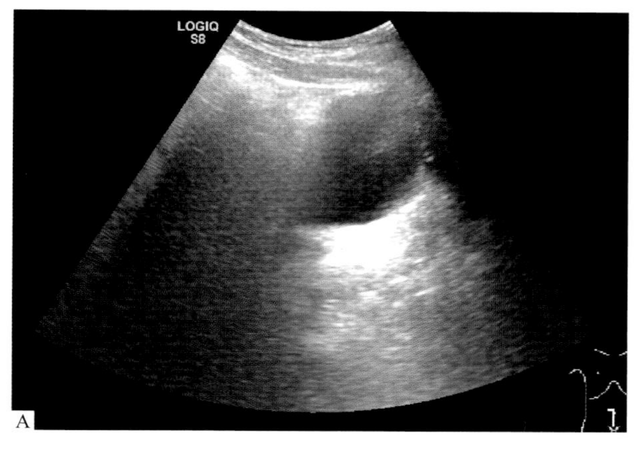

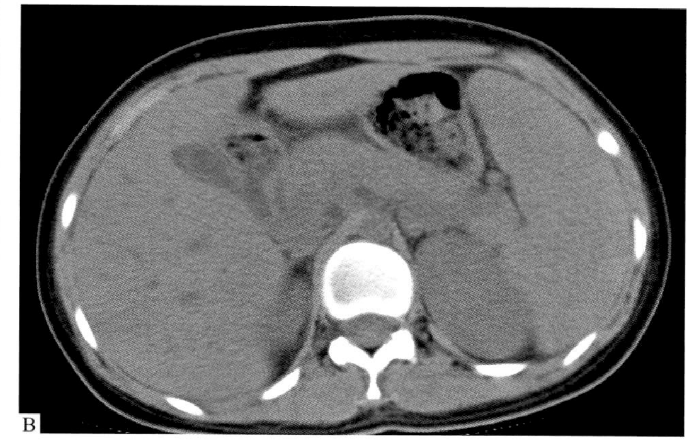

图 9-3-1 布鲁氏菌急性胆囊炎

可见钙化灶，T_1WI 及 T_2WI 上都呈低信号。

【诊断与鉴别诊断要点】

1. 诊断

布鲁氏菌引起的胆囊炎非常罕见，临床症状不具有特异性，常表现为急性发作性右上腹痛，放射至右肩胛部，为持续性疼痛并阵发性绞痛，伴有胃寒、高热、呕吐。检查右上腹压痛，墨菲征阳性，可触及肿大的胆囊。实验室检查血小板压积、红细胞沉降率、C 反应蛋白升高可能是辅助诊断布鲁氏菌病的灵敏指标，影像学检查缺乏特异性。细菌培养是诊断的标准，一旦从胆汁培养物中分离到该病原菌可确诊布鲁氏菌感染。

2. 鉴别诊断

（1）胆囊癌：胆囊壁的局限性增厚或一侧壁明显增厚，一般超过 5 mm，胆囊变形，壁僵硬，特别是外侧壁的不规则增厚多支持胆囊癌诊断；尤其内壁高低不平或结节状突出者更高度提示胆囊癌。

（2）胆囊壁反应性增厚：包括急性肝炎、肝硬化、腹水、低蛋白血症、静脉闭塞性病变、心力衰竭、急性胰腺炎等，以上通常不会导致胆囊增大，其余影像表现差异不大，结合临床及相关实验室检查可以鉴别。

二、胆囊脓肿

胆囊脓肿常继发于急、慢性胆囊炎，临床上常以反复发作的胆系感染、右上腹包块，严重时可有呼吸循环功能障碍等表现，在消化系统病变中，以急性胆囊炎的形式累及是布鲁氏菌病罕见的代表[15]。胆囊布鲁氏菌脓肿更为罕见，临床表现缺乏明显的特征性，易出现漏诊或误诊而延误治疗，危害患者的生命健康。布鲁氏菌病合并胆囊疾病的报道较少。

【临床表现】

患者通常表现为上腹部或右上腹疼痛，阵发性加剧，伴有发热、恶心、呕吐，主要局限于右上象限，右上象限中度压痛，墨菲征阳性等。部分患者会出现黄疸，可触及肿大的胆囊。患者潜伏期一般为 1～3 周，平均 2 周，部分患者会出现相对特异性的指标：波状热，潜伏期也可长达数月甚至一年。

【实验室检查】

实验室检查缺乏特异性，可有 C 反应蛋白升高，白蛋白可降低，肝功能异常，单核细胞增多，白细胞升高，血小板降低。布鲁氏菌病患者血小板压积明显低于临床常见细菌（肺炎克雷伯杆菌、大肠埃希菌、金黄色葡萄球菌）引起菌血症时的水平，以轻度升高为主。布鲁氏菌凝集试验是布鲁氏菌病最常用的诊断工具。抗体滴度高于 1∶160 被认为是诊断布鲁氏菌病的可靠依据。

【影像检查技术的优选】

DR 腹部平片诊断价值不大。超声可作为胆囊疾病的首先检查方法，CT 可以很好地显示胆囊布鲁氏菌瘤的钙化，明确胆囊内部是否伴有胆囊结石或胆管结石，MRI 成像可以很好地显示胆囊布鲁氏菌瘤的内部结构，MRCP 可以清晰地显示胆管系统。

【影像学表现】

1. B 超表现

胆囊体积增大，胆囊壁增厚，内有胆管泥，伴或不伴结石，或不伴有胆囊壁增厚及胆囊周围积液[11]。

显示与胆囊相连的圆形或类圆形肿块，脓肿壁呈高回声，脓肿壁可厚可薄，当伴有液化时，可出现无回声的液性暗区。

2. CT 表现

（1）CT 平扫

粟粒型胆囊体积增大，胆囊壁增厚超过 3 mm，胆囊周围脂肪密度增高，邻近脂肪组织可见脓肿形成，可见胆囊壁连续性中断。

肿块型有同心钙化和多发性胆石[17]。

（2）增强 CT（图 9-3-2）

胆囊体积增大，轮廓不清，胆囊壁增厚，增强扫描呈分层状强化，囊壁黏膜面强化明显且时间较长，呈浓密细线状，外层为无强化的组织水肿带，胆囊窝内可伴有结石、积气，胆囊床邻近肝组织在动脉期可伴有一过性斑片状或线条样强化，胆囊周围可伴有低密度液体。肿块型脓肿壁呈明显强化，脓腔内不强化。

3. MRI 表现

（1）MRI 平扫

胆囊体积增大，可伴有多发性胆结石和胆囊壁增厚（图 9-3-2B 箭头所示），信号强度增高、胆囊窝可见液体集聚，邻近肝脏、脂肪组织和十二指肠近端有灌注和水肿。T_1WI 胆囊壁及囊腔常表现为显著低信号，胆汁可因浓缩而在 T_1WI 表现信号增高，甚至分层现象。胆囊周围可出现常 T_1 常 T_2 液体信号，随体位变化积液有流动性。肿块型可见与胆囊相连的肿块，T_1WI 呈低信号，T_2WI 呈高信号，脓肿壁光滑呈 T_1WI 等信号、T_2WI 等或稍高信号。

（2）MRI 增强

胆囊壁呈显著强化且连续、光整。胆囊窝内可见积气，并可出现气 - 液平面，胆囊床邻近肝组织在动脉期可伴有一过性斑片状或线条样强化，胆囊周围可伴有 T_1WI 低信号、T_2WI 高信号的液体。肿块型显示与胆囊相连的肿块，圆形或类圆形，脓肿壁呈明显强化，中央脓液在 DWI 上由于弥散受限呈高信号，脓肿周围可伴有 T_1WI 低信号、T_2WI 高信号的水肿。

【诊断与鉴别诊断要点】

1. 诊断

胆囊布鲁氏菌感染缺乏特异性表现，常表现为上腹部或右上腹疼痛，阵发性加剧，伴有发热、恶心呕吐，主要局限于右上象限，墨菲征阳性，有时可伴有黄疸，出现相对特异性的临床表现“波状热”。细菌培养是诊断的标准，一旦分离到该病原菌可确诊布鲁氏菌感染，布鲁氏菌是从胆汁培养物中分离出来的，但血液培养物具有参考作用。外科胆囊切除术后获得的胆汁和（或）血培养很可能帮

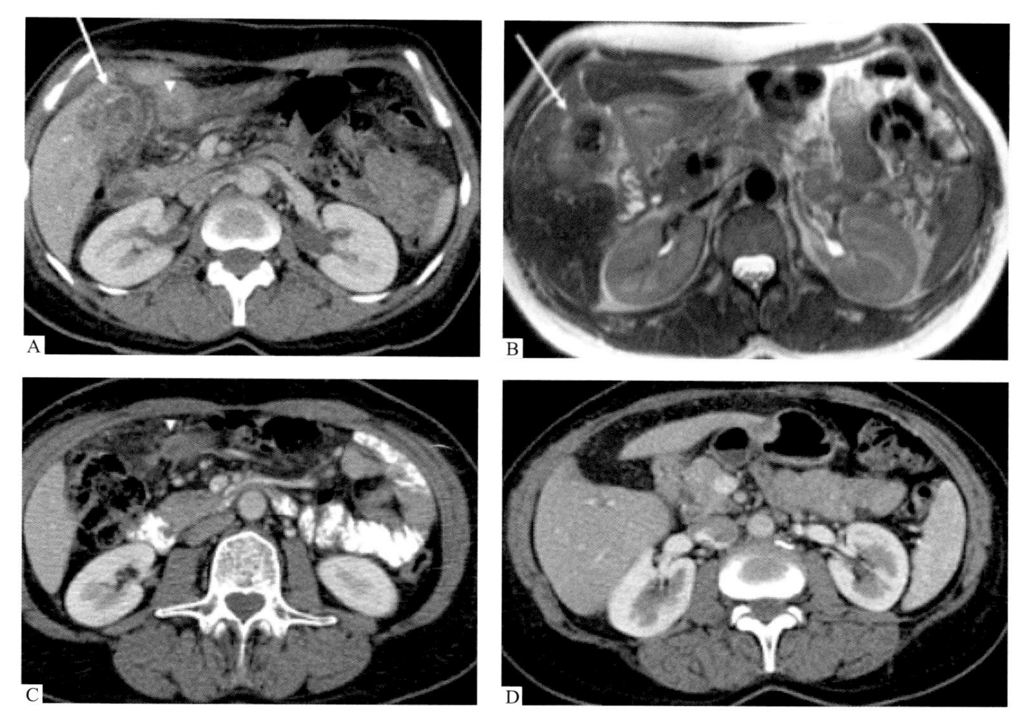

图 9-3-2　布鲁氏菌胆囊脓肿

助临床上潜在的布鲁氏菌感染的诊断。尽管常规胆汁培养在急性胆囊炎患者中的价值尚未得到证实[18]，结合患者的暴露史、职业史和感染史及影像学表现，即可诊断，因此询问病史是诊断的重要途径之一，主要是家畜接触史以及是否出现波状热。对于不明原因的发热，且反复治疗效果不佳的患者，医生结合临床表现、实验室检查及家畜接触史方能做出正确诊断。

2. 鉴别诊断

（1）胆囊癌：胆囊癌发生于胆囊上皮细胞，常侵犯黏膜而使黏膜线破坏、中断。临床上厚壁型胆囊癌有时常难以鉴别。超声在胆囊病变的诊断中应用广泛，但其对胆囊癌局部组织浸润范围的显示较差。MRI 在胆囊病变中的诊断效能已逐渐超过螺旋 CT，可有效评价胆囊癌局部组织侵袭范围及脏器转移，同时还可通过磁共振胰胆管成像对胆囊形态、胆管解剖结构进行三维立体、多角度显示，对胰管病变也有良好的显示效果。

（2）黄色肉芽肿性胆囊炎：黄色肉芽肿性胆囊炎（xanthogranulomatous cholecystitis，XGC）是一种少见的呈侵袭性生长的胆囊良性慢性炎性病变，病理表现为特殊类型的胆囊肉芽肿、慢性胆囊炎、重度纤维化增生及含脂质的泡沫样组织细胞为主的炎性病变。XGC 为慢性炎症，强化方式呈现出炎症的特点，即增强扫描动脉期轻度强化，门静脉期及延迟期呈渐进明显强化；然而强化程度仍低于胆囊癌。当出现邻近肝脏炎性浸润时，其范围常较局限，肝 - 胆界面存在，增强扫描可见强化的胆囊壁与周围炎性浸润带分界清楚，而炎性浸润带强化程度低于正常肝实质，可能由于胆囊静脉回流至正常肝实质增加或肝实质充血所致，可与胆囊癌侵犯肝实质明显强化相鉴别。

（3）慢性胆囊炎：胆囊体积常缩小，胆囊壁多均匀增厚，囊壁内无低密度结节且边界清楚。

（4）胆囊腺肌症：分为弥漫型、节段型和局限型，其中局限型最常见，多位于胆囊底部，表现为“带帽征”，即底部明显强化结节；腺肌症囊壁内可呈多个小囊腔样改变，常较小，且可与胆囊腔相通。

第四节 胰腺布鲁氏菌感染

一、胰腺炎

胰腺炎为最常见的胰腺疾病，其病因主要由胆系疾病或饮酒所引发，而布鲁氏菌感染导致的急性胰腺炎极其罕见。布鲁氏菌病可引起多系统器官衰竭并导致死亡（主要由败血症引起）[19]，胰腺以多种方式与病原体相互作用（并对其做出反应），包括树突状细胞、成纤维细胞和T细胞的激活[20]。急性胰腺炎与血清瑞特（Wright）凝集效价升高有关。胆汁淤积酶是胆汁淤积症的生物标志物，ALP和GGT升高与急性胰腺炎有关。在这个患者群体中，急性布鲁氏菌病与水肿性胰腺炎的风险增加有关，确定哪些患者进展为胰腺炎的风险最大是很重要的[21]。白细胞计数升高是重症胰腺炎的预测因子，布鲁氏菌病与吞噬细胞的吞噬作用有关。

【临床表现】

主要表现为轻重不一的全身感染，临床与实验室特征差异较大，主要的临床表现为伴或不伴局部体征的急性发热性疾病及慢性感染，可有恶心、呕吐、腹胀等胃肠道症状；上腹持续性剧烈疼痛，严重者可有休克症状；上腹部压痛、反跳痛和肌紧张。此外临床上还可表现为纳差、厌食油腻饮食、黄疸，肝酶及淀粉酶、脂肪酶升高，类似急性胆源性胰腺炎等。慢性胰腺布鲁氏菌感染时患者还可出现胰腺出血及上消化道出血症状。

【实验室检查】

急性胰腺炎患者的Wright凝集效价、丙氨酸氨基转移酶、天冬氨酸氨基转移酶、碱性磷酸酶、谷氨酰转肽酶、淀粉酶、脂肪酶和血糖浓度显著升高，与单纯布鲁氏菌病患者相比，血红蛋白浓度和红细胞比容显著降低、高血糖、贫血、肝转氨酶和胆汁淤积酶升高可能是评估布鲁氏菌病和急性胰腺炎患者疾病严重程度的新方法。

【影像检查技术的优选】

DR腹部平片对布鲁氏菌胰腺炎的诊断意义不大；CT检查对钙化比较敏感，当胰腺内出现钙化时CT可清晰显示；MRI则可以清晰地显示胰腺内部的软组织结构。胰腺为腹膜后位器官，位置较深，因前方有胃肠道气体的干扰，后方有脊柱的干扰，因此B超检查不利于直接观察胰腺病变。

1. B超表现

（1）急性胰腺炎：胰腺多呈弥漫性肿大，轮廓显示不清。胰腺内部呈无回声或极低回声，当发生水肿、出血、坏死时呈现混合回声，偶可见钙化高回声。当胰腺周围伴积液时，胰腺外周可见一弱回声带。

（2）慢性胰腺炎：胰腺轻度肿大，晚期可萎缩，胰腺内部回声多增强，分布不均，常伴发胰管扩张及胰管内结石。

2. CT表现

CT可有效避免脂肪和肠道气体的干扰。胰腺体积弥漫性增大，边缘模糊，胰周脂肪间隙消失，胰腺水肿，胰周液体集聚，胰腺密度稍显降低，当发生坏死时，CT值更低。当病程较长时，胰腺体积缩小，偶伴发出血、胰管扩张，胰腺内部可见钙化灶。增强扫描胰腺呈均匀或不均匀强化，合并出血坏死时不强化。

3. MRI表现

MRI在显示液体和坏死物方面优于CT，胰腺体积增大，T_1WI呈低信号，T_2WI呈高信号，边缘模糊欠规整，胰周液体集聚表现为 T_1WI 呈低信号，T_2WI 呈高信号区。合并坏死时，呈长 T_1 长 T_2 信号，合并出血时呈短 T_1 长 T_2 信号。增强扫描时胰腺呈均匀或不均匀强化，坏死区不强化。

【诊断与鉴别诊断要点】

1. 诊断

胰腺布鲁氏菌感染缺乏临床特异性，主要的临床表现为伴或不伴局部体征的急性发热性疾病及慢性感染，可有恶心、呕吐、腹胀等胃肠道症状；上腹持续性剧烈疼痛；上腹部压痛、反跳痛和肌紧张。此外临床上还可表现为纳差、厌油腻饮食、黄疸、肝酶及淀粉酶、脂肪酶升高。实验室检查至少满足以下三项中的一项：①标准试管凝集试验阳性（滴度 1∶160）；② Coombs 试验阳性（滴度 1∶160）；③从血液、骨髓、脑脊液和其他无菌培养物或组织样本中分离出布鲁氏菌；结合患者的暴露史、职业史和感染史及影像学表现，即可诊断。

2. 鉴别诊断

（1）消化道溃疡急性穿孔：有较典型的溃疡病史，腹痛突然加剧，腹肌紧张，肝浊音界消失，DR 片见膈下有游离气体，可资鉴别。

（2）胆石症和急性胆囊炎：常有胆绞痛史，疼痛位于右上腹，常放射到右肩部，墨菲征阳性，血及尿淀粉酶轻度升高，B 超及 X 线胆道造影可明确诊断。

（3）急性肠梗阻：腹痛为阵发性，腹胀，呕吐，肠鸣音亢进，有气过水声，无排气，可见肠型，腹部 DR 片可见液 - 气平面。

（4）心肌梗死：有冠心病史，突然发病，有时疼痛限于上腹部，心电图显示心肌梗死图像，血清心肌酶升高，血尿淀粉酶正常。

二、胰腺脓肿

胰腺脓肿是由于胰腺炎时含有消化酶的炎性渗出物渗出胰腺包膜后在胰腺周围形成液性集聚并继发感染，布鲁氏菌病和结核病一样，是一种由细胞内细菌引起的慢性肉芽肿性感染，布鲁氏菌进入人体后，被局部组织淋巴细胞吸收，经局部淋巴结转运进入人体血液循环，然后在体内播散，具有向网状内皮系统播散的倾向。胰腺布鲁氏菌病非常罕见，胰腺脓肿更为少见，但患者病情重，容易因误诊导致严重后果。

【临床表现】

与布鲁氏菌胰腺炎相似。

【实验室检查】

参见布鲁氏菌胰腺炎。

【影像检查技术的优选】

同布鲁氏菌胰腺炎。

【影像学表现】

1. B 超表现

（1）粟粒型：见布鲁氏菌胰腺炎。

（2）胰腺布鲁氏菌瘤：胰腺脓肿较少见，可见无回声的液性暗区。当处于炎性浸润期或坏死阶段尚未液化时，超声显像表现为一个光点密集区或光团。脓液黏稠时在液性暗区内可见散在稀疏光点。

2. 表现 CT

（1）平扫 CT

① 粟粒型：见布鲁氏菌胰腺炎。

② 胰腺布鲁氏菌瘤：胰腺内局限性单发或多发的圆形或类圆形低密度肿块，边界清晰或模糊，其内液化坏死区域呈更低密度。

（2）增强 CT

① 粟粒型：胰腺呈均匀或不均匀强化，合并出血坏死时不强化。

② 胰腺布鲁氏菌瘤：增强扫描胰腺内囊性密度影可见散在或多发气泡影，边缘呈环形强化，其内出血坏死区无强化（图 9-4-1）。

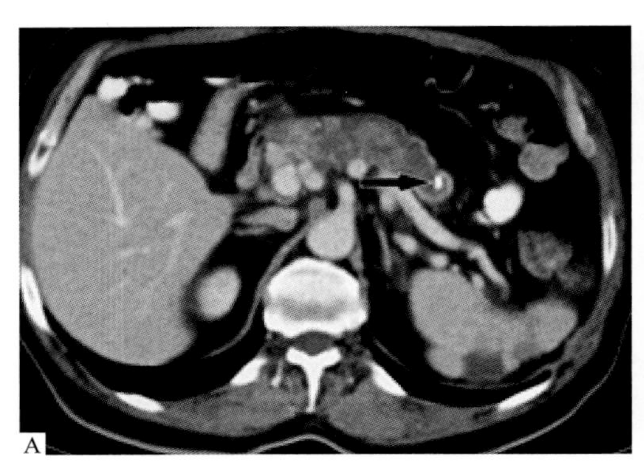

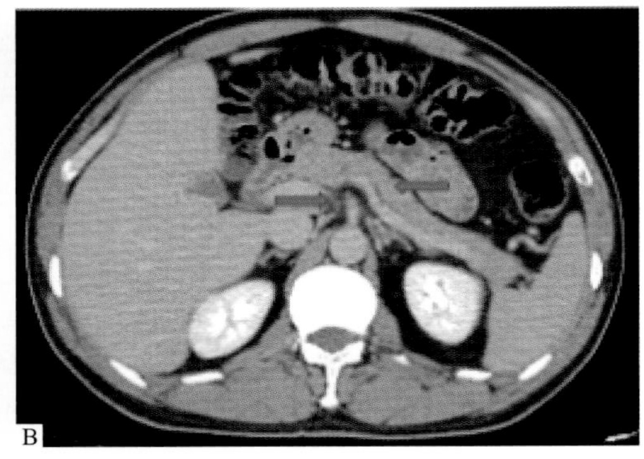

图 9-4-1　布鲁氏菌胰腺脓肿

3. MRI 表现

（1）MRI 平扫

① 粟粒型：见布鲁氏菌胰腺炎

② 胰腺布鲁氏菌瘤：胰腺布鲁氏菌瘤若生长较大，内部出现液化坏死时，表现为 T_1WI 低信号，T_2WI 高信号。

（2）MRI 增强

① 粟粒型：胰腺体积增大，外观不规整，增强扫描时胰腺呈均匀或不均匀强化，坏死区不强化。

② 胰腺布鲁氏菌瘤：增强扫描脓肿壁呈环形强化，胰周液体积聚呈 T_1WI 低信号，T_2WI 高信号，其内出血坏死区无强化。

【诊断与鉴别诊断要点】

1. 诊断

胰腺布鲁氏菌感染缺乏临床特异性，临床表现为纳差、厌油腻饮食、黄疸、肝酶及淀粉酶、脂肪酶升高、发热，通常体温多在午后升高，次日晨大量出汗后自行降至正常，如此反复。实验室检查至少满足以下三项中的一项：①标准试管凝集试验阳性（滴度 1∶160）；② Coombs 试验阳性（滴度 1∶160）；③从血液、骨髓、脑脊液和其他无菌培养物或组织样本中分离出布鲁氏菌；结合患者的暴露史、职业史和感染史及影像学表现，即可诊断。

2. 鉴别诊断

（1）胰腺假性囊肿：多继发于急性胰腺炎，也可继发于腹部闭合性损伤，起因于胰管破裂，胰液流出，刺激周围器官的腹膜，形成纤维包膜，即囊壁，囊壁本身无上皮细胞，故称“假性囊肿”。假性囊肿是有症状胰腺囊性占位最常见的原因，形成的壁可见钙化，有或无分隔，无结节。

（2）胰腺癌：多发生在胰头，边缘模糊，强化不明显，常侵犯周围血管及脂肪间隙，肿瘤标志物 CA19-9 升高。

（3）胰岛细胞瘤：为临床少见的一种胰腺肿瘤，根据是否具有内分泌功能分为功能性和无功能性，其中后者较为罕见，在一些少见的患者中可以看到部分或大部分的囊性病灶。

参 考 文 献

[1] 王艳, 杨豫新, 刘文亚, 等. 布鲁菌病影像学诊断 [J]. 中国医学影像杂志, 2018, 26 (7): 556-560.

[2] MELONI M F, ANDREANO A, LAESEKE P F, et al. Contrastenhanced ultrasonographic findings in a brucellar hepatic abscess [J]. J Ultrasound Med, 2008, 27 (10): 1511-1515.

[3] 段毓姣, 陈勇, 孙华丽, 等. 布鲁菌病研究进展 [J]. 中华实验和临床感染病杂志 (电子版), 2018, 12 (2): 105-109.

[4] PAPPAS G, PAPADIMITRIOU P, AKRITIDIS N, et al. The new global map of human brucellosis [J]. Lancet Infect Dis, 2006, 6 (2): 91-99.

[5] BRONTE V, PITTET M J. The spleen in local and systemic regulation of immunity [J]. immunity, 2013, 39 (5): 806-818.

[6] BUITING A M, DE ROVER Z, VAN ROOIJEN N. Brucella abortus causes an accelerated repopulation of the spleen and liver of mice by macrophages after their liposome-mediated depletion [J]. J med microbiol, 1995, 42 (2): 133-140.

[7] MACHELART A, KHADRAWI A, DEMARS A, et al. Chronic brucella infection induces selective and persistent interferon gamma-dependent alterations of marginal zone macrophages in the spleen [J]. Infect immun, 2017, 85 (11): 1-7.

[8] TORRES U S, CARDOSO L V, D'IPPOLITO G. A pathognomonic calcification pattern in chronic splenic brucellosis [J]. Braz J Infect Dis, 2015, 19 (6): 664-665.

[9] YILMAZ M, ARSLAN F, BAŞKAN O, et al. Splenic abscess due to brucellosis: a case report and a review of the literature [J]. Inter J Infect Dis, 2014, 20: 68-70.

[10] SALGADO F, GRANA M, FERRER V, et al. Splenic infarction associated with acute brucella mellitensis infection [J]. Eur J Clin Microbiol Infect Dis, 2002, 21 (1): 63-64.

[11] RUIZ CARAZO E, MUÑOZ PARRA F, JIMÉNEZ VILLARES M P, et al. Hepatosplenic brucelloma: clinical presentation and imaging features in six cases [J]. Abdom Imaging, 2005, 30 (3): 291-296.

[12] 曾勇超, 苏洋, 丁宏达. 脾囊肿 35 例诊治经验 [J]. 实用医学杂志, 2018, 34 (14): 2451-2452.

[13] 郝华, 徐芬, 邬黎青, 等. 脾窦岸细胞血管瘤 2 例临床病理观察 [J]. 诊断病理学杂志, 2016, 23 (11): 870-871, 874.

[14] HARIZ B. Brucellosis-related acutepancreatitis: a rarecomplication of auniversal disease [J]. BMJ Case Rep, 2019, 12 (9): 229616.

[15] ÖGREDICI Ö, ERB S, LANGER I, et al. Brucellosis reactivation after 28 years [J]. Emerg Infect Dis, 2010, 16 (12): 2021-2022.

[16] KANAFANI Z A, KHALIFE N, KANJ S S, et al. Antibiotic use in acute cholecystitis: practice patterns in the absence of evidence-based guidelines [J]. J Infect, 2005, 51 (2): 128-134.

[17] YOU M W, YUN S J. Diagnostic performance of diffusion-weighted imaging for differentiating benign and malignant gallbladder lesions: a systematic review and meta-analysis [J]. J Magn Reson Imaging, 2018, 48 (5): 1375-1388.

[18] RAJAGURU K, MEHROTRA S, LALWANI S A, et al. New scoring system for differentiating xanthogranulomatous cholecystitis from gall bladder carcinoma: a tertiary care centre experience [J]. ANZ J Surg, 2018, 88 (1-2): 34-39.

[19] PAPPAS G, AKRITIDIS N, BOSILKOVSKI M, et al. Brucellosis [J]. N Engl J Med, 2005, 352: 2325-2336.

[20] GRANGER J, REMICK D. Acute pancreatitis: models, markers, and mediators [J]. Shock, 2005, 24: 45-51.

[21] SUVAK B, DULGER A C, KARADAS S, et al. Brucellosis-related acute pancreatitis: a rare complication of a universal disease [J]. Journal of International Medical Research, 2016, 44 (1): 131-135.

第十章　泌尿生殖系统布鲁氏菌感染

布鲁氏菌感染人体后可累及多个器官系统，最常见的为骨关节受累，可表现为外周关节炎，骶髂关节炎和脊柱炎；其次为泌尿生殖系统受累[1-2]，可出现附睾炎、睾丸炎、前列腺炎，导致尿频、尿急、尿不净、肾积水和输尿管扩张，逼尿肌无收缩，肾脏因血流丰富也极易受累。布鲁氏菌病累及肾脏可出现急性肾小球肾炎、IgA 肾病、急性间质性肾炎甚至肾衰竭，但导致肾脓肿甚至需手术治疗者较少见。

肾脏受累是布鲁氏菌病的罕见表现，临床表现可类似肾结核。在一些病例报告中已经报告了肾小球肾炎和肾小管间质性肾炎，部分可进展为慢性肾衰竭，随后死亡。与布鲁氏菌病相比，肾脏受累的发生率可能比以前认为的要高，并且可能未得到充分诊断。输尿管、膀胱感染的报道罕见。

第一节　肾脏布鲁氏菌感染

肾脏有着丰富的血供，在安静状态下，健康成年人每分钟两肾的血流量约 1200 mL，相当于心输出量的 1/5～1/4，而肾仅占体重的 0.5%，因此，肾脏是机体血供最丰富的器官[3]。故而肾脏极易受累，布鲁氏菌病患者因免疫功能异常或变态反应因素极易合并肾脏疾病。

布鲁氏菌病合并肾损伤主要有 3 种类型：①急性间质性肾炎伴蛋白尿、血尿、脓尿、尿频和排尿不适，常见于布鲁氏菌病感染急性期，可能与细菌直接感染有关，而常见的急性间质性肾炎病因主要与间质的免疫反应有关；②慢性肉芽肿间质性肾炎，与肾结核或慢性肾盂肾炎类似，表现为间质部位淋巴细胞浸润及肉芽肿形成；③免疫复合物介导的肾小球肾炎，与循环抗原抗体复合物沉积于肾小球基底膜及上皮细胞有关。这种与感染相关的急性肾小球肾炎可发生在布鲁氏菌病合并心内膜炎患者中，病理为系膜增生性肾炎者可伴有补体偏低，肾组织活检光学显微镜下显示有多种损伤：系膜增生、局灶阶段性增生、弥漫性增生以及新月体形成。这些病理改变可见于 IgA 肾病、膜性或膜增殖性肾炎中。免疫荧光提示阴性，或有少量 IgG 沉积，少见 IgA 沉积。

【临床表现】

布鲁氏菌感染肾脏临床表现及特征缺乏特异性，该病患者通常有牛、羊接触史，也可通过接触受感染的动物、食用生奶和奶制品和（或）吸入污染的灰尘而传播，表现为病情轻重不一的发热、多汗、关节痛、血尿及大量蛋白尿，部分患者可出现脓尿、氮质血症，严重者可出现肾功能衰竭，如出现波状热、弛张热等热型时需谨慎考虑此病。

【实验室检查】

实验室检查缺少特异性指标，尿常规检测可见大量血尿及蛋白尿，部分患者可出现脓尿、氮质血症，严重者可出现肾功能衰竭，可有布鲁氏菌凝集试验阳性，酶联免疫吸附试验阳性，布鲁氏菌 IgG 和 IgM 可呈阳性，虎红平板凝集试验阳性、布鲁氏菌抗体试验≥1∶160。

【影像检查技术的优选】

DR 腹部平片仅可显示肾脏轮廓、大小及位置，故诊断价值不大；超声彩色多普勒可显示肾脏血流动力学且为无创检查，常作为首选检查；CT 可清晰地显示钙化灶，MRI 可以更好地显示肾脏布鲁氏菌瘤的内部结构，但对钙化不明显。

【影像学表现】

1. B 超表现

（1）粟粒型：早期可呈阴性，或表现为双侧肾脏增大或缩小，肾皮质回声增强、正常或偏低，肾实质增厚，有时可见散在光点，皮髓质结构紊乱，肾包膜欠清。晚期肾脏体积缩小，肾皮质萎缩，回声明显增强，皮髓质及肾窦回声间分界不清。

（2）肾布鲁氏菌瘤：肾脏体积增大，可有形态失常，肾实质内可见混合性包块，包块不规则，可向外突破肾包膜，包块内可见不规则液性暗区，其周边有厚而毛糙的壁，似虫蚀样。伴有肾结石时肾盏内可见强回声光团伴声影，伴有肾周脓肿时于肾周围见梭形或椭圆形低回声区。

2. CT 表现

（1）CT 平扫

① 粟粒型：可呈阴性，或表现为双侧肾脏轻度增大，肾实质可见小结节状低密度灶。

② 肾布鲁氏菌瘤：表现为肾实质内类圆形低密度区，可出现部分边界清晰，部分边界模糊，壁厚（图 10-1-1A）。

（2）增强 CT：增强扫描各期均可见强化，囊壁轻度强化，中央未见明显强化（图 10-1-1B）。

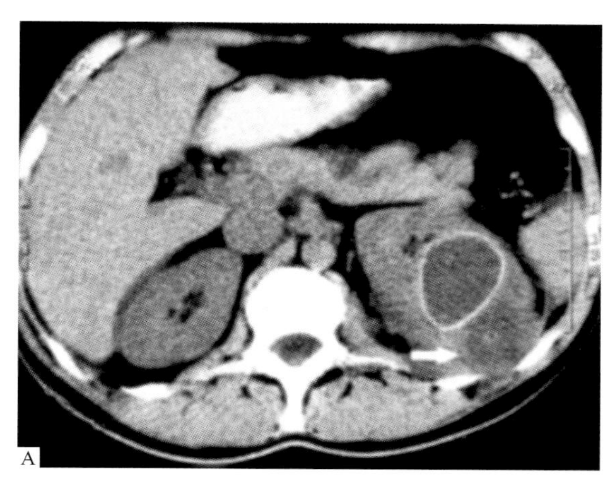

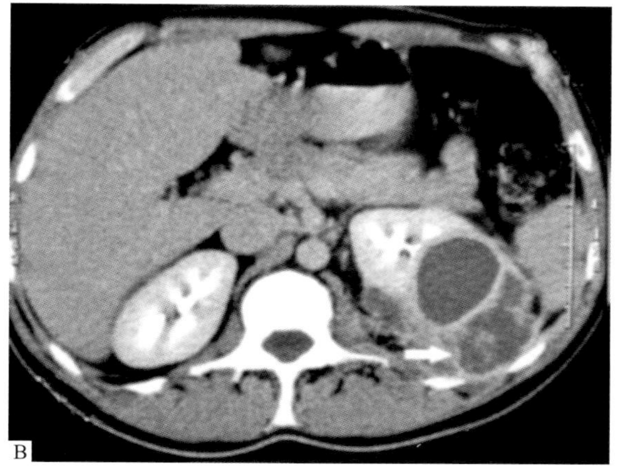

图 10-1-1 布鲁氏菌感染肾脏并脓肿形成

3. MRI 表现

（1）MRI 平扫

① 粟粒型：可呈阴性，或表现为双侧肾脏轻度增大，肾实质可见小结节状 T_1WI 低信号，T_2WI 高信号，STIR 小结节显示更清楚，DWI 呈明显高信号。

② 肾布鲁氏菌瘤：表现为肾实质内类圆形占位性病变，可出现部分边界清晰，部分边界模糊，壁厚；T_1WI 呈低信号，T_2WI 高信号，STIR 病灶显示更清楚。

（2）MRI 增强

① 粟粒型：小结节病灶边缘强化，病灶显示更清楚。

② 肾布鲁氏菌瘤：囊壁轻度强化，中央未见明显强化。

【诊断与鉴别诊断要点】

1. 诊断

当患者有牛、羊接触史，或食用生奶和奶制品和（或）吸入污染的灰尘史时，并出现波状热、弛张热等热型时需谨慎考虑此病；布鲁氏菌凝集试验阳性，酶联免疫吸附试验阳性，布鲁氏菌 IgG 和 IgM 可呈阳性，虎红平板凝集试验阳性、布鲁氏菌抗体试验≥1：160；布鲁氏菌抗体试验≥1：160 有助于疾病的诊断。当患者出现肾脓肿时可行脓液穿刺培养，脓液布鲁氏菌培养阳性可确诊此病。

2. 鉴别诊断

（1）肾结核：肾结核是泌尿系统常见的一种肉芽肿性病变，常伴有肺结核病史，早期无明显症状，中晚期主要表现为腰痛、血尿及尿路刺激征。结合临床资料，有肺结核病史，尿结核杆菌阳性，影像学检查示肾盂肾盏及肾实质破坏或自截肾可明确诊断。

（2）肾癌：肾癌为肾内软组织肿块，呈浸润性生长，肿瘤内可见囊变、坏死、钙化等，增强扫描可见明显不规则强化；还可发现肿瘤周围血管侵犯、淋巴结转移。肾盂癌显示肾盂内不规则软组织肿块，轻到中等强化，侵犯肾实质时边界不清。

（3）黄色肉芽肿性肾盂肾炎：本病好发于女性，临床表现无特殊，常表现为腰痛、发热、镜下血尿及蛋白尿等，影像学上表现为局限性低密度肿块，多为弥漫性，通常会伴随有鹿角样结石，增强扫描边缘明显强化。局限性难以与脓肿及肿瘤鉴别。

（4）肾囊肿：为肾极其常见的良性病变，临床多无症状或出现腹区包块、腹痛，影像学上表现为肾实质内类圆形水样密度囊状影，病变与肾实质锐角相交，称“鸟嘴征”，增强扫描无强化，此为与肾布鲁氏菌瘤的鉴别点。

第二节　膀胱布鲁氏菌感染

细菌性膀胱炎是最为常见的泌尿系统疾病，基于女性的生理学及尿道解剖特点，该病多为女性患者，尤其多发于女性新婚期及更年期后。与之不同的是男性的尿道较长，单纯的细菌性膀胱炎较为少见，大多是由下尿路梗阻性疾病引发，比如前列腺增生等。该病一般不会是一个独立性疾病，常由泌尿系统感染或由其他泌尿系统疾病引发所致。感染细菌性膀胱炎有 4 种途径：直接感染、血行感染、上行感染、淋巴道感染。其中上行感染为常见的感染途径。该病的病原菌一般为大肠埃希菌，也有较为少见的葡萄球菌、变形杆菌、铜绿假单胞菌等。

【临床表现】

与膀胱肿瘤不易区分。膀胱炎以血尿和膀胱刺激症状为主，因此当临床上出现尿频、排尿困难、耻骨上区疼痛或血尿时应考虑本病。

【实验室检查】

参见肾脏布鲁氏菌感染。

【影像检查技术的优选】

DR 腹部平片仅可显示膀胱轮廓、大小及位置，故诊断价值不大；超声彩色多普勒可显示肾脏血流动力学且为无创检查，可作为首选检查；CT 可清晰地显示钙化灶，MRI 可以更好地显示膀胱布鲁氏菌感染范围，但对钙化不明显。

【影像学表现】

发生部位：病变可发生于膀胱底（包括三角区）、膀胱颈、膀胱侧壁、膀胱顶壁。也可累及一侧或双侧输尿管并伴有输尿管全程扩张。

1. B 超表现

① 急性膀胱炎（图 10-2-1A），急性膀胱炎 B 超表现，膀胱壁回声正常，或者是因为水肿表现为轻度的局限性或弥漫性增厚，有些急性期膀胱壁不光滑、增厚，膀胱容量减小，并可见膀胱内强回声点堆积，形成膀胱沉积物。膀胱沉积物：正常的尿液中含有多种晶体盐类，与尿液中的胶体物质相对平衡，形成稳定的溶液状态。在某些病理情况下，造成晶体盐类浓度增高或胶体物质发生量或质的变化，晶体与胶体物质的平衡失调，晶体物质即可析出，形成悬浮物颗粒或沉积物。②慢性膀胱炎，早期慢性膀胱炎声像图没有明显的改变，长期病变可以由于广泛的纤维增生导致膀胱壁增厚，表面欠光滑，回声不均匀，病变比较轻的膀胱容量改变不是特别明显，严重者容量显著减小。

2. CT 表现

在 CT 上常表现为整个膀胱壁增厚，膀胱挛缩，容量变小，膀胱壁不规则增厚，但是一般厚度＜5 mm。病情较重者，膀胱壁全部受累及，肾盂、输尿管扩张积水，膀胱两侧及前壁增厚明显，膀胱腔呈“葫芦”形。增强 CT 扫描增厚的膀胱壁呈轻到中度强化。此外，布鲁氏菌性膀胱炎膀胱黏膜表面毛糙，高低不平，膀胱容积减小，增强扫描中度强化。少数病灶内合并小囊肿，囊性区域未见强化。合并膀胱癌的病例可见膀胱病灶内结节出现不均匀较明显强化（图 10-2-1B～D）。

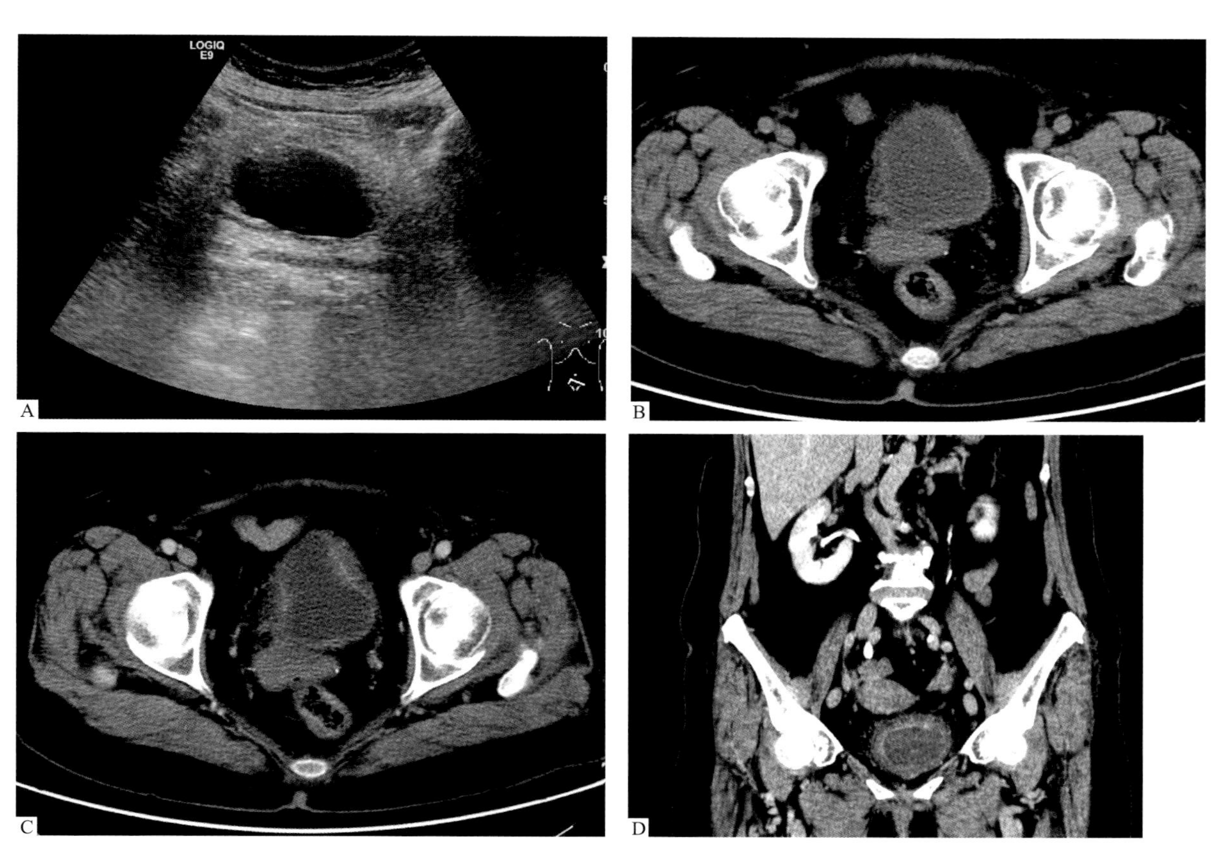

图 10-2-1　布鲁氏菌性膀胱炎

3. MRI 表现

表现在 T_1WI 上病变为等信号，在 T_2WI 上，病变为稍高信号。合并多发囊肿时，T_2WI 上见多发类圆形高信号区，增强扫描示病变轻 - 中度强化。

【诊断与鉴别诊断要点】

1. 诊断

布鲁氏菌性膀胱炎有其自身的影像学特点，掌握其特点可对疾病做出较正确的诊断。①年轻人，反复尿频、尿急伴肉眼血尿；②白细胞无升高或轻微升高；③影像表现：膀胱壁增厚，容积缩小。此外，合并膀胱肿瘤时，增强扫描对于病变的定性起着至关重要的作用。虽然确诊仍需要膀胱镜病理活检，然而膀胱镜活检仅限于黏膜层病灶且部分组织取样，CT 或 MR 检查可以观察整个膀胱壁及盆腔淋巴结情况，在细菌性膀胱炎是否发展成膀胱癌的随访中有着很重要的地位。结合影像学和病理学的检查是细菌性膀胱炎诊断和减少误诊的最有效方法。

2. 鉴别诊断

（1）膀胱癌：是膀胱最常见的肿瘤，男性多于女性，35 岁以上多见，高发年龄 50～70 岁，临床表现为无痛性肉眼血尿,CT 表现为局限性膀胱壁增厚或结节状肿块，以膀胱三角区及膀胱两侧壁多见，增强扫描病灶呈中高度强化，可有盆腔淋巴结转移及远隔转移。

（2）膀胱结核：一般由肾结核、输尿管结核播散而来，但也有少部分由结核杆菌直接感染膀胱，CT 上主要表现为膀胱挛缩，膀胱体积多明显缩小，轮廓毛糙，膀胱壁可见钙化。

（3）慢性细菌性膀胱炎：临床较多见，尿中白细胞增多，尿细菌培养阳性，CT 表现为膀胱壁广泛不规则增厚、膀胱缩小和内外缘不光滑。

（4）神经源性膀胱：CT 表现为膀胱体积增大，膀胱壁凹凸不平，明显增厚，壁内可见多发憩室影；双侧肾盂、输尿管对称性积水，临床无尿频、尿急、尿痛症状。

第三节　男性泌尿生殖系统布鲁氏菌感染

一、前列腺感染

布鲁氏菌病累及泌尿生殖系统时患者可出现前列腺炎、附睾睾丸炎、睾丸脓肿、膀胱炎、肾盂肾炎、间质性肾炎、渗出性肾小球肾炎和肾脓肿，其中睾丸炎和附睾炎是最常见的布鲁氏菌病泌尿生殖系统并发症[4]。在布鲁氏菌病患者中发病率为 2%～20%，若诊治不及时可出现睾丸萎缩、坏死、睾丸脓肿、勃起功能障碍、精子减少等严重并发症[5]。布鲁氏菌侵犯男性生殖系统时，患者因睾丸炎或附睾炎而出现睾丸疼痛及小腹痛。慢性期可出现精索神经痛，以致出现阳萎、遗精、性功能减退等。布鲁氏菌病合并附睾睾丸炎是布鲁氏菌病常见并发症，好发于中青年，附睾睾丸常同时受累，单侧多于双侧，合并附睾睾丸炎患者菌血症症状较非合并附睾睾丸炎患者明显，易出现尿频、尿急、尿痛、腹痛、腹胀等症状。

前列腺是一血流量较少，而组织致密的器官，前列腺炎是指前列腺受到致病菌感染或某些非感染因素刺激而出现的一系列临床症状[6-7]，附睾睾丸炎是最常见的并发症，然而前列腺受累更少见。多数表现为前列腺炎，严重者表现为前列腺脓肿，较罕见。

【临床表现】

临床表现有亚临床型、细菌性、血清型、局限型和慢性型。一般来说，发病时常有剧烈疼痛伴有尿路刺激症状、梗阻症状，以及一些全身症状：寒战、高热、恶心、呕吐等，甚至可伴发膀胱炎，直肠指检可见前列腺肿胀、触痛、局部温度升高、表面光滑，当形成脓肿时可触及波动感。

【实验室检查】

实验室检查缺少特异性指标，虎红平板凝集试验阳性、布鲁氏菌抗体试验≥1∶160。

【影像检查技术的优选】

DR 腹部平片无诊断价值；超声可清晰地显示前列腺内部丰富的血流状况，且为无创检查，故作为首选影像学检查手段；CT 检查简单易行、无创伤性，可清楚地显示前列腺的大小、形态、轮廓的变化及与其周围结构的关系。当伴发前列腺脓肿时，可行 CT 平扫及增强扫描，CT 对前列腺脓肿的诊断有很大价值，可以清楚地显示脓肿的大小、数目及向周围组织蔓延的情况，并能引导穿刺抽脓治疗，减少损伤，提高疗效；MRI 具有较高的组织分辨率，可以清楚显示前列腺解剖结构，如中央叶、周围叶、包膜、精囊腺等结构，为前列腺疾病的诊断提供重要的依据，故临床及多数学者把 MRI 作为前列腺疾病的重要检查方法。

【影像学表现】

1. B 超表现

表现为前列腺体积增大，形态饱满，包膜回声完整清晰，前列腺内部回声均匀降低。当前列腺炎合并脓肿时，前列腺内部可见不规则回声减低区和无回声区，经直肠超声检查，可见前列腺质地软、压迫变形，内部无回声区可见液体流动（图 10-3-1）。

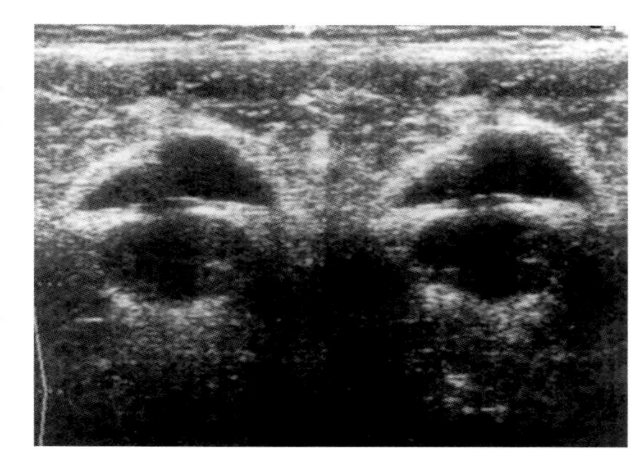

图 10-3-1 布鲁氏菌感染前列腺

2. CT 表现

（1）CT 平扫：表现为前列腺增大，边缘光整，因前列腺炎常合并精囊炎及附睾炎，两侧精囊腺体积可增大，精囊三角存在，伴发前列腺脓肿时其内可见边缘模糊的低密度区。

（2）增强 CT：前列腺体积增大，腺体均匀强化，伴发前列腺脓肿时前列腺内可见多发大小不等的环状增强，轮廓清楚，其内可见分隔状影，病变可累及周围软组织。脓肿壁可以呈均一增强，其增强程度略高于前列腺实质，脓腔内多呈均一的无增强区。

3. MRI 表现

（1）MRI 平扫

① 结节型：表现为中央带及外周带多发大小不等的结节，呈多边形，边界清晰，边缘锐利，T_1WI 呈等信号。T_2WI 呈极低信号，与肌肉类似，DWI 及 ADC 上均呈稍低信号，部分结节内可见脓肿形成，DWI 呈明显高信号，ADC 呈明显低信号。

② 弥漫型：表现为外周带弥漫性受累，多为双侧受累，受累外周带呈肿胀性改变，轮廓饱满，包膜光滑，其信号特征为 T_1WI 等信号（图 10-3-2A），T_2WI 上信号弥漫性稍高信号（图 10-3-2B），DWI 上扩散受限（图 10-3-2C，D），ADC 信号降低。

（2）MRI 增强：前列腺体积增大，腺体均匀强化，伴发前列腺脓肿时呈环形强化，其内分隔强化（图 10-3-3）。

【诊断与鉴别诊断要点】

1. 诊断

该病常有剧烈疼痛伴有尿路刺激症状、梗阻症状，以及一些全身症状：寒战、高热、恶心呕吐等，甚至可伴发膀胱炎，直肠指检可见前列腺肿胀、触痛、局部温度升高、表面光滑，当形成脓肿时可触及波动感。实验室检查虎红平板凝集试验阳性及布鲁氏菌抗体试验阳性，尿沉渣检查可见白细胞增多。怀疑前列腺布鲁氏菌感染时需全面检查泌尿系统有无布鲁氏菌病，应做尿常规，尿液中寻找布鲁氏菌、尿培养布鲁氏菌等检查。经直肠前列腺按摩取前列腺液，前列腺液中培养出布鲁氏菌可明确诊断。当患者伴发前列腺脓肿时，脓液穿刺培养阳性可明确诊断。

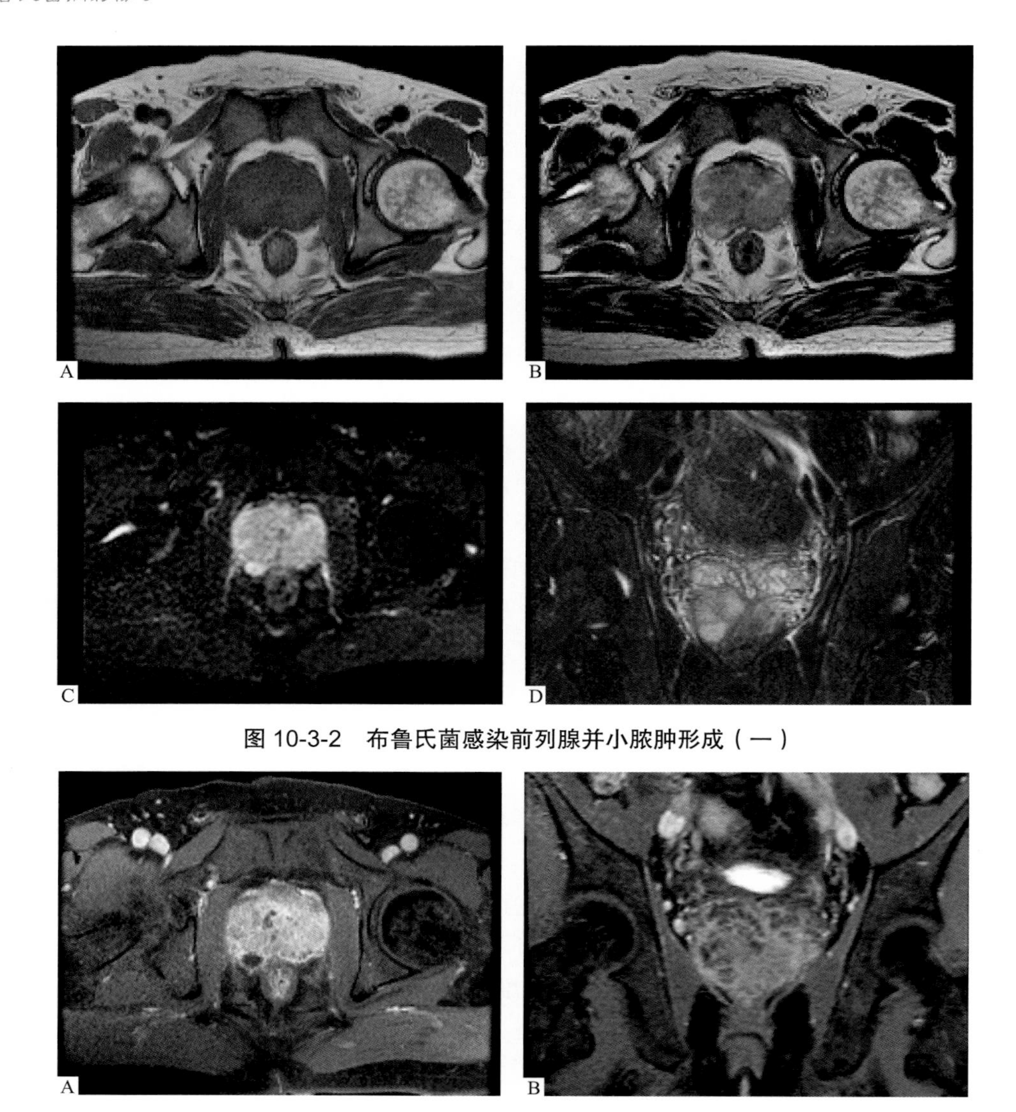

图 10-3-2 布鲁氏菌感染前列腺并小脓肿形成（一）

图 10-3-3 布鲁氏菌感染前列腺并小脓肿形成（二）

2. 鉴别诊断

（1）前列腺结核：属泌尿生殖系统结核的一部分，多与肾、附睾、膀胱结核并存。CT 显示前列腺正常、增大或缩小，其内有低密度区伴钙化，轮廓欠清楚，需结合其他检查确诊。

（2）前列腺囊肿、脓肿：前者为先天或后天性，后者为化脓或感染所致。CT 见前者前列腺内一边缘清楚的囊状影，向外突出；后者多可呈房、囊壁增厚，边缘欠清，内容物为水样或脓液性物，与癌灶的不规则低密度、边缘模糊影有别。

（3）前列腺癌：典型 MRI 征象为 T_2WI 上高信号的周围带内出现低信号结节病灶，而在 T_1WI 上癌灶则不能与前列腺组织区分开，正常前列腺组织及癌灶都表现为低信号影；这是由于癌细胞排列紧密，其间缺乏足够的空间储存液体和黏蛋白引起信号减低。

二、精囊腺感染

布鲁氏菌病的临床表现多种多样，但精囊腺受累罕见。在临床具有较高的发病率，主要是男性精囊内出现炎症，并同时发生前列腺疾病，其主要表现为血精，且尿急、射精痛、尿频等是该疾病的主要临床症状[8]，同时还会引发一些并发症。精囊腺脓肿临床上极少见，发病原因目前尚不十分清楚，一般认为与前列腺炎、附睾炎或后天性射精管炎性梗阻所致精囊腺囊肿并发感染等泌尿生殖道感染有关，而体内其他部位感染灶内的细菌通过血液循环和淋巴途径也可引起，糖尿病、长期留置尿管、前列腺穿刺活检、内镜操作及尿路感染是其易感因素。精囊炎与精囊脓肿最常见的致病菌为大肠埃希菌，沙雷菌、金黄色葡萄球菌及分枝杆菌等也有报道。临床表现和患者体征个体差异较大，但均为典型的炎性表现，发热、寒战、尿频、尿急、尿痛、会阴区疼痛或同侧外生殖器及精索肿痛等，与生殖系统其他部位的炎症感染临床表现类似，故精囊脓肿患者常因误诊为急性前列腺炎或附睾炎致漏诊而延误治疗。由布鲁氏菌引起的精囊炎与精囊脓肿，其致病机制主要是布鲁氏菌通过人的呼吸道、消化道、皮肤、黏膜进入到人体内，之后伴随着血液、淋巴液，进入到血液系统、淋巴结，到达精囊腺，引起相应炎症。布鲁氏菌病可能表现出稀有的和不可预知的临床表现，可能被误诊为恶性肿瘤。

【临床表现】

布鲁氏菌精囊腺感染主要表现为血精，尿急、射精痛、尿频等也是该疾病的主要临床表现。

【实验室检查】

实验室检查缺少特异性指标，尿常规检测可见大量血尿及蛋白尿，部分患者可出现脓尿，严重者可出现肾功能衰竭，可有布鲁氏菌凝集实验阳性，酶联免疫吸附试验阳性，布鲁氏菌 IgG 和 IgM 可呈阳性，虎红平板凝集试验阳性，布鲁氏菌抗体试验≥1：160。

【影像检查技术的优选】

参见膀胱布鲁氏菌感染。

【影像学表现】

布鲁氏菌感染引起的精囊炎，可见精囊腺体积增大且有出血，T_1WI 呈高信号，脂肪抑制序列更加明显；T_2WI 信号表现不一，可呈稍低或稍高信号。虽然精囊体积增大，管状腺体管腔增宽，信号异常，但整体结构无异常，仍呈迂曲管状结构聚集成团[9]。精囊囊肿多为单发，偏一侧，与其他部位囊肿相似，一般表现为局灶性类圆形、薄壁，T_1WI 呈低信号，T_2WI 呈高信号，边缘光整，无强化。精囊肿瘤大多为前列腺、膀胱及直肠肿瘤累及所致，其中以前列腺癌侵犯精囊多见[10]。早期前列腺癌常无症状，当肿瘤增大压迫阻塞尿路时，出现与前列腺增生相似的症状，一般无血精出现。前列腺癌常在外周带见 T_2WI 低信号灶，精囊受侵时可见精囊不对称性增大，腺管失去正常结构，T_2WI 双侧精囊信号不对称，受侵侧出现局灶性低信号区，若双侧精囊在 T_2WI 中皆呈低信号，提示双侧精囊广泛受侵[11]。动态增强有助于鉴别诊断，肿瘤及肿瘤侵犯表现为病变区异常强化，尤以早期强化更有意义。而精囊炎则无局灶性异常强化。精囊炎的超声表现为回声减低，短径较正常时显著增大，腺管明显扩张，血流也明显增加。精囊囊肿的发生率也较高。精囊囊肿多位于一侧，囊肿常占据精囊的大部分或全部，呈椭圆形或圆形无回声暗区，有时内部见点状流动[12]。见图 10-3-4。

【诊断与鉴别诊断要点】

1. 诊断

该病常有剧烈疼痛伴有尿路刺激症状，以及一些全身症状：寒战、高热、恶心呕吐等，甚至可伴发前列腺炎，直肠指检可见精囊腺肿胀、触痛、局部温度升高、表面光滑，当形成脓肿时可触及波动感。实验室检查虎红平板凝集试验阳性及布鲁氏菌抗体试验阳性。怀疑精囊腺布鲁氏菌感染时需全面检查泌尿系统有无布鲁氏菌病，应做尿常规，尿液中寻找布鲁氏菌、尿培养布鲁氏菌等检查。当患者伴发精囊脓肿时，脓液穿刺培养阳性可明确诊断。

2. 鉴别诊断

（1）精囊腺腺癌：其内呈囊实性信号，且实性部分沿壁向中心生长，实性部分呈等 T_1 等 T_2 信号、

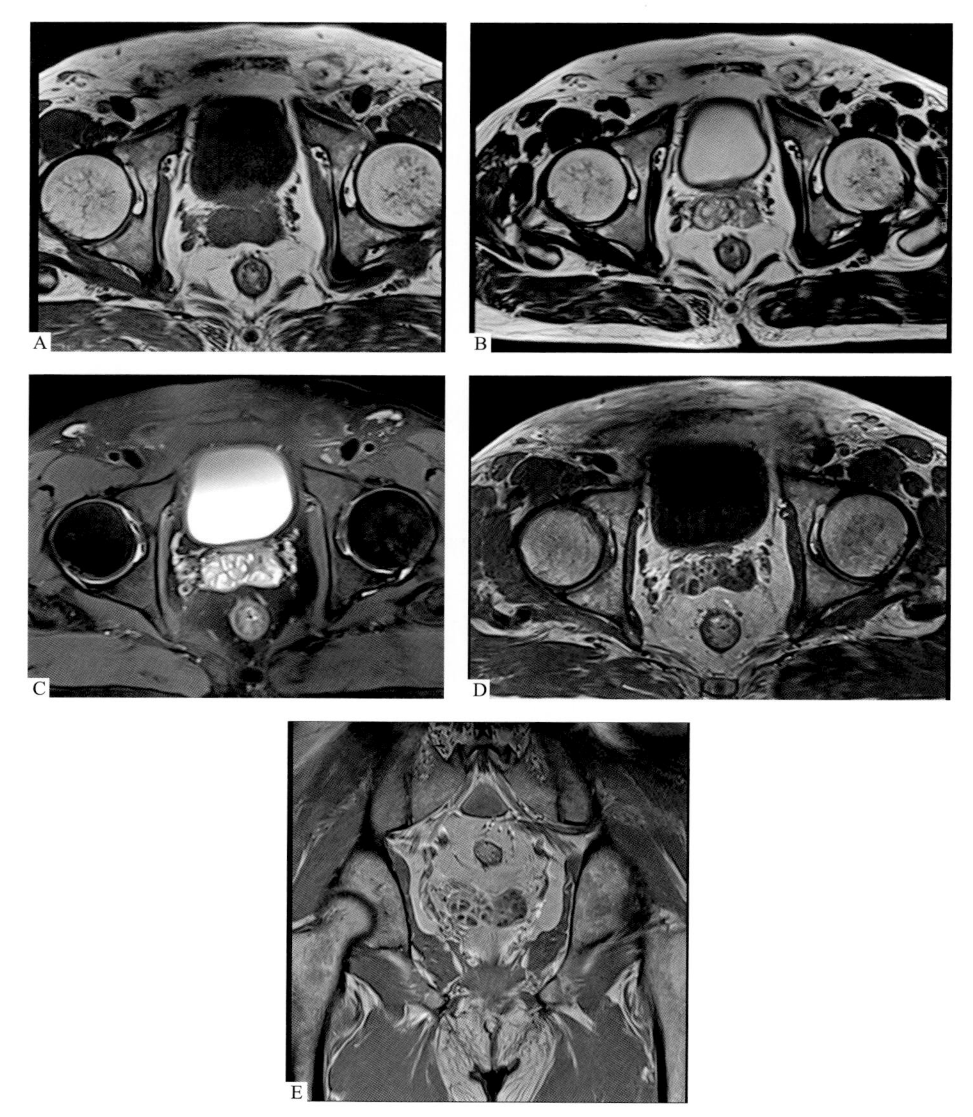

图 10-3-4 布鲁氏菌感染精囊腺并小脓肿形成

DWI 高信号，增强病灶实性部分均匀强化，囊壁延迟强化[13]。

（2）精囊腺恶性畸胎瘤：超声表现为膀胱后方欠规则囊实混合回声，内部回声不均质，以实性为主，低回声及无回声间杂呈蜂窝状，一般与周围组织结构分界不清；超声造影特点为不均匀性高增强，呈“快进快退”模式等恶性征象[14]。

（3）精囊囊腺瘤：是少见的良性肿瘤，肿瘤呈囊实性，境界清楚，由大小不等的分枝状腺性结构及间质的梭形细胞、囊性结构构成。间质局部可见密集的细胞成分，并常在变形的腺体周围更密集[15]。腺性成分可组成不清晰的小叶状结构。精囊囊腺瘤 B 超检查前列腺区可见边界清晰的囊实性肿块，其内可见分隔。CT 平扫示膀胱后方囊实性包块，包膜完整，其基底与前列腺后上方相延续。增强扫描囊腺瘤内分隔和实性部分强化，与毗邻器官界限清晰。MRI 显示前列腺后可见囊实性类圆形异常信号，边界较清，形态尚规则，边缘可见低信号包膜，其内呈多房状结构，并可见低信号分隔；T_1WI 呈稍低及稍高信号，T_2WI 呈稍高及高信号，病灶内信号不均匀，邻近组织受压移位；前列腺周围脂肪间隙显示清晰，病灶与直肠分界较清。

三、阴囊感染

阴囊是位于阴茎后下方的囊袋，阴囊壁即是腹壁的延续，表层为皮肤，没有皮下脂肪。皮肤下即为含有平滑肌纤维的肉膜组织、精膜和睾丸鞘膜，肉膜与部分筋膜在阴囊中线处伸入深部，形成阴囊中隔，分别容纳左、右睾丸，附睾，因此阴囊感染主要表现为睾丸炎和附睾炎。

急性附睾、睾丸炎为男性生殖系统常见疾病。急性睾丸炎临床常见的是急性非特异性睾丸炎（又称“急性化脓性睾丸炎”）和急性腮腺性睾丸炎。前者是指由细菌引起的睾丸炎，主要继发于附睾炎，急性非特异性睾丸炎和睾丸炎的致病菌主要为大肠埃希菌、变形杆菌、葡萄球菌、肠球菌和铜绿假单胞菌。其感染途径为[16-17]：①逆行感染：后尿道感染经输精管传入附睾及睾丸；②淋巴感染：致病菌进入尿道可导致尿道炎、膀胱炎或前列腺炎，由此通过淋巴系统侵入附睾及睾丸；③血行感染：全身其他部位感染灶的致病菌亦可通过血行到达附睾及睾丸。后者的发病原因是流行性腮腺炎，是由腮腺炎病毒经血行侵入睾丸引起。急性化脓性睾丸炎和急性腮腺性睾丸炎，二者病因不同，但临床表现和声像图特征相似。其主要鉴别诊断是后者有腮腺炎病史。

在男性患者中，最常见的表现和并发症是附睾睾丸炎，多呈单侧性，睾丸肿大，伴有明显疼痛和压痛，阴囊皮肤增厚，鞘膜积液。附睾睾丸炎的发病率 3.8% 为急性，4.5% 为亚急性，0.7% 为慢性。睾丸疼痛和肿胀是最常见的症状，C 反应蛋白升高、红细胞沉降率加快和白细胞增多是最常见的实验室检查结果。尽管在人类精子库中发现布鲁氏菌，但经性传播的报道很少。

急性附睾、睾丸炎不恰当的诊断和处理可能导致严重的并发症，包括睾丸脓肿形成、梗死、萎缩和化脓性坏死。由于布鲁氏菌定位在宿主的网状内皮细胞内，是抗生素相对难以到达的部位，给人类布鲁氏菌病治疗造成困难。因此，有必要延长抗生素的合理使用时间，以改善疗效并预防复发。采用保守的联合抗生素治疗方法足以治疗布鲁氏菌附睾睾丸炎。

附睾、睾丸炎是布鲁氏菌病常见并发症，好发于中青年，附睾、睾丸常同时受累，单侧多于双侧，易出现尿频、尿急、尿痛、腹痛、腹胀等症状[18]。布鲁氏菌病合并附睾、睾丸炎患者血培养阳性率高、炎症反应重，与症状相符，因此，及时行血培养有助于提高诊断率。

【临床表现】

睾丸炎是布鲁氏菌病的特征性症状之一，大多呈单侧性。急性睾丸炎患者常同时合并附睾炎，又称“睾丸附睾炎”，患者可有高热、畏寒，患侧睾丸疼痛，并伴有阴囊、大腿根部及腹股沟区域放射痛。患侧睾丸肿胀、压痛，当产生脓肿时触之有波动感，常伴有阴囊皮肤红肿和阴囊内鞘膜积液。

慢性睾丸炎患者睾丸可呈慢性肿大，也可萎缩，睾丸质硬而表面光滑，触痛。布鲁氏菌病合并附睾、睾丸炎患者突出表现为急性阴囊胀痛，大多数首先就诊于泌尿外科。该病需与其他细菌性睾丸炎、睾丸肿瘤、睾丸结核、睾丸扭转相鉴别，临床上常误诊，导致睾丸变性坏死等不良后果。

【实验室检查】

实验室检查无特异性指标，布鲁氏菌病合并睾丸附睾炎患者 C 反应蛋白升高和红细胞沉降率加快明显。虎红平板凝集试验阳性、布鲁氏菌抗体试验≥1∶160。

【影像检查技术的优选】

DR 平片无诊断价值；彩色多普勒超声诊断急性附睾、睾丸炎具有较可靠的临床价值，可清晰观察睾丸附睾形态大小、内部回声、血流信号、血流频谱形态、血流速度。MRI 对睾丸、附睾病变定位准确，MRI 可清晰显示病变及其与周围组织的关系，甚至可以观察前列腺、精囊腺的情况，多序列的成像分析病变的信号特点，推测其可能的组织学成分，且其增强扫描检查对鉴别诊断提供了更多的依据，有助于病变的正确诊断。

【影像学表现】

1. **B超表现**

急性睾丸炎患者睾丸轻度或中度肿大，睾丸实质回声减低、分布不均匀，当合并脓肿时可见形态不规则、边界清晰、内部透声欠佳的无回声区，常合并睾丸鞘膜积液（图 10-3-5）。

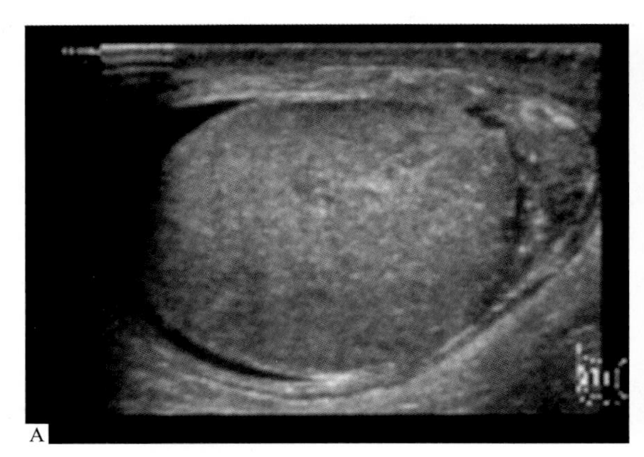

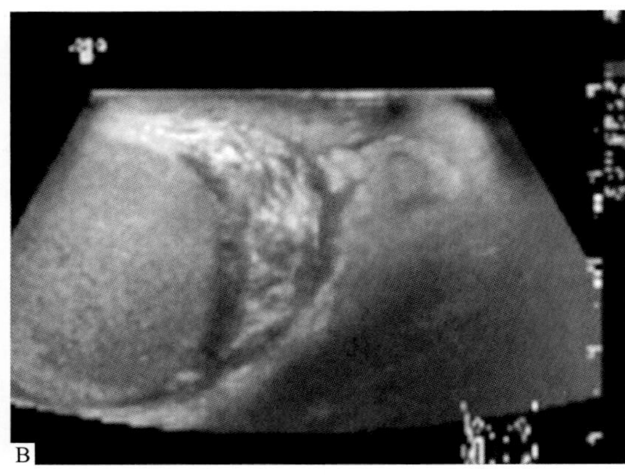

图 10-3-5 布鲁氏菌感染阴囊（一）

慢性睾丸炎睾丸体积可缩小，睾丸实质回声强弱不均。急性附睾炎患者附睾体积增大，多数以尾部增大为明显，呈半球状或球状，回声不均匀，高低混杂，部分肿大的附睾尾部可见液化坏死的无回声区。彩色多普勒血流丰富。慢性附睾炎患者表现为附睾尾部高回声结节，可伴有梗阻近端附睾管扩张。

2. **CT 表现**

双侧睾丸不对称，单侧或双侧睾丸体积增大，其内密度不均匀，增强后轻度强化，周围伴弧形积液（图 10-3-6）。

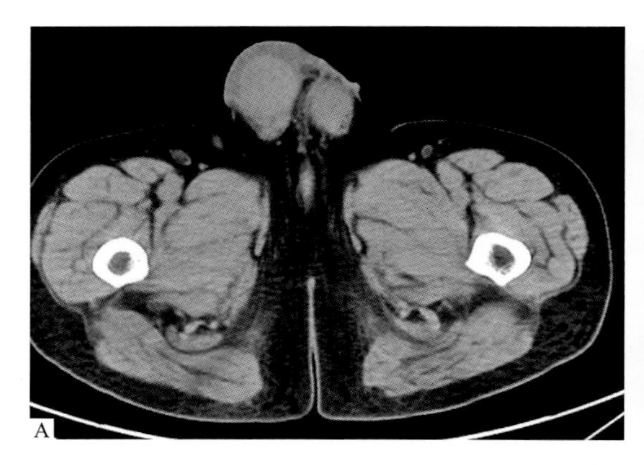

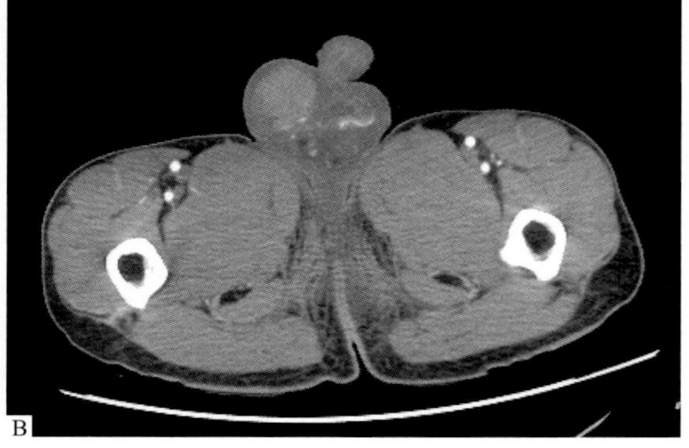

图 10-3-6 布鲁氏菌感染阴囊（二）

3. **MRI 表现**

（1）MRI 平扫：MRI 表现为附睾肿胀，信号均匀或不均，T_1WI 呈等、稍低信号，T_2WI 呈稍高信号；当伴脓肿形成时，脓肿呈 T_1WI 低信号，T_2WI 高信号，DWI 高信号；睾丸不均质改变，T_2WI 信号减低（图 10-3-7）。

（2）MRI 增强：增强明显持续强化，当脓肿形成，增强扫描环形强化明显。

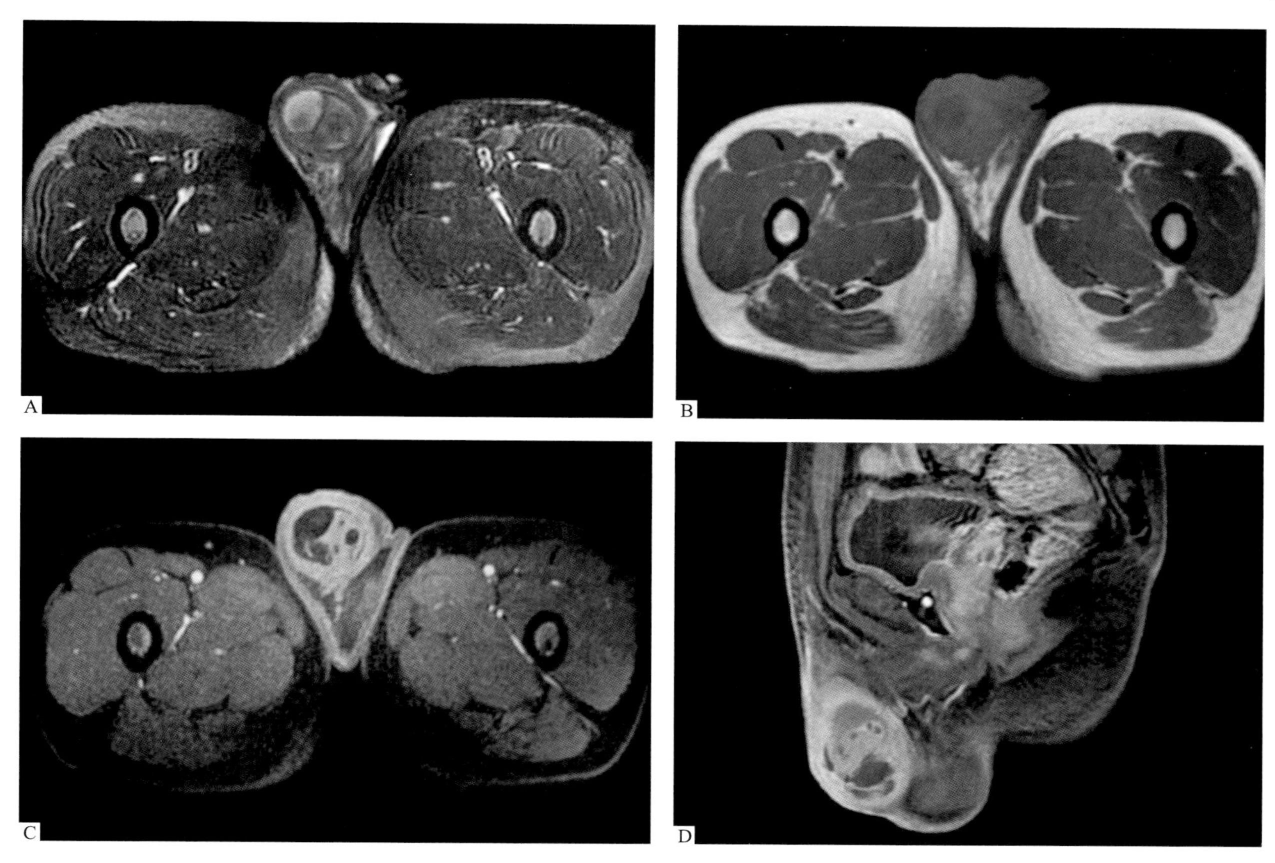

图 10-3-7 布鲁氏菌感染阴囊（三）

【诊断与鉴别诊断要点】

1. 诊断

患者常有发热，尤其是特殊热型，如波状热、不规则热、间歇热、弛张热和长期低热型，患者在高热时往往神志清醒，无明显不适，但体温下降后自觉症状加重，这种高热与症状相矛盾的现象是布鲁氏菌病所特有的，具有一定的临床意义。

2. 鉴别诊断

（1）急性睾丸扭转：无特异性临床表现，是由于附着于睾丸、附睾的系膜引带过窄而发生的男性生殖系统急症，从目前临床报道情况来分析，急性睾丸扭转患者常见于青少年及婴幼儿，且易在睡眠中或剧烈活动后突然出现，没有前兆性，疼痛感明显，患者不能耐受，常放射至下腹部及腰部。双侧及单侧均可见，多以左侧为主，体检中典型患者可触及精索呈绳索样改变，阴囊抬高试验阳性，提睾反射消失等。急性睾丸炎有时在二维超声上与睾丸扭转难以鉴别，均表现为睾丸肿大。内部回声不均匀，睾丸扭转有时可见不规则蜂窝状液性无回声区（坏死灶）。睾丸扭转时，患侧睾丸为进行性肿大，彩色多普勒超声检查无明显血流信号或较健侧明显减少，流速曲线为高阻型。急性睾丸炎则与之不同，彩色多普勒超声检查可发现患侧血流信号丰富或较健侧增多，流速曲线为低阻型。

（2）睾丸结核：常继发于泌尿系统结核，严重时临床表现为结核中毒症状。超声表现为睾丸肿大，实质回声不均，见散在分布的极低回声区，彩色多普勒血流信号增多。

（3）睾丸肿瘤：原发性睾丸肿瘤有生殖细胞瘤和非生殖细胞瘤之分。前者又以精原细胞瘤最多见，临床表现以睾丸肿大为主要症状，伴有阴囊坠胀，部分患者有隐痛。当肿大的睾丸扭转或肿瘤出血、坏死时，可出现阴囊剧痛、红肿。触诊时睾丸坚硬，表面凹凸不平，彩色多普勒超声检查显示睾丸血流明显增加，且同侧阴囊内找不到正常睾丸。

第四节 女性泌尿生殖系统布鲁氏菌感染

一、子宫布鲁氏菌感染

布鲁氏菌在宿主细胞内的持续感染很难引起布鲁氏菌病。细菌能在细胞内继续存活和繁殖主要有两个原因：一是细胞内布鲁氏菌能抑制吞噬体 - 溶酶体融合；二是布鲁氏菌能抑制细胞凋亡，避免细胞死亡和解体。基于以上两点，布鲁氏菌可以逃避体液免疫和细胞免疫。

布鲁氏菌是公认的妊娠子宫病原体，通常引起动物和人类的一系列生殖并发症，布鲁氏菌通过结膜、口鼻或性接触途径侵入，并分布到网状内皮系统的器官，导致慢性、持续性感染。子宫内病变时淋巴细胞和中性粒细胞炎症从浆膜表面延伸到子宫肌层。

【临床表现】

临床表现多无症状或症状较轻，有症状者表现为阴道分泌物增多，阴道分泌物刺激可引起外阴瘙痒及灼热感。还可伴有经间期出血、性交后出血等症状。若合并尿路感染可出现尿频、尿急、尿痛等尿路症状。

【实验室检查】

实验室检查缺少特异性指标、虎红平板凝集试验阳性、布鲁氏菌抗体试验≥1：160。子宫及阴道分泌物病原学检查找到布鲁氏菌可确诊此病。

【影像检查技术的优选】

DR 平片无诊断价值。超声及 MRI 可显示增厚的子宫内膜，CT 组织分辨率较低，子宫内膜显示欠佳。

【影像学表现】

B 超表现：无特殊表现或仅表现为子宫内膜厚薄不均，回声增强、模糊，可见宫腔积液，积液内透声差。

【诊断与鉴别诊断要点】

1. 诊断

子宫布鲁氏菌感染常表现为子宫内膜炎或子宫肌层炎症，当患者有阴道分泌物增多、外阴瘙痒及灼热感、经间期出血、性交后出血等症状时可行阴道或宫腔分泌物检查，若分泌物为布鲁氏菌，可确诊此病，影像学检查可见子宫内膜炎及子宫肌层炎表现。

2. 鉴别诊断

（1）子宫结核：子宫内膜结核的主要来源是肺结核或腹膜结核，通常由输卵管结核蔓延扩展到子宫，病变多局限在子宫内膜。鉴别诊断首选宫腔镜，在宫腔镜下可清晰看见结核病灶。子宫结核时往往整个子宫壁均受影响，宫腔呈不同形态和不同程度狭窄或变形，晚期宫腔挛缩变形呈“三叶草”或不规则变形，同时伴有输卵管形态改变，即输卵管僵硬，似棒状或弯弯曲曲串珠样、末端杵状等结核性输卵管炎的表现。如盆腔内有钙化则更支持结核的诊断。

（2）子宫内膜增生过快：输卵管造影可见宫壁不整齐地向腔内突起且不平，可位于宫腔壁任何一部分，亦可整个宫腔壁都向腔内突起且不平，严重时因内膜过厚对比剂注入宫腔后宫腔失去正常的三角形而呈“菊花”样。

二、输卵管、卵巢布鲁氏菌感染

输卵管卵巢感染临床上较常见，但是输卵管、卵巢布鲁氏菌感染较罕见。以脓肿形式受累的性腺是布鲁氏菌病的一种罕见的并发症。2%～20% 的布鲁氏菌病患者有泌尿生殖系统受累[19]。布鲁氏菌脓肿是由巨噬细胞内持续性布鲁氏菌引起的肉芽肿感染干酪性坏死所致。继发于布鲁氏菌病的性腺脓肿可能很难诊断。在急性布鲁氏菌病患者中，临床表现通常是非特异性的，血培养阳性的患者只有10%～30%[20]，阳性率随着病程的增加而减少。妊娠期间感染布鲁氏菌病可导致流产或宫内传染给胎儿，因此，妊娠期间，及时诊断和治疗布鲁氏菌病，可增加胎儿的存活率。

【临床表现】

卵巢布鲁氏菌感染无特殊临床表现，常表现为发热、下腹疼痛、白细胞增高，也可表现为间断性下腹疼痛、胀痛，少数可表现为无任何症状，仅妇科检查显示左侧附件肿块活动，触痛。

【实验室检查】

实验室检查缺少特异性指标、可有 C 反应蛋白增高、红细胞沉降率加快、贫血、虎红平板凝集试验阳性、布鲁氏菌抗体试验≥1∶160。

【影像检查技术的优选】

DR 腹部平片无诊断价值；超声检查是临床诊断卵巢输卵管脓肿的首选方式，但对于 B 超征象不明显的患者可行 CT 检查，能够清楚观察子宫及附件肿块特点、宫旁软组织的炎性改变等，为临床诊断卵巢输卵管脓肿提供更多的影像学资料，降低疾病误诊率。MRI 检查能较为清晰地显示病变本身及周边特点，对该病的诊断及鉴别诊断具有独特的优势。

【影像学表现】

1．B 超表现

B 超表现为囊性或囊实性包块，边缘毛糙，无清晰边界；肿块形状主要为圆形、分叶状，有低密度影；部分存在分隔（图 10-4-1）。

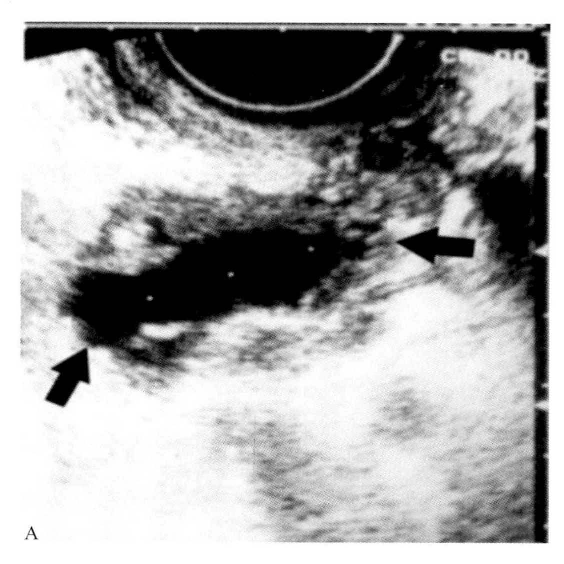
A

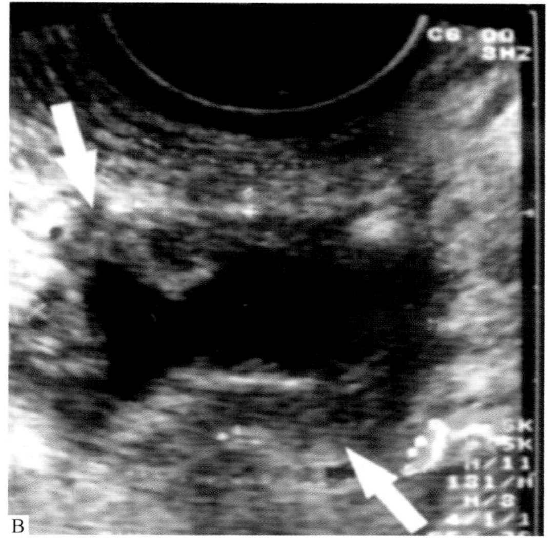
B

图 10-4-1　输卵管、卵巢布鲁氏菌感染

箭头所指为厚壁的脓腔

2. CT 表现

（1）CT 平扫：CT 平扫表现与 B 超表现类似。

（2）增强 CT：增强 CT 示输卵管卵巢脓肿呈多房类圆形及糖葫芦状囊性改变，壁及分隔厚薄均匀并明显强化，囊液不强化，并见少许盆腔积液。

3. MRI 表现

（1）MRI 平扫：T_1WI 呈等低混杂信号，T_2WI 呈不均匀高信号，部分病灶 DWI 呈高信号。

（2）MRI 增强：囊液不强化，囊壁及分隔强化，静脉期强化达到峰值，延迟扫描仍持续强化，部分囊壁呈分层样强化，并见水肿带，分隔强化较均匀。

【诊断与鉴别诊断要点】

1. 诊断

主要的诊断特征是怀疑因居住或访问流行区而感染了布鲁氏菌病，近期摄入了未经巴氏灭菌的牛奶或奶制品，典型的发热，以及临床表现和布鲁氏菌病的特定血清学检测的结果。布鲁氏菌病的主要诊断标准是标准试管凝集试验的抗布鲁氏菌抗体凝集滴度高达 1∶160，且有布鲁氏菌病的临床症状和体征。在慢性局限性布鲁氏菌病患者中，STA 滴度可＜1∶160。35%～55% 的布鲁氏菌病患者有贫血，21% 的布鲁氏菌病患者白细胞减少。

2. 鉴别诊断

（1）卵巢子宫内膜异位囊肿：肿块与输卵管卵巢脓肿的肿块相似之处是与子宫和周围器官粘连，不活动，有触痛。症状也都有下腹痛、不孕和低热等。但卵巢子宫内膜异位囊肿的腹痛，与月经关系密切，主要发生在经前、经时及经后 1～2 天，且进行性加剧，常伴月经失调及性交痛等。B 超显像的特点是囊肿壁光滑，边界清晰或不清。囊肿多为中等大小，直径一般不超过 10 cm，囊液黏稠。有时团块中有实质部分，表现为混合性肿块。

（2）卵巢肿瘤：良性卵巢肿瘤多为囊性、单侧、活动，恶性卵巢肿瘤多为实性、双侧、不活动，伴有腹水，与输卵管卵巢脓肿不易混淆。卵巢肿瘤扭转，特别是扭转后发生感染时，需要与输卵管卵巢脓肿进行鉴别。卵巢肿瘤扭转可有下腹包块史，突然发生剧烈腹痛，常伴有恶心、呕吐，甚至休克。可有发热，白细胞升高，腹肌紧张、压痛及反跳痛。

妇科检查于盆腔一侧触及张力较大、边界清楚的肿块，触痛明显，特别是子宫角部触痛更为明显。超声检查可在子宫一侧显示边缘清晰的液性暗区，若液性暗区中出现明显的间隔反射，则为多房性囊腺瘤。发生扭转的卵巢肿瘤中，最常见的是囊性畸胎瘤，由于其内容特殊，声像的特点是边界清晰，呈液性暗区，但出现杂乱光团，有牙齿等组织回声。

（3）阑尾周围脓肿：为转移性右下腹痛，呈持续性。在疼痛稍加缓解之后又变得剧烈。体温升高，白细胞计数也随之增加。检查时可有腹肌紧张、压痛、反跳痛，肿块位于右髋凹处或盆腔内，不活动，有触痛。与子宫关系不密切。

（4）陈旧性异位妊娠：为输卵管妊娠流产或破裂后，内出血停止，病情稳定，胚胎已死亡或吸收，但盆腔血肿依然存在，可机化变硬，并与周围组织粘连。肿块大者可有压迫症状。妇科检查可于子宫后方或一侧触及边界较清的硬性包块，不活动，轻触痛微。仔细询问病史，曾有过短暂性停经，突然发生下腹一侧剧痛，伴有阴道流血及头晕等症状。血常规化验可有血红蛋白低于正常。超声检查有助于鉴别诊断。

参 考 文 献

[1] 张晓东, 宋宝利, 方敬爱, 等. 布鲁菌病合并肾脏病 7 例分析 [J]. 中华传染病杂志, 2009, 27 (6): 371-373.

[2] 徐京杭, 于岩岩, 王军, 等. 布鲁菌病致肾脓肿一例 [J]. 中华传染病杂志, 2014 (32): 377.
[3] 张淑艳, 刘家宇, 多景华, 等. 布氏杆菌病合并肾脏病 7 例临床分析 [J]. 黑龙江医学, 2006, 30 (5): 379-380.
[4] ROUSHAN M R, BAIANI M, JAVANIAN M, et al. Brucellar epididymo-orchitis: review of 53 cases in Babol, northern Iran [J]. Scand J Infect Dis, 2009, 41 (6-7): 440-444.
[5] 王文卿, 郭正印. 69 例布鲁氏菌病性睾丸炎的调查报告 [J]. 中华男科学杂志, 2016, 22 (1): 46-51.
[6] LAN S Q, GUO Z X, HE Y L, et al. Brucella prostatic abscess: a retrospective study of eight cases and a literature review [J]. J Int Med Res, 2021, 49 (9): 3000605211027442.
[7] ACKERMAN A L, PARAMESHWAR P S, ANGER J T. Diagnosis and treatment of patients with prostatic abscess in the post-antibiotic era [J]. Int J Urol, 2018, 25: 103-110.
[8] 王瑞, 张卫星, 张天标, 等. 精囊镜治疗以血精为表现的精囊炎 64 例报告 [J]. 中华男科学杂志, 2016, 22 (4): 335-338.
[9] GARG P, SINGH P, KAUR B. Magnetic resonance imaging (MRI): Operative findings correlation in 229 fistula-in-ano patients [J]. World J Surg, 2017, 41 (6): 1618-1624.
[10] TORKZAD M R, KARLBOM U. MRI for assessment of anal fistula [J]. Insights Imaging, 2010, 1 (2): 62-71.
[11] GAGE K L, DESHMUKH S, MACURA K J, et al. MRI of perianal fistulas: bridging the radiologic-surgical divide [J]. Abdom Imaging, 2013, 38 (5): 1033-1042.
[12] AMATO A, BOTTINI C, NARDI P D, et al. Evaluation and management of perianal abscess and anal fistula: a consensus statement developed by the Italian Society of Colorectal Surgery (SICCR) [J]. Tech Coloproctol, 2015, 19 (10): 595-606.
[13] HALLIGAN S, STOKER J. Imaging of fistula in ano [J]. Radiology, 2006, 239 (1): 18.
[14] SINGH K, SINGH N, THUKRAL C L, et al. Magnetic resonance imaging (MRI) evaluation of perianal fistulae with surgical correlation [J]. J Clin Diagn Res, 2014, 8 (6): 1-4.
[15] SOLLINI M, SILVOTTI M, CASALI M, et al. The role of imaging in the diagnosis of recurrence of primary seminal vesicle adenocarcinoma [J]. World J Mens Health, 2014, 32 (1): 61-65.
[16] 林晓威, 徐光, 张立波, 等. 布鲁菌病合并附睾睾丸炎患者临床特点分析 [J]. 中华地方病学杂志, 2017, 36 (5): 374-377.
[17] CELEN M K, ULUG M, AYAZ C, et al. Brucellar epididymo-orchitis in southeastern part of Turkey: an 8 year experience [J]. Braz J Infect Dis, 2010, 14 (1): 109-115.
[18] 刘卫方. 睾丸炎为首发症状的布氏杆菌病的超声表现 [J]. 中国超声医学杂志, 2014, 30 (2): 185-186.
[19] FENKCI V, CEVRIOGLU S, YILMAZER M. Ovarian abscess due to Brucella melitensis [J]. Scand J Infect Dis, 2003, 35: 762.
[20] KOC Z, TURUNC T, BOGA C. Gonadal brucellar abscess: imaging and clinical findings in 3 cases and review of the literature [J]. J Clin Ultrasound, 2007, 35 (7): 395-400.

第十一章　运动系统布鲁氏菌感染

布鲁氏菌可感染人的任何器官或系统，而骨与关节感染是布鲁氏菌病最常见的并发症，发病率为10%～85%。1904年，肯尼迪（Kennedy）首次报道人类布鲁氏菌病的骨关节感染。运动系统的布鲁氏菌感染主要包括以下几种类型：①脊椎炎；②骶髂关节炎；③骨髓炎；④外周性关节炎；⑤肌炎；⑥腱鞘炎。在骨关节系统中，脊柱、骶髂关节、四肢大关节是布鲁氏菌最易侵犯的部位。在不同年龄段，侵犯的部位也存在差异。对于儿童，布鲁氏菌容易引起单侧外周关节炎，尤其是膝关节和髋关节。对于成人，布鲁氏菌感染多易侵犯单侧骶髂关节、脊柱。

骨与关节系统布鲁氏菌感染引起骨损伤的分子机制已逐渐被阐明。布鲁氏菌是一种细胞内细菌，在巨噬细胞的内质网中优先复制。TNF-α和参与调节骨质代谢的核因子κB受体活化因子配体参与其中，并由单核巨噬细胞、中性粒细胞、CD_4^+T细胞和B细胞等炎性细胞介导。此外，布鲁氏菌可直接作用于骨细胞和打破骨重塑的稳态。通过作用于成骨细胞抑制骨基质沉积、改变细胞表型产生基质金属蛋白酶和分泌细胞因子，从而促进骨基质降解。布鲁氏菌还可通过诱导破骨细胞生成和增强破骨细胞活化，进而增加矿物质和有机骨基质吸收，加剧了骨损伤。关节组织的病理学实验发现滑膜组织除了诱导细胞分泌趋化因子的激活、生成炎性细胞因子和基质金属蛋白酶，布鲁氏菌感染也可抑制滑膜细胞凋亡[1]。

布鲁氏菌多数是通过直接或间接地接触牲畜（主要指牛或羊）传播，部分可通过牛奶或奶制品传播，在美国等发达国家，可感染在肉类加工厂中的工人。布鲁氏菌病按病程的时间可分为三个时期：急性期（<3个月）、亚急性期（3～12个月）及慢性期（>12个月）[2]。布鲁氏菌病临床症状有发热，典型表现为波状热，心慌，乏力，多汗，肝、脾或淋巴结肿大等非特异性症状。有文献报道，肝、脾或淋巴结肿大，乏力，发热，食欲减退多见于急性期。体重下降、心悸多见于亚急性期。后背部疼痛、肌肉和关节痛等症状多见于慢性期。布鲁氏菌性关节炎、长骨布鲁氏菌性骨髓炎及布鲁氏菌性肌炎最常见的典型症状及体征是全身肌肉和多发性、游走性大关节疼痛、压痛及肿胀。布鲁氏菌骨关节感染可呈急性病程快速进展，但更多的是慢性和缓慢进展。

在临床上，实验室常规检查如红细胞沉降率，全血细胞计数，血清C反应蛋白特异性不高。血清学检查包括布鲁氏菌凝集滴度、酶联免疫吸附试验、免疫电泳法、虎红平板凝集试验阳性对布鲁氏菌病的骨关节感染的诊断和分期有一定价值。骨髓、血培养布鲁氏菌阳性可确诊本病。

布鲁氏菌病一般预后良好。大多数患者即使不经治疗亦有自愈倾向。未经抗生素治疗者一般1～3个月康复，但易复发。及时治疗者病程大为缩短，如不及时治疗，易由急性转为慢性，反复发作，迁延数年，严重影响劳动能力。

布鲁氏菌病骨关节感染的影像检查方法很多，包括DR平片、CT、MRI及放射性核素显像。虽然DR平片对脊柱布鲁氏菌性骨髓炎、关节炎进展期的骨质破坏及骨质硬化形态特征有一定诊断价值，但很有限。CT可观察骨关节感染有无骨质破坏及其细微形态变化特征、死骨、钙化等。放射性核素显像相对应用较少，但是对于显示多灶性、多部位的布鲁氏菌骨关节感染，它是有效的检查方法，表现为受感染椎体或骨关节的放射性核素摄取增加。CT 及放射性核素扫描显像缺点在于软组织分辨率不足。MRI 具有多方位、多参数、多序列等扫描优点。它可清晰显示布鲁氏菌病骨关节感染早期充血水肿征象，也可以显示受累骨质及骨旁软组织的信号改变，它能够较好地显示肉芽肿、椎旁脓肿、椎间盘破坏、骨膜改变等。MRI 有较高的敏感性、特异性和准确性（96%、92% 和 94%）[3]，尤其是疾病的早期阶段及相关疾病的鉴别诊断，还可以用于评估疾病的发展程度及治疗的预后评价。

第一节　脊柱布鲁氏菌感染

布鲁氏菌性脊柱炎（Brucellosis spondylitis，BS）是布鲁氏菌侵袭脊柱引起的感染性脊柱炎，在骨关节病中最为多见，其在布鲁氏菌病中发生率为 10%～85%[4-5]。其病程长，合并症多，致残率高，容易复发，是危害公众健康的常见感染性疾病。近年来，随着乳制品消耗的增加和布鲁氏菌耐药性的增加，我国乃至世界都有小范围的布鲁氏菌性脊柱炎发病率增长[6-7]，尤其在我国新疆这一现象更为严重。加强防治布鲁氏菌性脊柱炎的工作，对于解决牧区少数民族的流行多发病，减轻患者及社会经济负担，改善生存质量具有重要作用。

1932 年，由库洛夫斯基（Kulowski）和文克（Vinke）首次描述了布鲁氏菌性脊柱炎。布鲁氏菌性脊柱炎最常见于腰椎（尤其第 4 腰椎体多见），其次是胸椎、颈椎。这主要是由于腰段椎体的血液循环微环境和解剖结构易使布鲁氏菌堆积所致。部分腰椎布鲁氏菌性脊柱炎患者可伴有骶髂关节炎。布鲁氏菌性脊柱炎相对于其他类型脊柱炎少见。布鲁氏菌性脊柱炎可分为布鲁氏菌性脊柱骨髓炎、布鲁氏菌性椎间盘炎和布鲁氏菌性椎体 - 椎间盘炎。布鲁氏菌性脊柱炎多发生于 40 岁以上，男性多见，儿童罕见。

布鲁氏菌经消化道、呼吸道黏膜以及皮肤侵入人体，首先在淋巴组织内繁殖，经 2～3 周发生菌血症，出现寒战、发热、盗汗和全身不适等全身症状。随后细菌进入单核 - 吞噬细胞系统繁殖，被单核细胞吞噬后不被消灭可再次发生菌血症，出现急性症状，因此发热症状间歇性发作。布鲁氏菌经血液进入脊柱，最易侵犯富含骨髓的椎体骨组织，在椎体内滞留、繁殖和破坏。其病理变化有布鲁氏菌肉芽肿、化脓性炎性反应、增生性骨炎、骨膜炎、椎间盘退变、椎间软骨坏死、椎间小关节和韧带炎等。光学显微镜下可见病变区组织细胞增殖、增生性结节和肉芽肿形成，而骨髓腔内肉芽组织增生，其内有大量单核细胞、淋巴细胞、中性粒细胞、嗜酸性粒细胞浸润，可见成片类上皮细胞组成的结节性病灶，其中最基本、最常见的是肉芽肿。其肉芽肿为非干酪性，在组织学上可与脊柱结核形成干酪性肉芽肿鉴别，但无法与其他肉芽肿性病变鉴别。由于致病菌毒力、菌种和宿主免疫力的不同，可决定感染后期的改变，包括肉芽肿可能吸收痊愈或者进展并导致组织的进一步破坏。初次感染到出现明显临床症状的间隔时间一般为 1～3 周，但也有报道需更长时间。

布鲁氏菌性脊柱炎可表现为局灶型和弥漫型两种类型。局灶型布鲁氏菌性脊柱炎主要病理过程是布鲁氏菌通过血行感染途径侵犯椎体上终板前缘或中后 1/3 处，可能原因是此部位血供丰富，但椎体下终板偶尔也会受累。最常累及第 4 腰椎体，典型部位在腰椎上终板前缘（椎体 - 椎间盘连接处），而椎间盘、椎旁软组织、脊髓未受累，影像表现正常。这种类型多反映病变处于布鲁氏菌感染的慢性期，也可认为是布鲁氏菌性脊柱炎的早期病变。

如果布鲁氏菌感染脊柱未经治疗或再发感染，局灶型布鲁氏菌性脊柱炎会转变为弥漫型。弥漫型布鲁氏菌性脊柱炎、骨髓炎累及整个椎体终板或整个椎体，感染通过沿韧带下感染或者血行感染累及邻近椎体或椎间盘。由于椎体骨质疏松及破坏，椎间盘组织会疝入骨性终板，同时感染会进一步侵犯邻近软组织。一些严重病例，布鲁氏菌引起椎管内硬膜外间隙的感染并形成炎性肉芽肿或脓肿，患者会出现脊髓或神经根受压征象。脊柱病变的破坏趋势一般较小，修复反应出现早而且强烈，并有自愈倾向。但病情严重者最后可形成脊柱强直或变形。

【临床表现】

多数患者发病缓慢。持续性腰痛及下背痛，局部压痛、叩击痛，伴相应神经根放射痛或脊髓受压症状是布鲁氏菌性脊柱炎的首要症状及体征。布鲁氏菌感染的炎性症状表现有寒战、发热、心慌、多汗，间歇性发作，表现为波状热型。可伴有肝、脾或淋巴结肿大。后期病变严重患者可表现为畸形和功能障碍。

【实验室检查】

实验室检查包括三个方面：一般实验室检查、免疫学检查和病原学检查。一般实验室检查可发现白细胞计数多正常或偏低，淋巴细胞相对增多，有时可出现异常淋巴细胞。急性期可出现红细胞沉降率加快，慢性期多正常。布鲁氏菌补体结合试验虎红平板或平板凝集试验结果为阳性；试管凝集试验：滴度为 1：100 及以上或病程一年以上滴度 1：50 及以上；补体结合试验：滴度 1：10 及以上；Coombs 试验：滴度 1：400 及以上。病原学检查血液、骨髓、椎旁脓肿等培养分离到布鲁氏菌可确诊。

【影像检查技术的优选】

DR 平片对急性期骨髓内病变的观察有一定的限度。DR 平片和 HRCT 可以观察到布鲁氏菌性脊柱炎引起的椎体骨质侵蚀、反应性骨硬化。MSCT 在布鲁氏菌性脊柱炎诊断中可选择冠状位、矢状位、轴位和任意多平面重建，调节窗宽、窗位，多方位、直观清楚和形象地显示骨结构的形态和特征，能观察布鲁氏菌性脊柱炎受感染椎体破坏的具体情况及其与周围软组织的关系、椎间盘受累、椎旁脓肿的部位、范围及内部情况、椎管狭窄程度及脊髓受压程度。

MRI 平扫及增强扫描可用于诊断布鲁氏菌性脊柱炎、椎旁或硬膜外脓肿，并可观察布鲁氏菌引起脊髓或神经受压情况，尤其适用于布鲁氏菌性脊柱炎早期的诊断，MRI 有较高的敏感性、特异性和准确性，对于布鲁氏菌性脊柱炎急性水肿期可作为首选影像检查，也可用于布鲁氏菌性脊柱炎治疗随访的评价手段。

放射性核素骨显像是布鲁氏菌性脊柱炎比较敏感的检查方法，但特异性不高。布鲁氏菌性脊柱炎受感染椎体放射性核素摄取增加有时与脊柱退行性变难以鉴别。

【影像学表现】

1. DR 表现

（1）局灶型布鲁氏菌性脊柱炎：早期表现阴性，通常在感染发生几周后 DR 才可显示异常。可累及 2～3 个相邻椎体，腰椎尤其是第 4 腰椎体是局灶型布鲁氏菌性脊柱炎的好发部位。病变局限于椎体 - 椎间盘接触面的终板前部。平片表现为局灶性骨质侵蚀破坏、骨皮质中断（图 11-1-1A，图 11-1-2C，图 11-1-3A），伴有骨质增生硬化[8]（图 11-1-1B，图 11-1-2A、B）。典型表现是病变椎体终板前缘骨膜增生、肥厚、钙化，形成“鹦鹉嘴”样骨赘向外或向邻近椎体伸展，即“鹦鹉嘴征”（parrot's beak sign），但较少形成骨桥（图 11-1-1D，图 11-1-3B）。少数病例可见椎间盘积气（图 11-1-1C），此征象 CT 较容易观察。DR 平片该征象与退行性变鉴别困难。骨质破坏同时伴有骨质硬化是布鲁氏菌慢性感染最重要的影像特征。椎间隙及椎旁软组织显示正常。

（2）弥漫型布鲁氏菌性脊柱炎：感染累及整个椎体或椎体终板，椎间盘及椎旁软组织、硬膜外间隙也受累。可见在 2～3 个椎体周围出现韧带骨化或钙化，表现为细线样高密度影。椎体终板形状不规则，终板下骨质密度不均匀（图 11-1-4）。椎体上终板发生骨质破坏同时会伴有骨的增生硬化，这提示骨的修复、新骨形成，同时可见到椎体终板前缘“鹦鹉嘴”样骨赘形成，椎间隙变窄（局限于 1～2 个椎间盘）（图 11-1-5）。椎旁软组织肿胀密度增高。部分病例可出现“真空征”，此征象多提示局部组织

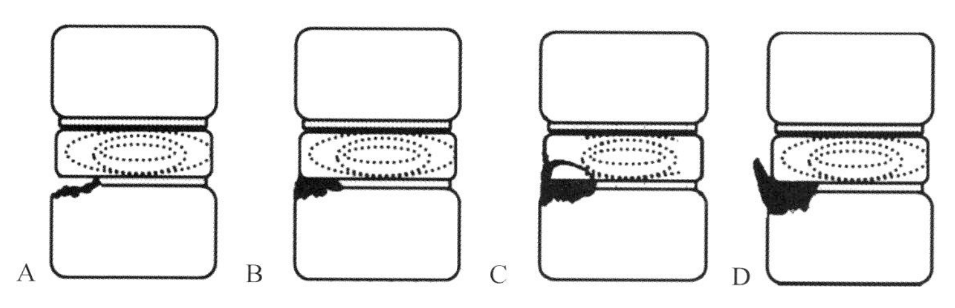

图 11-1-1　局灶型布鲁氏菌性脊柱炎影像特征示意图

（A）椎体终板前缘局部骨质侵蚀；（B）椎体终板前缘反应性骨硬化；（C）椎体终板前缘骨硬化并邻近椎间盘少量积气（真空征）；（D）椎体前缘“鹦鹉嘴”样骨赘形成

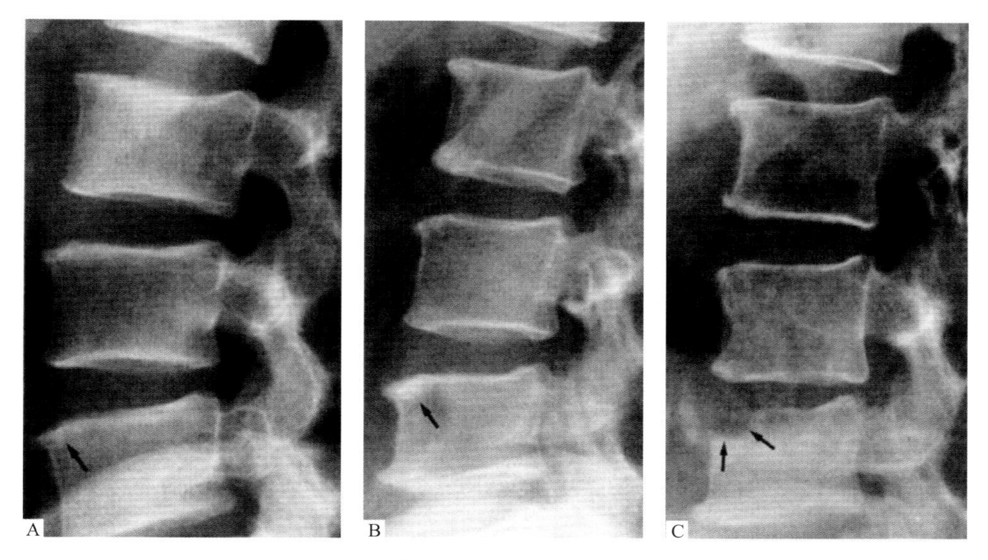

图 11-1-2　局灶型布鲁氏菌性脊柱炎（一）

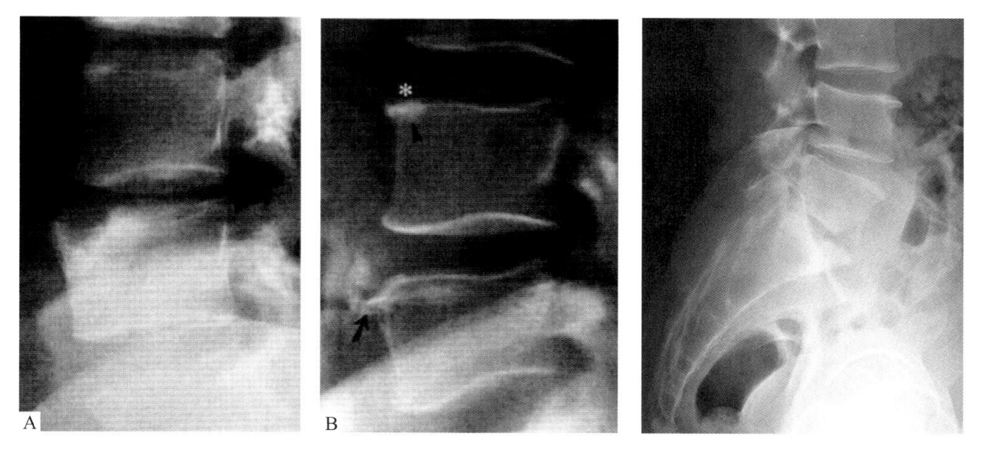

图 11-1-3　局灶型布鲁氏菌性脊柱炎（二）

图 11-1-4　弥漫型布鲁氏菌性脊柱炎（一）

破坏。椎间小关节炎常局限于 1～2 个椎间小关节，表现为关节间隙不规则或因局部骨质增生而使关节间隙变窄。感染后期，布鲁氏菌性脊柱炎椎体可发生融合及骨性强直，但形态通常保持正常，脊柱畸形和椎体塌陷少见。

2. CT 表现

（1）局灶型布鲁氏菌性脊柱炎：CT 所见显示的骨质形态改变与 DR 片大致相同。病变也可局限于

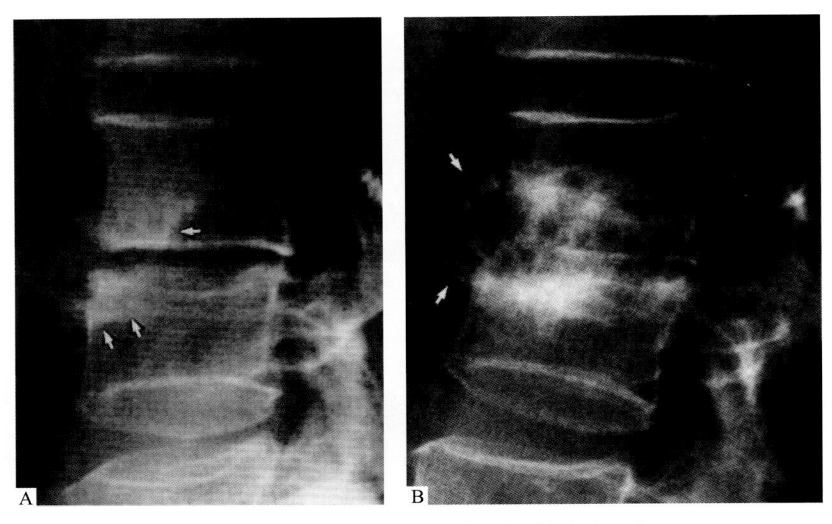

图 11-1-5 弥漫型布鲁氏菌性脊柱炎（二）

箭头所指为椎体终板发生骨质破坏，同时伴有骨质增生硬化，呈现“鹦鹉嘴”样骨赘

椎体、椎间盘接触面的终板中后 1/3 处，包括局灶性骨质侵蚀破坏，表现为局限性低密度灶，无硬化边，表现类似许莫氏结节（图 11-1-6）。部分病例表现为椎体、椎间盘接触面、终板前缘或侧缘局灶性骨质破坏，在 MSCT 冠状位、矢状位重建图像可见病变椎体骨质破坏外缘骨膜增生、肥厚、钙化，形成“鹦鹉嘴征”（图 11-1-7，图 11-1-8）。

（2）弥漫型布鲁氏菌性脊柱炎：CT 所见显示的骨质形态改变与 DR 片大致相同。椎体骨质破坏范围增大，可累及整个椎体。发生骨质破坏同时会伴有骨的修复、新骨形成，表现为骨小梁粗大紊乱，结构不清，无死骨，边缘不同程度的骨质增生硬化，同时伴有椎间隙狭窄[9]。骨质破坏灶可同时出现在病变椎体边缘及椎体中心，椎体边缘骨质破坏表现为多发不规则虫蚀样骨质破坏、皮质中断；而椎体中心骨质破坏灶常较小，表现为小囊样低密度区，周边可见较广泛的骨质增生硬化带，边界模糊。病变椎体终板前缘同时发生骨膜增生、肥厚、钙化，形成“鹦鹉嘴征”（图 11-1-9A、B）。新生骨赘加上其间的破坏灶构成“花边椎”特征（图 11-1-9C），在 MSCT 冠状位、矢状位重建图像显示清晰[10]。

CT 图像除了椎体终板不规则骨质破坏同时伴有骨质硬化的征象外，椎旁肌肉 - 脂肪界面消失，这通常提示软组织水肿（图 11-1-7D）。病变区域椎旁软组织增宽，其内部分患者可见脓肿形成，脓肿一般较小，无脓肿流注致腰大肌脓肿，钙化少见。可向硬膜外间隙侵犯，影像表现为椎管硬膜外间隙条片状稍低密度影。受累椎间盘破坏、密度减低，可出现“真空征”即椎间盘少量积气，此征象显示要优于 DR 片，这可能与椎体骨髓炎引起的椎间盘慢性破坏有关。椎间小关节炎常局限于 1～2 个椎间小关节，关节面不规则并有骨质硬化、关节间隙狭窄。病变区前后纵韧带和黄韧带可见细条状钙化。

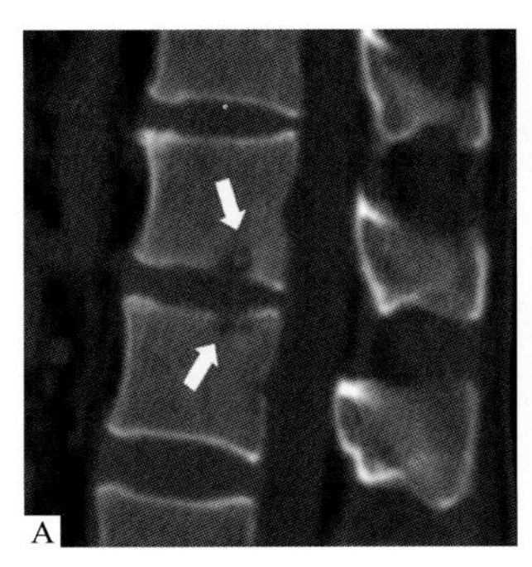

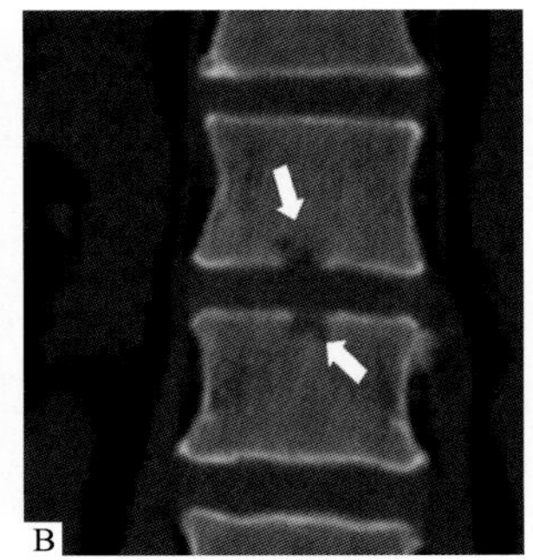

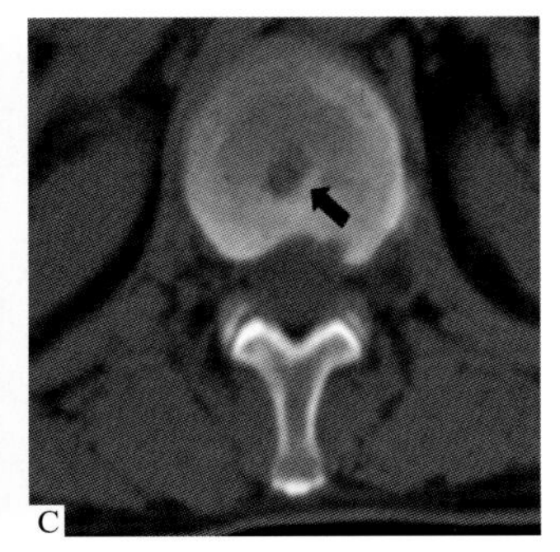

图 11-1-6 局灶型布鲁氏菌性脊柱炎（三）

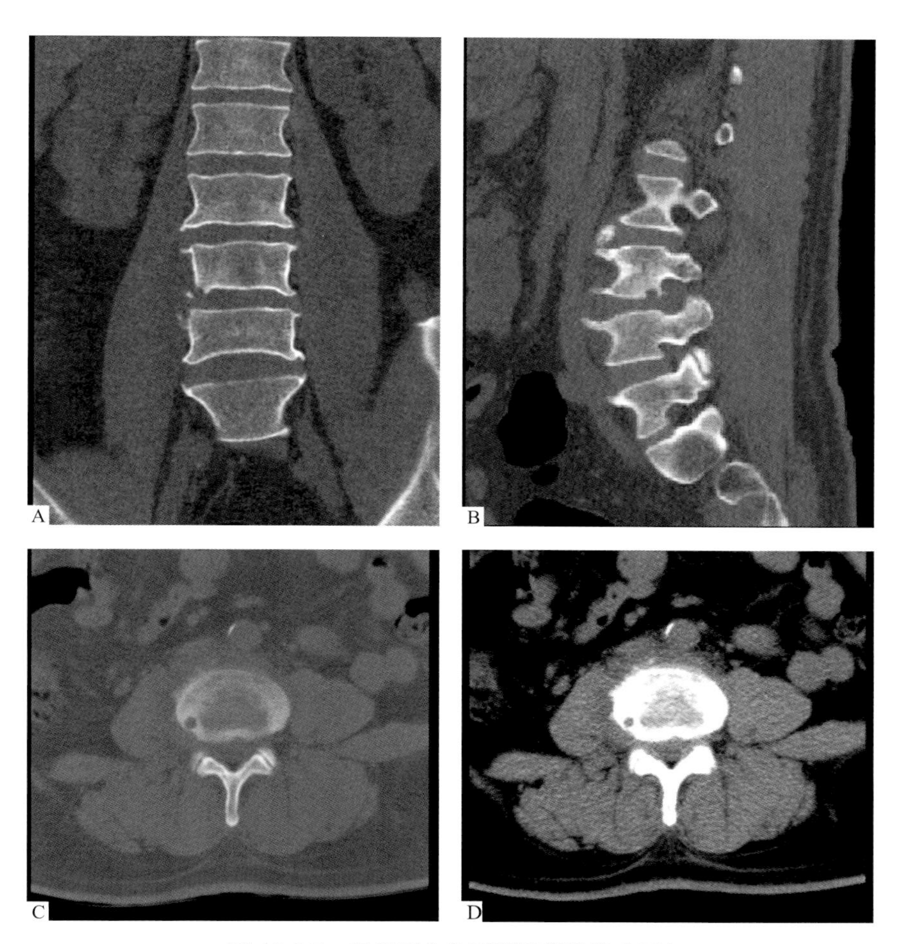

图 11-1-7 局灶型布鲁氏菌性脊柱炎（四）

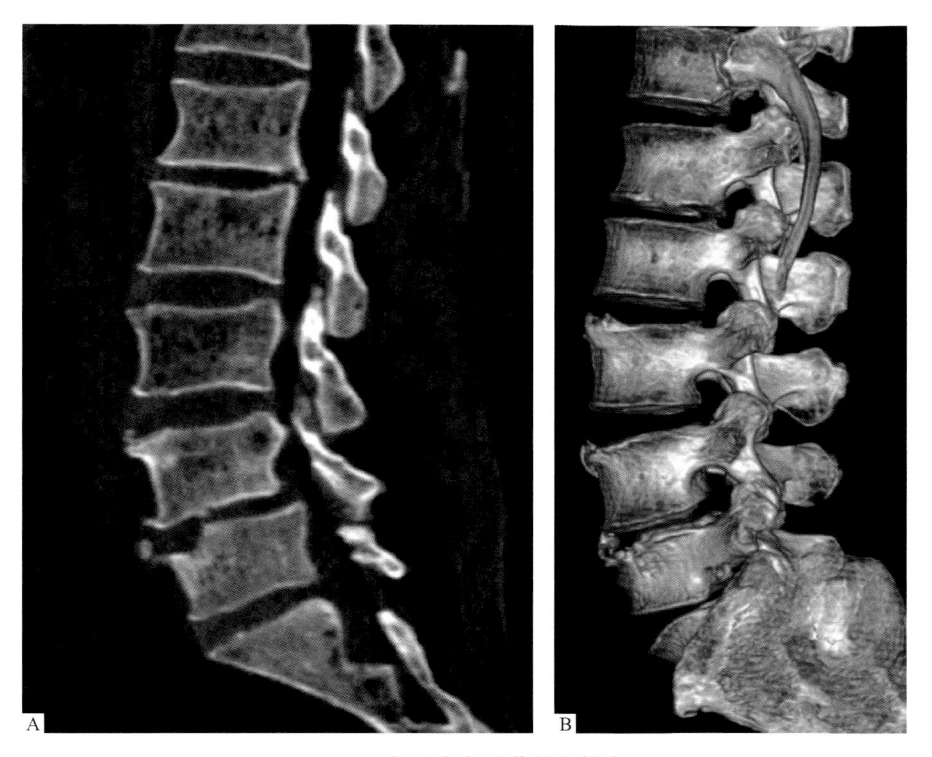

图 11-1-8 局灶型布鲁氏菌性脊柱炎（五）

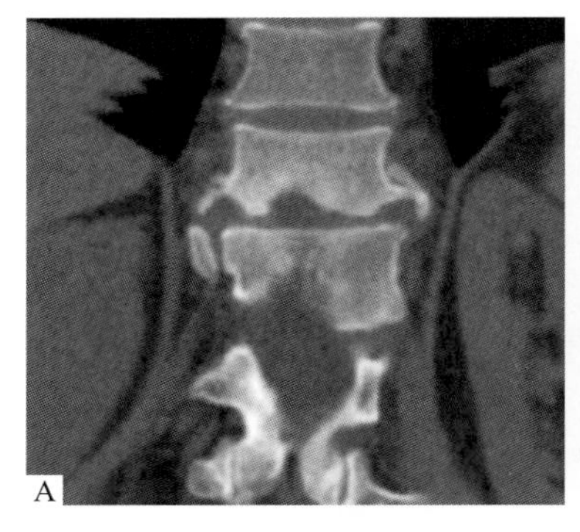

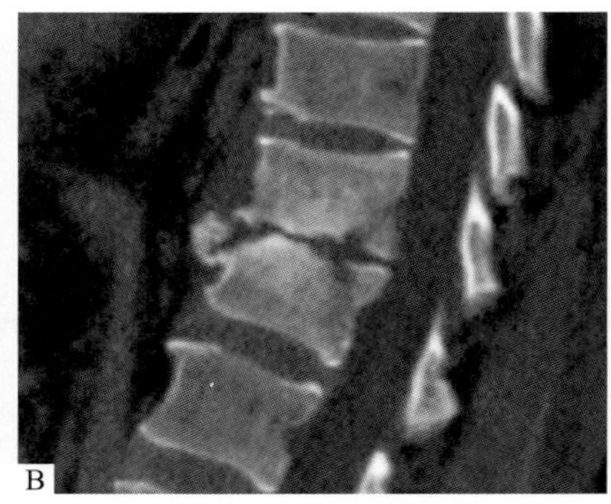

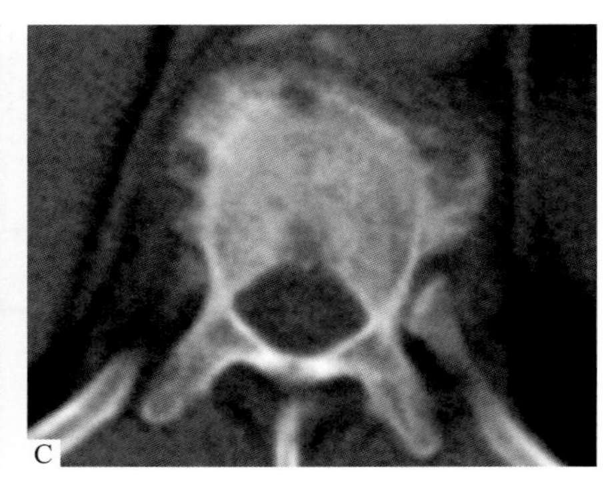

图 11-1-9 弥漫型布鲁氏菌性脊柱炎（三）

3. MRI 表现

（1）局灶型布鲁氏菌性脊柱炎：局灶型布鲁氏菌性脊柱炎表现为受感染椎体终板前缘骨质的充血、水肿，含水量增加，而椎间盘、椎旁软组织信号多正常。主要表现为椎体终板前上缘骨质局部信号异常，T_1WI 序列信号减低，T_2WI 序列多呈高信号，T_2WI 脂肪抑制序列或 STIR 序列呈高信号（图 11-1-10）。

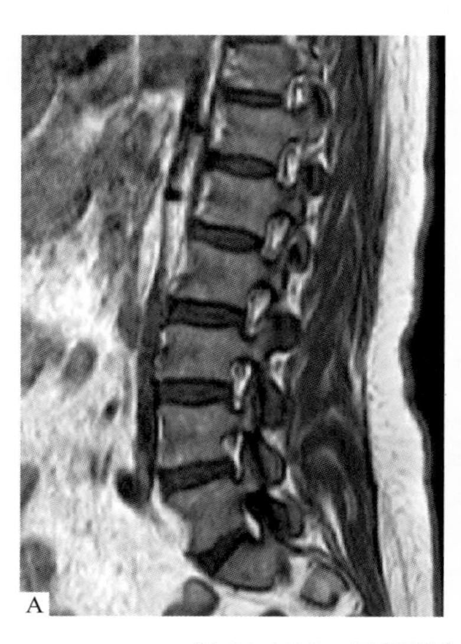

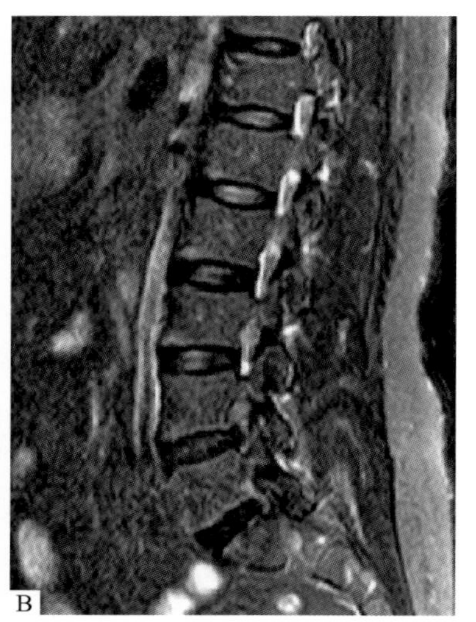

图 11-1-10 局灶型布鲁氏菌性脊柱炎（六）

（2）弥漫型布鲁氏菌性脊柱炎：受感染椎体包括整个终板骨质信号异常，T_1WI 序列为低信号，少数呈等、低混杂信号，T_2WI 序列信号增高，T_2WI 脂肪抑制序列或 STIR 序列呈不均匀高信号。T_1WI 序列可清晰显示椎体终板骨质破坏的形态。同时椎间隙变窄，受感染椎间盘 T_1WI 呈低信号，T_2WI 呈高信号，且椎间盘髓核内“裂隙”样结构消失。椎体周围软组织肿胀、水肿，有时可见椎旁脓肿或腰大肌脓肿，表现为团块状异常信号，T_1WI 序列低信号、T_2WI 序列高信号。椎管内硬膜外间隙累及表现为椎体后缘、硬膜外间隙团片状异常信号，T_1WI 序列低信号，T_2WI 序列呈稍高信号。T_1WI 增强扫描后受感染椎体、椎间盘、椎旁软组织及硬膜外间隙明显强化，呈不均匀高信号[11]（图 11-1-11～图 11-1-13）。椎旁脓肿或腰大肌脓肿边缘强化（图 11-1-11E）。

DWI 可鉴别急性和慢性病变，急性布鲁氏菌性脊柱炎受累椎体和终板显示高信号，而慢性期则为低信号[12]（图 11-1-14）。

4. 核素扫描

在 DR 平片显示正常患者中，核素扫描可显示阳性，病变区域（包括受累椎体、椎间盘和周围软

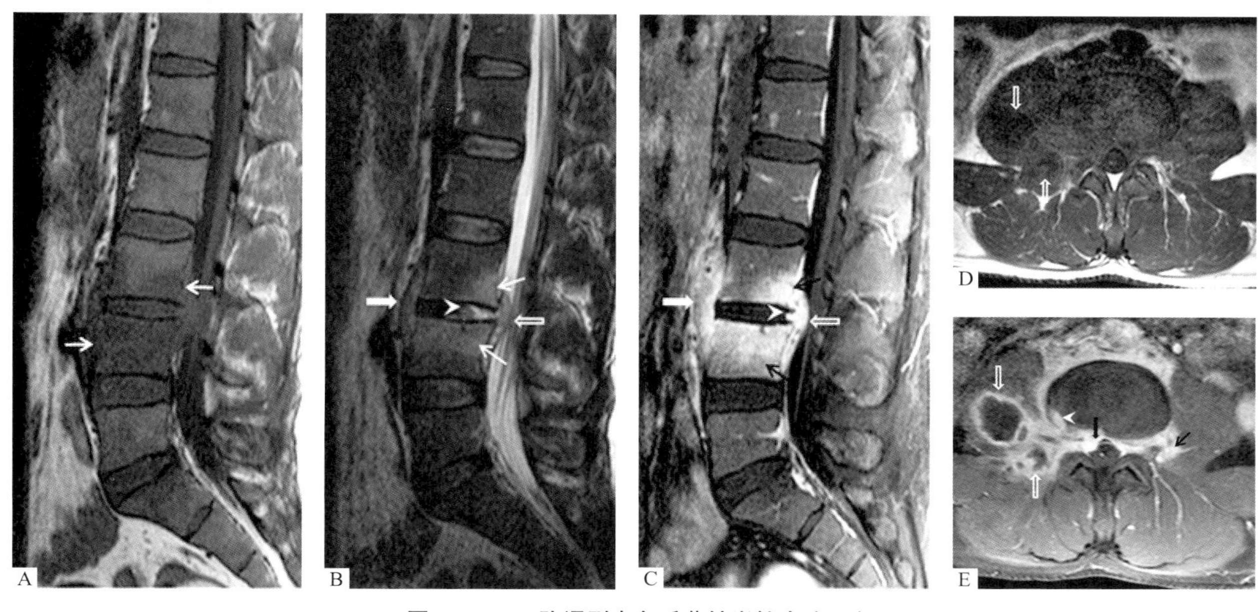

图 11-1-11 弥漫型布鲁氏菌性脊柱炎（四）

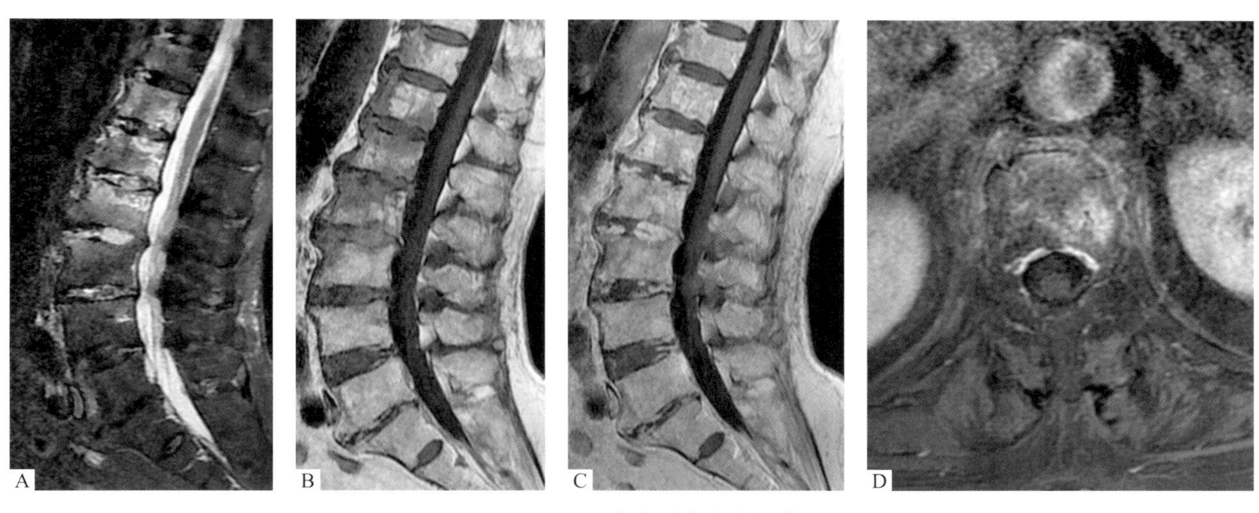

图 11-1-12 弥漫型布鲁氏菌性脊柱炎（五）

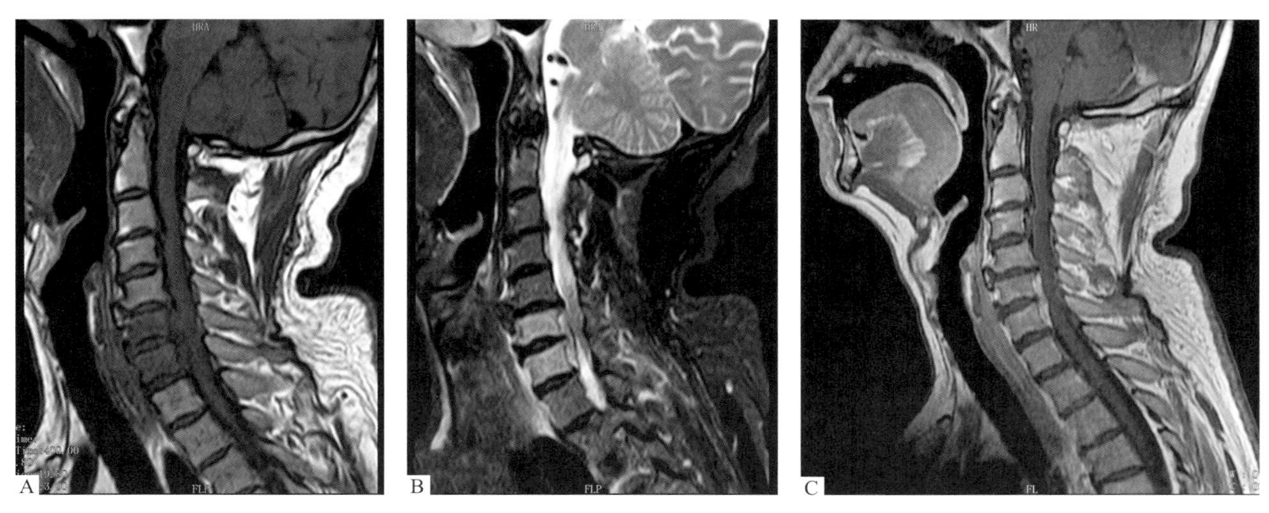

图 11-1-13 弥漫型布鲁氏菌性脊柱炎（六）

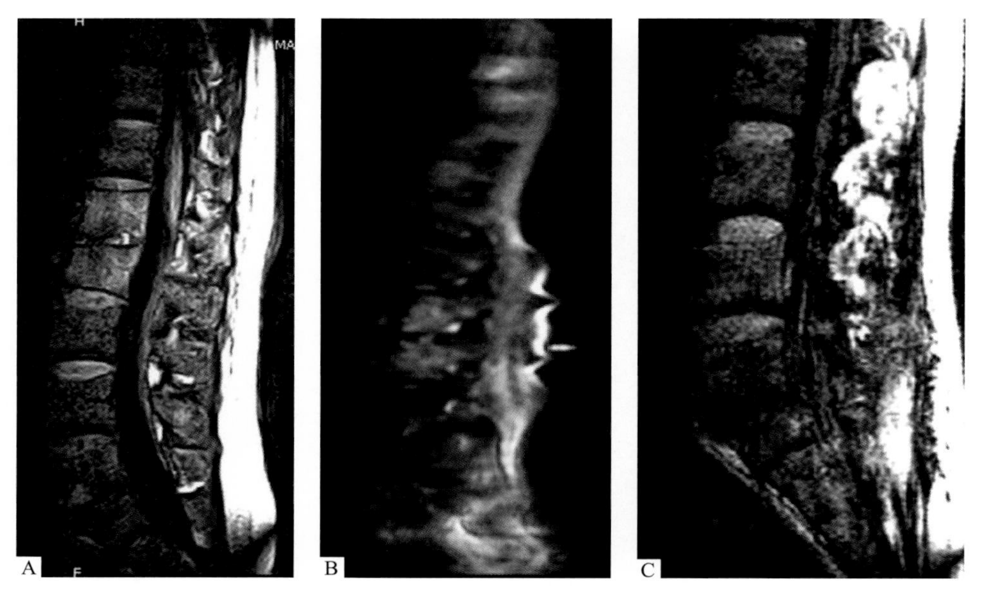

图 11-1-14 布鲁氏菌性脊柱炎 DWI 表现

组织病灶）放射性核素摄取增加（图 11-1-15A、B），又称“放射性浓聚”。布鲁氏菌性脊柱炎在放射性核素显像形态上有不同类型（图 11-1-16）。椎体上终板前缘、整个椎体或终板、肋椎关节或椎小关节发生放射性浓聚，通常见于布鲁氏菌性脊柱炎的急性期或早期阶段，相邻两个椎体或椎小关节发生

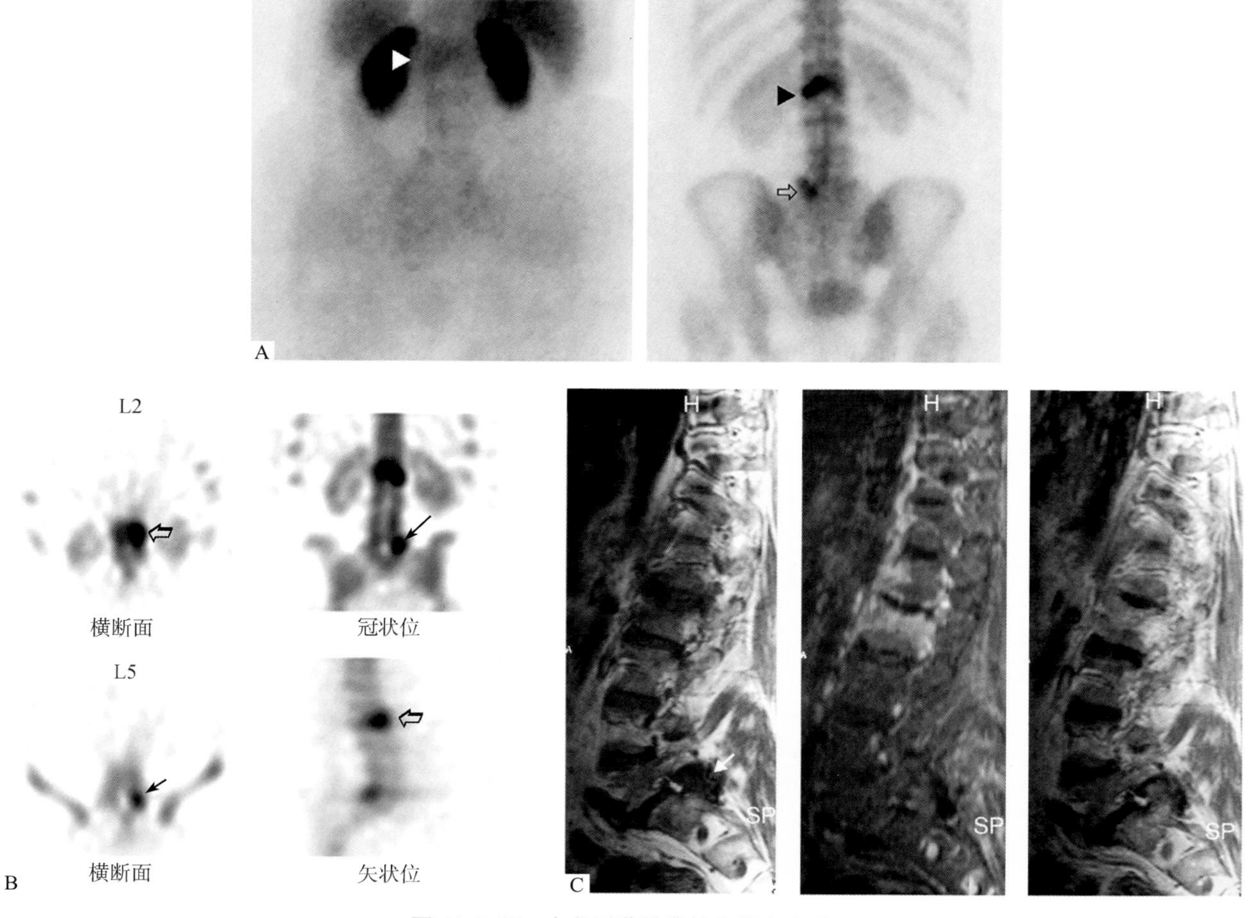

图 11-1-15 布鲁氏菌性脊柱炎核素表现

放射性浓聚多见于布鲁氏菌性脊柱炎的慢性期[13]。

【诊断与鉴别诊断要点】

1. 诊断

布鲁氏菌性脊柱炎临床表现为胸背部疼痛、发热、多汗。影像检查发现椎体前缘骨赘形成，或椎体终板骨质破坏同时伴有骨质硬化，椎间隙变窄，椎体信号异常、伴有椎旁软组织信号异常。患者发病前有与家畜或畜产品、布鲁氏菌培养物等密切接触史，或在布鲁氏菌病流行区生活史。肝功能异常，肝脾大，贫血，红细胞沉降率加快、C 反应蛋白增高；血白细胞可减少，淋巴细胞相对升高，虎红平板凝集试验阳性及布鲁氏菌抗体试验阳性；对于布鲁氏菌性脊柱炎的确诊，主要依靠骨髓穿刺或椎旁脓肿穿刺活检、手术或血培养发现布鲁氏菌或布鲁氏菌抗体试验阳性。

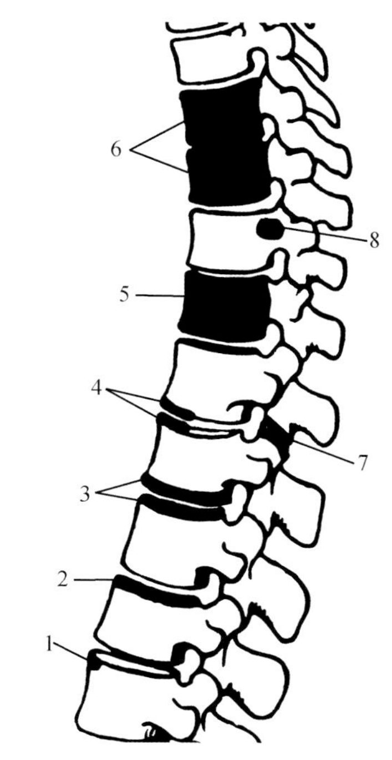

图 11-1-16　布鲁氏菌性脊柱炎的放射性核素显像分型

1. 感染累及单个椎体上终板前缘的放射性浓聚；2. 感染累及椎体上终板呈线样放射性浓聚；3. 通过韧带或血行感染相邻两椎体终板的放射性浓聚；4. 通过韧带或血行感染相邻两椎体终板的部分放射性浓聚；5. 感染累及整个椎体放射性浓聚；6. 感染累及相邻两个整个椎体放射性浓聚；7. 椎小关节的放射性浓聚；8. 肋椎关节的放射性浓聚

2. 鉴别诊断

（1）脊柱退行骨关节病：布鲁氏菌性脊柱炎慢性期或早期可形成椎体前缘骨赘，需要与脊柱退行性变鉴别。平片对其难以鉴别，可进一步行 CT 及 MRI 检查。前者多见于青中年，病变常局限于单个椎体，而其他椎体形态密度或信号正常。椎体前缘骨赘形成、同时伴有骨侵蚀破坏，椎体前缘可形成典型“鹦鹉嘴”样骨赘。MRI 显示椎体终板前缘骨髓信号异常，多呈 T_1WI 低信号，T_2WI 高信号，增强扫描病变强化。而脊柱退行骨关节病多见于老年人，起病缓慢，无发热、出汗等感染症状。影像上椎体病变范围广泛，椎体前缘骨质硬化形成骨赘，但无椎体的骨侵蚀破坏，MRI 多数显示椎体信号正常或表现为 T_1WI 高信号，T_2WI 高信号的脂肪，T_1WI 增强扫描椎体无异常强化。

（2）脊椎结核：脊椎结核起病缓慢，疼痛较轻，无波状热表现。病变椎体破坏区或周围软组织内可见较多的斑点状或块状钙化和死骨。布鲁氏菌性脊柱炎可引起椎旁或硬膜外脓肿，但较脊柱结核少见。此外，大部分布鲁氏菌性脊柱炎后期很少引起椎体塌陷、脊柱后弯畸形及脊髓受压，椎小关节也很少受累[14]。此外，两者在病变椎体终板骨质破坏的形态学上存在差异，有助于鉴别诊断。布鲁氏菌性脊柱炎常单独引起椎体终板中间区域的骨质破坏，病灶较小类似许莫氏结节，多灶型终板骨质破坏有时上下呈对称分布。而脊椎结核引起椎体终板骨质破坏常同时累及椎体终板边缘及中间区域，病灶较大形状不规则[15]。此外，脊椎结核较易形成椎旁、腰大肌脓肿或向硬膜外间隙侵犯，而布鲁氏菌性脊柱炎相对少见[16]。临床上，两者鉴别除影像表现外，主要依靠实验室检查。脊柱结核的诊断则主要依靠结核菌的培养、病理切片发现干酪样肉芽肿。而布鲁氏菌的滴度明显增高或骨髓、血培养布鲁氏菌阳性，或者抗布鲁氏菌经验性治疗如快速有效，可明确诊断布鲁氏菌性脊柱炎。

（3）椎体转移瘤：椎体转移瘤有原发肿瘤病史，影像上，椎体转移瘤骨质破坏以椎体为中心。椎体转移瘤常先累及椎体后部及椎弓根，局部可形成软组织肿块，较局限，多位于椎体骨质破坏区或塌陷椎体上下缘范围内，无以椎间盘为中心的梭形异常软组织影和椎旁脓肿。椎体终板或椎间盘结构信号基本正常。

（4）浆细胞瘤：病变范围广泛，椎体内多发类圆形穿凿样骨质破坏，常伴有明显骨质疏松；骨质破坏区出现软组织肿块和出现膨胀性骨质破坏。MRI 图像上有典型“胡椒盐征”，不伴有椎间盘信号的改变、椎间隙变窄和髓核破坏。实验室检查患者血清球蛋白增高，骨髓穿刺涂片浆细胞增高，尿-本周蛋白阳性可确诊。

（5）化脓性脊柱炎：多起病急骤，疼痛剧烈，常伴有高热和白细胞升高。患者多有脊椎手术病史，受感染椎体骨质及椎间结构破坏迅速，较快出现椎体边缘部骨缺失或压缩碎裂，骨质硬化较早。MRI短时间内发生椎体信号异常，呈 T_1WI 低信号，T_2WI 高信号，椎间隙狭窄，可形成软组织内脓肿，内多无死骨和钙化。CT 或 MRI 增强扫描显示脓肿壁厚而不规则，且边界不清。而布鲁氏菌性脊柱炎形成的脓肿壁较薄。

（6）许莫氏结节：部分布鲁氏菌性脊柱炎患者可单纯表现为椎体终板中间区域小的局灶性骨质破坏，表现类似于许莫氏结节。CT 及 MRI 有助于鉴别。前者骨质破坏多偏向椎体正中矢状位的一侧，周围有较广泛的骨质硬化，病灶边界模糊，MRI 上病灶近椎体松质骨有范围较大的骨髓水肿信号。后者多位于椎体中线处，可见薄层硬化边，邻近松质骨密度或信号多正常。

（7）椎体新鲜骨折：有明显的外伤史，多为椎体上部的前中部压缩，其内可见横行致密线，无骨质破坏，无椎旁软组织脓肿。MRI 图像上，椎体内可见条带状横（斜）形 T_1WI 低信号、T_2WI 低信号或 T_1WI 低信号、T_2WI 高信号的骨折线，周围骨髓伴有大片状 T_1WI 低信号、T_2WI 高信号，椎体前缘可有碎骨片存在，一般无椎间隙狭窄、椎间盘信号多正常。

（8）先天性椎体融合（阻滞椎）：颈椎、胸椎或腰椎均可发生，表现为相邻椎体及椎板、椎小关节骨性融合，其间隙部分或完全消失。融合椎体高度、形态、密度和信号均与相邻两个健椎相仿或相同。

第二节　长骨布鲁氏菌感染

布鲁氏菌通过血液途径积聚于长骨骨髓，可引起骨髓炎及邻近关节的骨质破坏。布鲁氏菌性骨髓炎多局限于骺板，其病理学主要表现为炎性渗出、增生及肉芽组织形成，此病理改变可反复交替发生。长骨的布鲁氏菌骨髓炎最常见于股骨和肱骨，髋骨、肋骨、肩胛骨喙突、跟骨、腕骨等部位的布鲁氏菌感染也有报道。

布鲁氏菌侵入人体后，主要经淋巴管侵入淋巴结生长繁殖，再由巨噬细胞进入各器官组织形成感染灶或迁徙性病灶，细菌经滋养动脉进入骨髓后，广泛侵犯骨髓和骨皮质，较多停留在干骺端邻近骺板的松质骨区域。儿童骺板软骨对感染有一定阻断作用，因而儿童急性布鲁氏菌性骨髓炎多局限于骺板而较少侵及关节，年龄越小，表现越相对典型[17]。

【临床表现】

主要表现为发热，多为波状热，多汗、关节肌肉肿胀及疼痛。儿童的临床症状及病变进程均较成人明显。

【实验室检查】

实验室检查包括三个方面：一般实验室检查、免疫学检查和病原学检查。一般实验室检查可发现白细胞计数多正常或偏低，淋巴细胞相对增多，有时可出现异常淋巴细胞。急性期可出现红细胞沉降率加快，慢性期多正常。免疫学检查包括：虎红平板或平板凝集试验结果为阳性；试管凝集试验：滴度为 1∶100 及以上或病程一年以上滴度 1∶50 及以上；补体结合试验：滴度 1∶10 及以上；Coombs 试验：滴度 1∶400 及以上。病原学检查血液、骨髓等穿刺培养分离到布鲁氏菌可确诊。

【影像检查技术的优选】

平片及 CT 可观察到布鲁氏菌性骨髓炎引起的骨质破坏。但是，平片及 CT 检查存在辐射损伤，儿童应用受限，且儿童出现关节骨质侵蚀破坏少见，不宜作为首选检查方法。

MRI 检查可以多方位成像，对布鲁氏菌性骨髓炎引起的骨髓水肿、关节腔积液、关节周围软组织水肿以及骨组织、软组织内脓肿形成等急性期表现均可清晰显示。但是，对儿童急性布鲁氏菌性骨髓炎引起的骨膜反应及骨质破坏，MRI 显示不及平片及 CT。

放射性核素显像是多部位、多灶型布鲁氏菌性骨髓炎的敏感检查方法。

【影像学表现】

1. DR 表现

可表现为阴性。部分病例表现为骨干或干骺端松质骨的缓慢的膨胀性、溶骨性骨质破坏，骨皮质完整，边界清楚，少数周围有反应性骨硬化（图 11-2-1，图 11-2-2A、B，图 11-2-3A、C）。偶有骨膜反应，可发生病理性骨折（图 11-2-3A）。少数病例表现为松质骨内斑片状骨质硬化（图 11-2-3B，图 11-2-4A）。

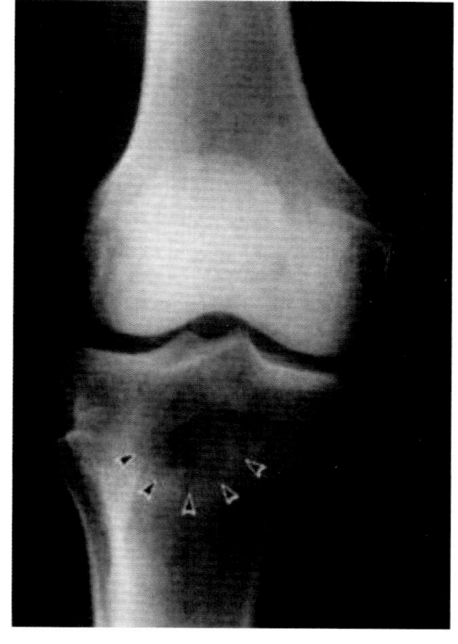

图 11-2-1 布鲁氏菌性骨髓炎（一）

2. CT 表现

CT 所见显示的骨质形态改变与 DR 片大致相同。可表现为阴性。部分病例可形成骨脓肿，多数表现为骨干或干骺端松质骨的缓慢囊性、溶骨性骨质破坏，骨皮质完整，边界清楚，少数病灶周围有轻度反应性骨硬化。偶有骨膜反应，可发生病理性骨折。类似于缓慢生长的骨肿瘤，比如骨巨细胞瘤或浆细胞瘤[18]（图 11-2-2C）。少数病例表现为松质骨内斑片状骨质硬化。成人可侵犯骨骺及邻近关节，引起软组织肿胀、密度增高，儿童少见。

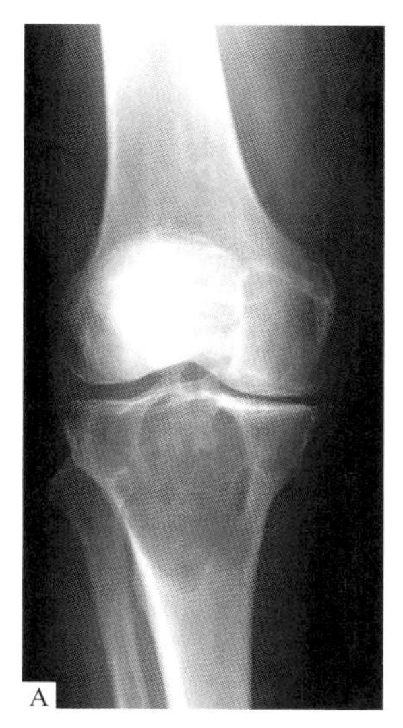

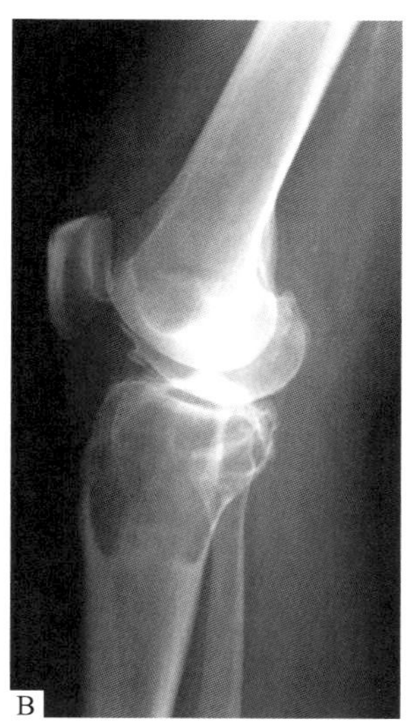

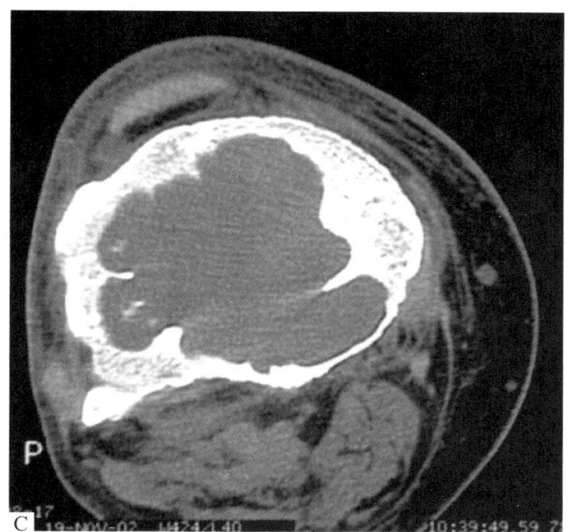

图 11-2-2 布鲁氏菌性骨髓炎（二）

3. MRI 表现

早期表现为骨髓水肿，T_1WI 序列呈斑片状低或中等低信号，T_2WI 及 STIR 序列呈高信号（图 11-2-4A、B）。后期发生囊状骨质破坏、形成骨脓肿或骨质硬化，T_1WI 序列呈类圆形低或中等低信号，T_2WI 及 STIR 信号表现多样，这与布鲁氏菌性骨髓炎的病变性质有关，形成骨脓肿可呈明显高信号（图 11-2-3D、E，图 11-2-5），骨质硬化可呈低信号或混杂信号（图 11-2-3F、G）。侵犯邻近关节可伴有关节腔内积液（图 11-2-6C），周围软组织水肿或脓肿形成。T_1WI 增强扫描示病变强

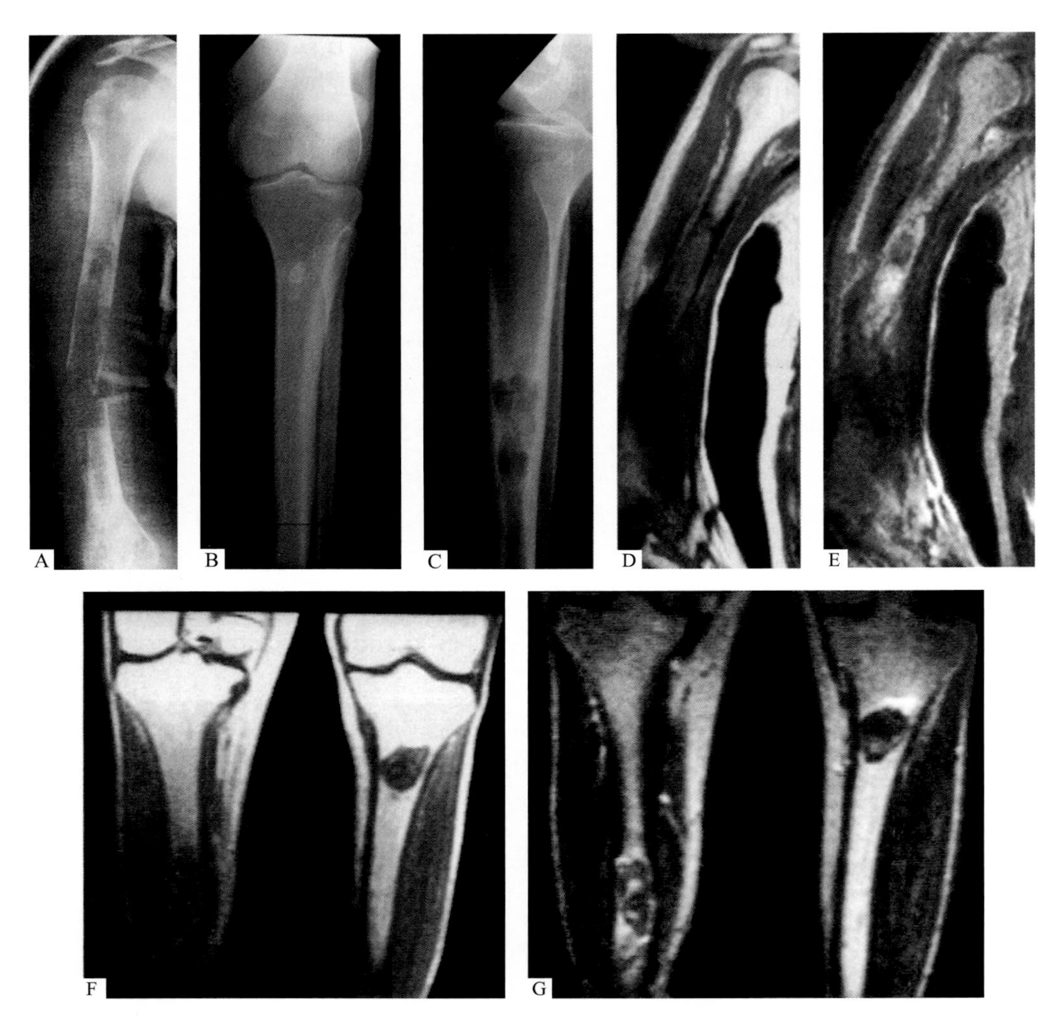
图 11-2-3 多灶型布鲁氏菌性骨髓炎

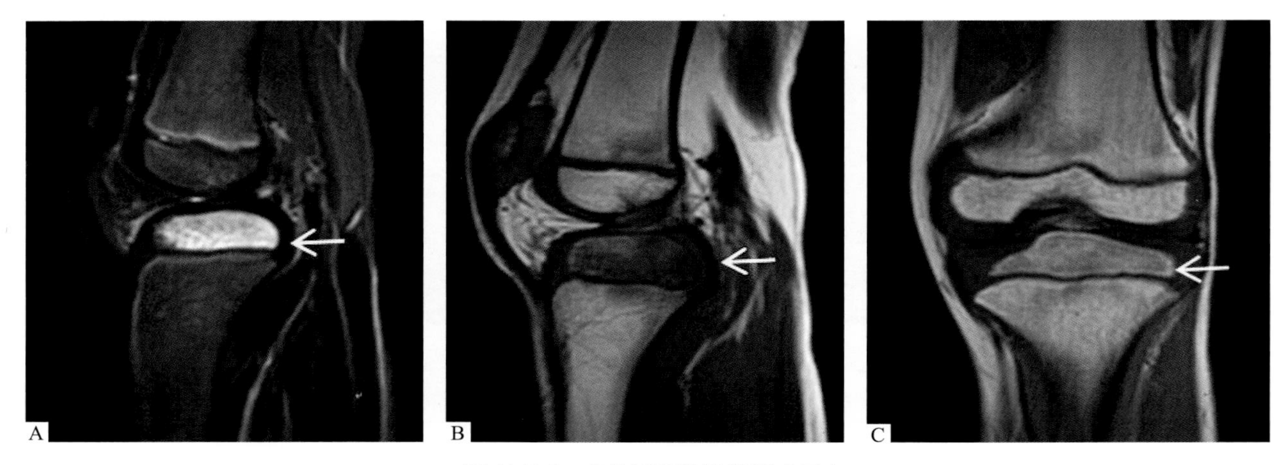
图 11-2-4 布鲁氏菌性骨髓炎（三）

化（图 11-2-4C，图 11-2-6D）。

4. 核素扫描

可见病变区域放射性核素摄取增加。

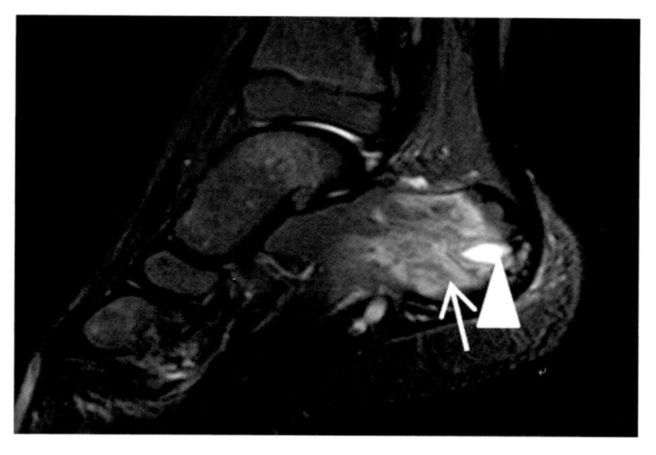

图 11-2-5　布鲁氏菌性骨髓炎（四）

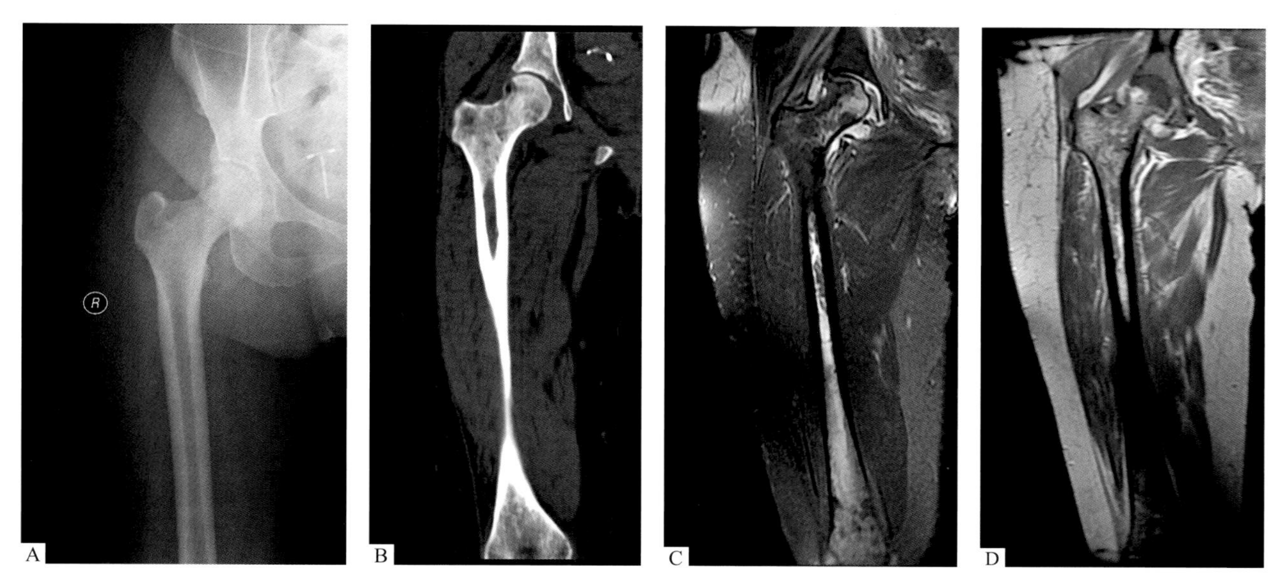

图 11-2-6　布鲁氏菌性骨髓炎（五）

【诊断与鉴别诊断要点】

1. 诊断

布鲁氏菌性骨髓炎临床表现为发热、多汗及关节肌肉疼痛，影像检查发现骨干或干骺端的膨胀性、溶骨性骨质破坏或骨质硬化，邻近关节积液。病灶 T_1WI 为低信号，而 T_2WI 信号多样，可呈高信号、低信号或混杂信号，病灶周围炎性骨髓水肿，骨膜反应较少见。同时患者发病前有与家畜或畜产品、布鲁氏菌培养物等密切接触史，或在布鲁氏菌病流行区生活史。肝功能异常，肝脾大；血白细胞可减少，淋巴细胞相对升高。贫血，红细胞沉降率加快、C 反应蛋白增高；虎红平板凝集试验阳性及布鲁氏菌抗体试验阳性。对于布鲁氏菌性骨髓炎的确诊，主要依靠骨髓穿刺、手术或血培养发现布鲁氏菌或布鲁氏菌抗体试验阳性。经验性治疗在抗布鲁氏菌病治疗后症状有效缓解，也有助于确诊。

2. 鉴别诊断

（1）急性化脓性骨髓炎：以儿童和婴儿多见，起病急、可出现高热，关节肌肉出现红、肿、热、痛的急性炎症表现。局部穿刺可抽出脓液。病程进展快，影像检查多表现为长骨松质骨不同程度骨质破坏，典型表现为虫蚀状骨质破坏，骨膜反应明显、有骨膜新生骨形成，后期骨质破坏区形成死骨可鉴别。同时 CT、MRI 可显示死骨、脓腔、窦道和软组织肿胀，骨髓炎在 T_2WI 序列呈明显高信号，且高于骨髓或脂肪。

（2）骨结核：好发于 30 岁以前，以短管状骨、长管状骨的骨骺和干骺端为好发部位。病程较长，症状轻微、病变局限为特点。全身症状可有低热、盗汗等。长管状骨的骨骺和干骺端骨结核早期局限性骨质疏松，边界模糊，后期出现类圆形或不规则溶骨性骨质破坏，内可见沙粒样死骨，边界清楚。可有薄层硬化边，病变侵及骨皮质，可出现层状骨膜反应。周围软组织肿胀和寒性脓肿形成，脓肿内见死骨或钙化可鉴别。MRI 病变呈 T_1WI 低信号、T_2WI 高信号或 T_2WI 混杂信号，死骨在各序列呈病灶内点块状低信号。短管状骨骨结核多见于 5 岁以下儿童，成人少见，病变开始于骨松质和骨髓腔，可引起骨吸收和斑片状溶骨性骨质破坏，病变向外蔓延，可侵犯骨皮质和骨膜，引起骨膜增生和骨皮质增厚，使骨干梭形膨胀，形成典型“骨气臌”表现。病灶边界清楚，其内有粗大的残存骨嵴。

（3）慢性骨脓肿：布鲁氏菌性骨髓炎后期形成骨脓肿需要与细菌感染引起的慢性骨脓肿鉴别。多发生于下肢骨端，起病隐匿，症状轻微。影像上长骨干骺端圆形或椭圆形骨质破坏，呈类软组织密度，周围有骨硬化边和反应性骨硬化区。后者硬化程度随病变逐渐减轻，与正常骨质间无明确界限为一重要鉴别要点。MRI 显示干骺端骨髓腔内的“靶征”或“晕征”为慢性骨脓肿的特征性表现，T_1WI 序列呈低信号，T_2WI 序列呈高信号，信号多均匀。T_1WI 序列脓肿周围与肌肉相比环状等信号称“内晕环”，其外周较厚的低信号区称“外晕环”。脓肿周围可见弥漫性骨髓水肿，T_2WI 脂肪抑制序列呈高信号。

（4）尤文氏瘤：病史较长、症状体征类似于骨感染，四肢长骨多见。骨干骨髓腔内浸润性骨质破坏和软组织肿块，软组织肿块仅局限于骨肿瘤的破坏区域内，边界清楚，对放射治疗敏感，可伴有葱皮样骨膜反应，可被破坏形成骨膜三角。

（5）骨巨细胞瘤：布鲁氏菌性骨髓炎后期形成骨脓肿需要与骨巨细胞瘤鉴别。后者多发生于青年，患者无发热、肌肉肿痛等炎性症状，影像上骨质破坏发生于骨骺闭合后的骨端，紧邻关节面生长，易横向发展，骨质破坏呈膨胀性骨质破坏，骨破坏区可见分隔，呈肥皂泡样改变，周围少有硬化边。MRI 多呈 T_1WI 等低信号、T_2WI 高信号，T_1WI 序列显示信号不均匀，易见出血，呈现短 T_1 高信号，水样信号和液 - 液平面可鉴别。

（6）单发浆细胞瘤：单发浆细胞瘤相对少见，最多累及椎体、骨盆，较少发生于下肢长管状骨。主要表现为局部疼痛和肿块，全身症状不明显。影像表现为松质骨骨质破坏，少有骨质硬化，骨髓腔内膨胀性生长的低密度或软组织密度肿块，骨皮质变薄，边界清楚。实验室检查多正常。

第三节　关节布鲁氏菌感染

布鲁氏菌性关节炎在大关节尤其是骶髂关节及较大承重关节（如髋关节或膝关节）比较常见。布鲁氏菌性关节炎的临床表现无特异性，除非患者暴露在易感因素（比如牧区生活或牛、羊接触史）才可能发现并诊断此病。对于布鲁氏菌流行高发地区居民或者游客出现骶髂关节炎或单侧关节炎症状，尤其是肩关节炎老年患者，各疾病的鉴别诊断中，应首先考虑到布鲁氏菌病。布鲁氏菌性关节炎多见于男性，这主要是与职业暴露因素有关。

由于临床特征特异性不高、血培养布鲁氏菌低生长率、血清学诊断的复杂性，常导致此病的误诊或漏诊。四肢关节比如髋关节、膝关节是布鲁氏菌性关节炎最常受累部位。布鲁氏菌引起单侧关节炎尤其是髋关节和骶髂关节炎发病年龄小，多见于儿童和青少年。布鲁氏菌肩关节感染的发病年龄多较大，小儿罕见。由于布鲁氏菌性肩关节炎的发病年龄较大，容易被误诊为其他疾病，比如风湿性疾病。

布鲁氏菌主要积聚于关节滑膜引起滑膜炎，继而引起关节积液，通过抽吸术获得通常是血红色的无菌液体。有文献报道布鲁氏菌的分离及培养通常是通过滑膜组织而不是通过滑膜囊积液。但是，滑膜组织活检对布鲁氏菌性关节炎诊断价值有限，滑膜组织活检通常未发现任何肉芽肿性病变。

布鲁氏菌性滑囊炎属于慢性感染，在抗菌治疗后经常复发。患者主要表现为难治性滑囊炎，抗菌治疗效果不佳。相似的病理过程同样可发生于肌腱或肌肉。布鲁氏菌性滑囊炎最常见于髌前滑囊，其次见于肩峰下、鹰嘴部滑囊。髌前滑囊最易受到感染原因是患者在处理受感染动物时经常跪地、髌前滑囊直接接触引起[19]。

由于布鲁氏菌感染主要以侵犯滑膜为主，除非发生不可逆的关节软骨损伤、一般情况下很少引起关节破坏。布鲁氏菌性关节炎的病理生理学机制尚不明确。戈图索（Gotuzzo）等根据布鲁氏菌性关节炎的发病机制不同将其分为 2 种类型：布鲁氏菌引起的化脓性关节炎和变态反应性关节炎。前者是布鲁氏菌通过血液传播引起关节炎，类似于其他细菌性关节炎，在滑膜组织或滑膜积液可发现布鲁氏菌，伴有关节的骨质破坏。后者表现为无菌性滑膜囊积液，关节无骨质破坏，称为“变态反应性关节炎”，这种改变也见于鼠疫耶尔森菌、志贺菌、沙门氏菌等关节感染[20]。不同患者所感染的布鲁氏菌的毒力不同、菌属不同，这决定布鲁氏菌引起化脓性关节炎或者变态反应性关节炎，不同病理机制导致相应的临床表现会不同。

布鲁氏菌性关节炎根据病程通常分为急性期、亚急性期和慢性期。急性期表现为变态反应性炎，仅见滑膜囊、关节囊积液和关节周围软组织水肿。亚急性期和慢性期，关节可形成局限性非特异性感染性肉芽肿，表现类似于细菌感染引起的化脓性关节炎，表现关节滑膜增生肥厚，浆液渗出，继而关节软骨破坏，骨性关节面侵蚀破坏，同时伴有修复反应而出现骨质硬化。偶见死骨形成。关节间隙狭窄，晚期可发生骨性强直。

影像学上，布鲁氏菌关节炎早期在平片及 CT 多表现为阴性。布鲁氏菌关节炎进展期，平片表现为关节周围软组织肿胀、关节间隙变窄，骨性关节面侵蚀破坏。MRI 主要表现为关节滑囊积液增多。但是，这些征象对布鲁氏菌性关节炎诊断不具有特异性。布鲁氏菌性关节炎在影像上，与关节结核、化脓性关节炎不易鉴别。关节结核起病隐匿，而化脓性关节炎与布鲁氏菌性关节炎临床症状相似。因此，它们的鉴别主要依靠实验室检查，如虎红平板凝集试验及布鲁氏菌抗体试验。在布鲁氏菌性关节炎患者的滑膜积液内可发现 IgG 抗布鲁氏菌抗体聚集，这种表现也见于神经型布鲁氏菌病的脑脊液。在多数布鲁氏菌病患者中，发现循环免疫复合物 CIC，这与疾病的严重程度有关，有时可见血清补体 C3 水平下降。

通常来说，布鲁氏菌性关节炎经过合适治疗后在数天至 2 周能够完全治愈。病变有自愈倾向，但易复发。如不治疗，易由急性转为慢性，反复发作。有报道认为不同部位的布鲁氏菌关节感染治疗效果还是有所差别。膝关节、踝关节及腕关节布鲁氏菌感染的发病周期短，经过规范治疗通常能达到满意效果，预后较好。骶髂关节、肩关节及髋关节的布鲁氏菌感染则需要更积极的治疗，因为这些部位感染较容易转变为慢性感染，且容易复发[21]。布鲁氏菌性关节炎的特点是修复性骨硬化发生得早而且明显，骨骼塌陷少见。严重者最终发生关节强直。

一、布鲁氏菌性骶髂关节炎

在不同地区，有 0～75% 布鲁氏菌性关节炎患者患有布鲁氏菌性骶髂关节炎，在布鲁氏菌病中占 28%。2/3 为单侧，1/3 为双侧。布鲁氏菌骨关节感染患者，常可见到骶髂关节炎同时合并腰椎的脊柱椎间盘炎。

【临床表现】

不论是败血症性还是反应性布鲁氏菌性骶髂关节炎，都可以引起腰骶部疼痛及下肢放射痛，与腰椎间盘突出症症状相似。但是，布鲁氏菌性骶髂关节炎引起腰骶部疼痛是突然发作的、强烈的疼痛，这可能具有特征性。

【实验室检查】

参见长骨布鲁氏菌感染。

【影像检查技术的优选】

平片及 CT 能发现布鲁氏菌性骶髂关节炎引起的骨质形态异常、关节间隙的改变。MRI 可用于布鲁氏菌性骶髂关节炎早期诊断，可以观察到感染引起的关节面下骨髓水肿、关节滑囊积液，关节周围软组织是否受累。放射性核素显像是布鲁氏菌性骶髂关节炎比较敏感的检查方法，但特异性不高。

【影像学表现】

1. DR 表现

多单侧受累，少数为双侧。早期表现为阴性（图 11-3-1A）。发病 2～3 周时，骶髂关节骨性关节面骨质侵蚀破坏、模糊、毛糙。慢性期及后期可见到周围弥漫性骨质硬化，骨质硬化表现为关节软骨下骨密度增高，髂骨侧明显（图 11-3-2）。关节间隙可先增宽后狭窄，最后可导致关节骨性强直。

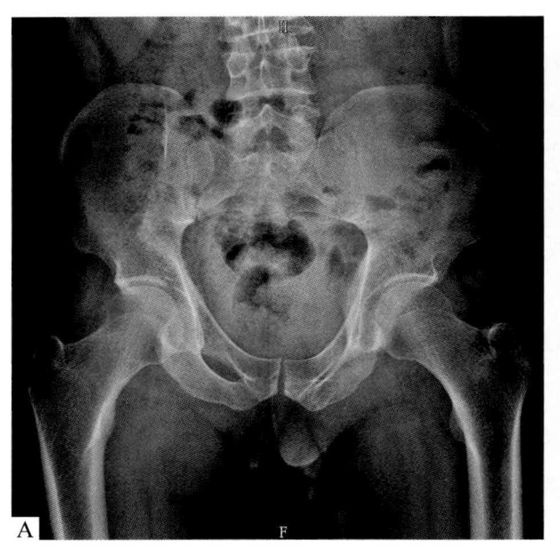

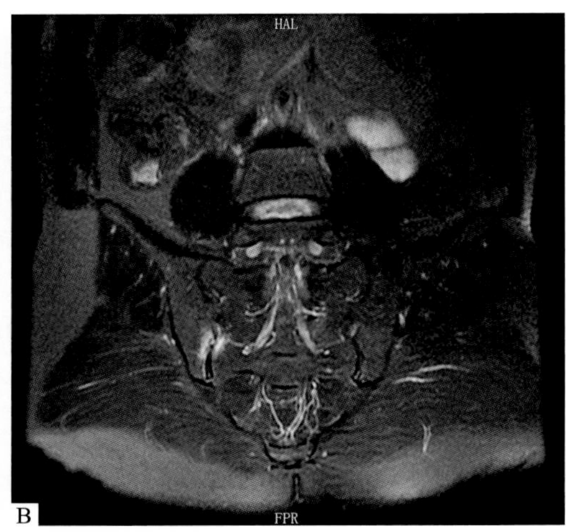

图 11-3-1 布鲁氏菌性骶髂关节炎（一）

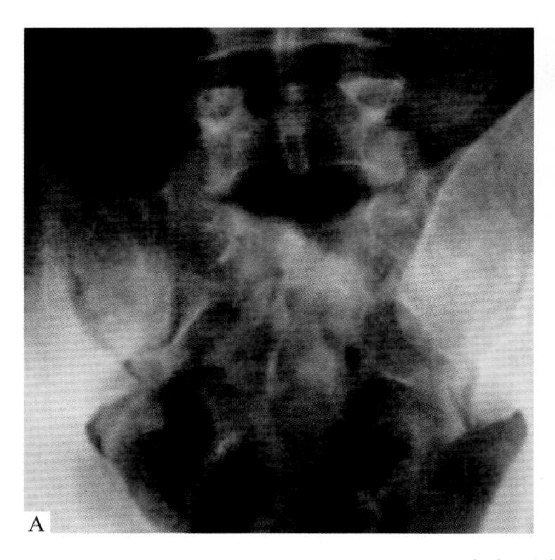

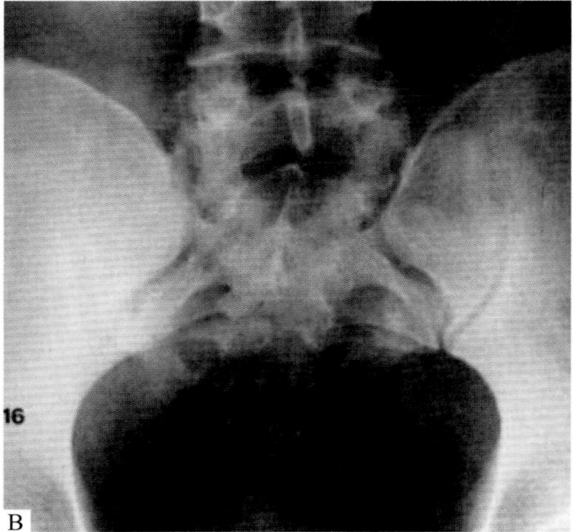

图 11-3-2 布鲁氏菌性骶髂关节炎（二）

2. CT 表现

CT 所显示的骨质形态改变与 DR 片大致相同。急性期关节周围软组织肿胀、肌间隙模糊。发病 2～3 周时骶髂关节滑膜部分不规则虫蚀状骨质破坏、模糊、毛糙（图 11-3-3A）。慢性期及后期软骨下和破坏灶周围可见到骨质硬化，表现为关节软骨下广泛反应性骨硬化，骨密度增高，髂骨侧明显，同时伴关节间隙狭窄。有时表现为髂骨侧片状低密度骨质破坏灶，周围骨质硬化，关节间隙狭窄、模糊，最后可发生骨性强直。有时可见关节周围软组织少量脓肿形成，呈类圆形及斑片状稍低密度影，增强扫描时脓肿边缘强化。

3. MRI 表现

早期和急性期表现为骶髂关节周围软组织水肿。进展期骶髂关节面下骨质充血、水肿，表现为 T_1WI 序列显示骨性关节面下骨髓信号减低，T_2WI 和 STIR 序列显示关节软骨及骨髓信号增高（图 11-3-3B、C，图 11-3-4A、B，图 11-3-5A）。亚急性期和慢性期关节软骨破坏、关节面下小囊状骨质破坏区，T_1WI 多数呈低信号，T_2WI 呈高信号，骨质破坏灶周围反应性骨质硬化表现为各序列片状低信号影，骨性关节面下骨质发生脂肪变，T_1WI 和 T_2WI 呈高信号（图 11-3-5C）。同时可见周围软组织炎性水肿并少数脓肿形成，T_1WI 增强后早期病变关节以均匀强化为著（图 11-3-4C），关节周围脓肿呈环形强化[22]（图 11-3-5B）。

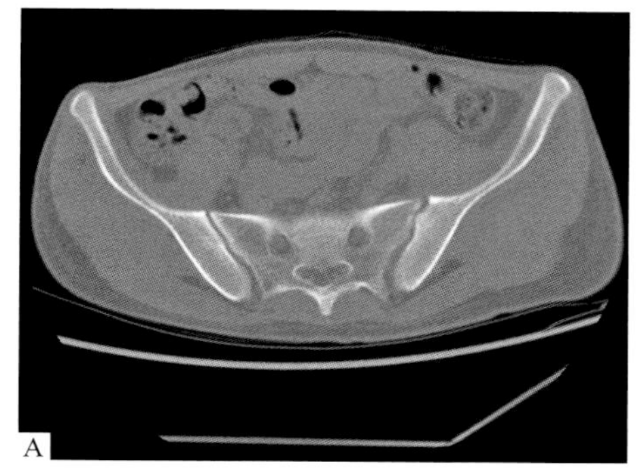

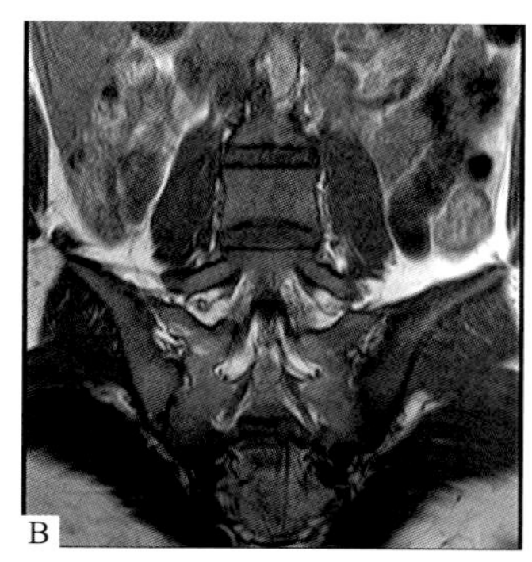

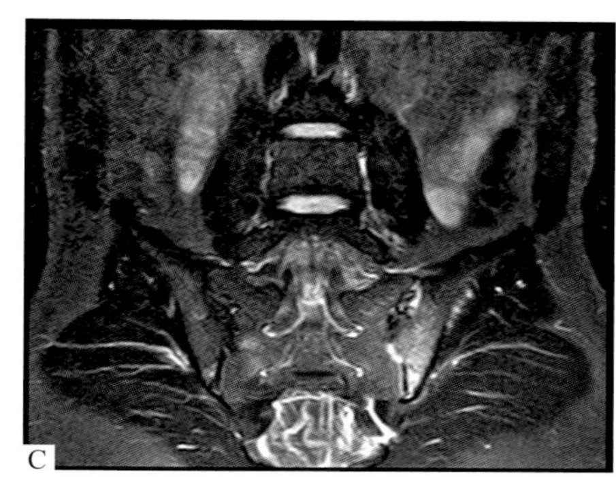

图 11-3-3 布鲁氏菌性骶髂关节炎（三）

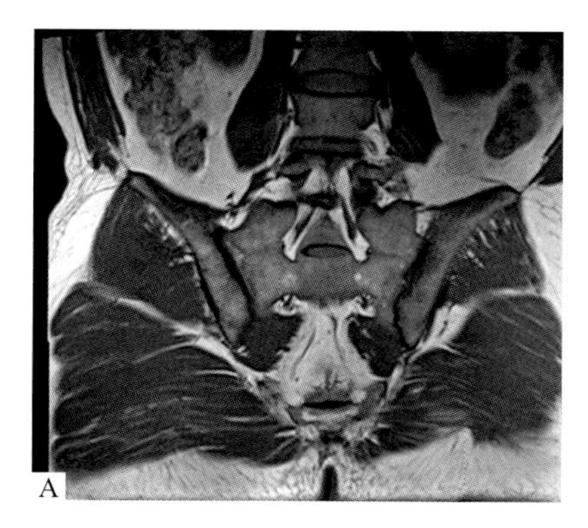

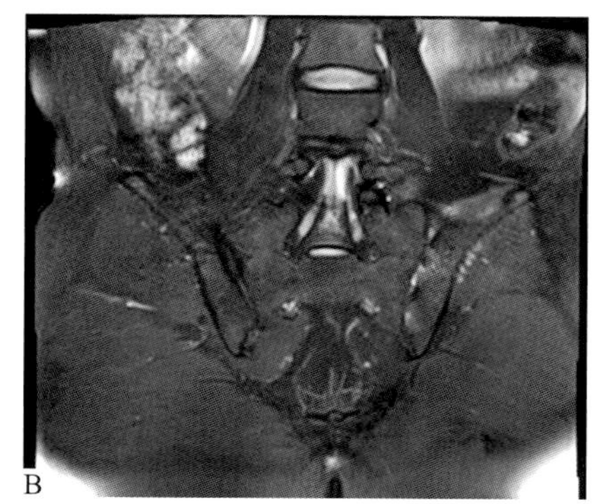

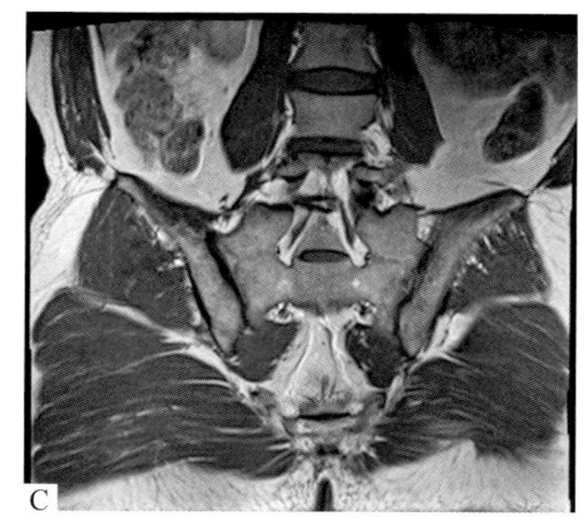

图 11-3-4 布鲁氏菌性骶髂关节炎（四）

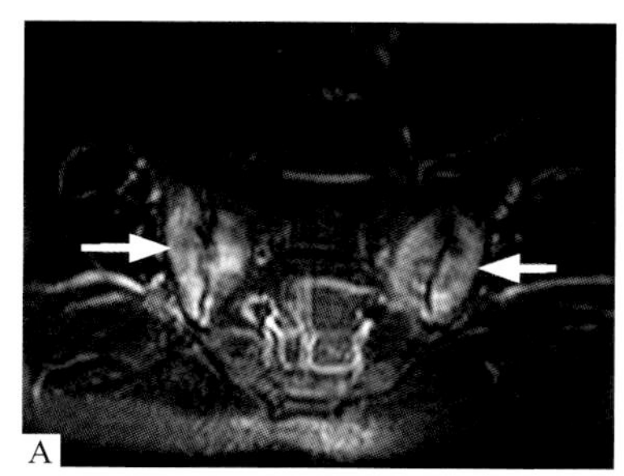

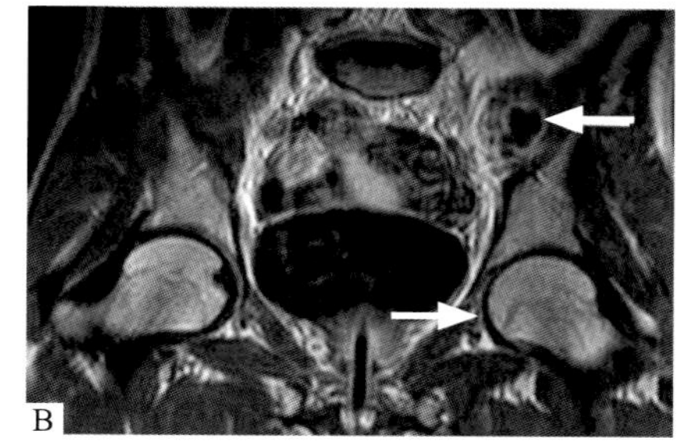

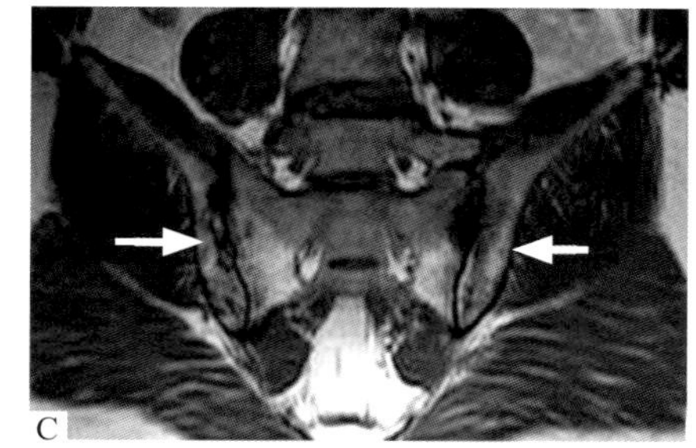

图 11-3-5 布鲁氏菌性骶髂关节炎（五）

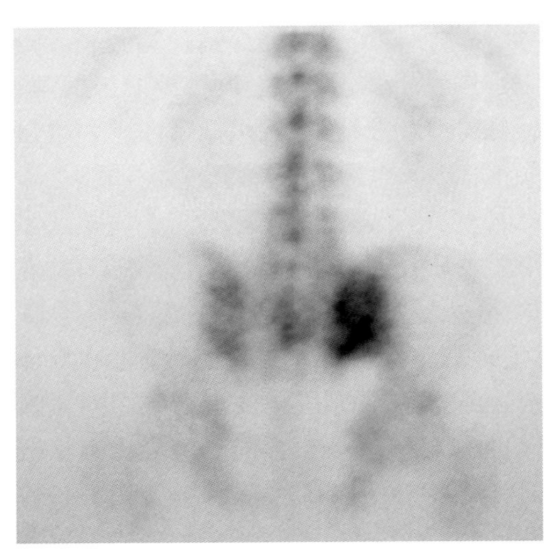

图 11-3-6　布鲁氏菌性骶髂关节炎核素扫描

4. 核素扫描

可见受感染骶髂关节放射性核素摄取增加（图 11-3-6）。

【诊断与鉴别诊断要点】

1. 诊断

布鲁氏菌性骶髂关节炎临床表现为腰骶部疼痛及下肢放射痛，腰骶部疼痛是突然发作的、强烈的疼痛，可伴有发热、多汗等炎性症状。多单侧发病，少数为双侧。影像检查发现骶髂关节骨性关节面骨质侵蚀破坏、边界模糊，慢性期及后期可见到骨质硬化及关节强直。关节软骨及骨髓信号增高，周围软组织炎性水肿并脓肿形成。患者发病前有与家畜或畜产品、布鲁氏菌培养物等密切接触史，或在布鲁氏菌病流行区生活史。可伴有肝功能异常，肝脾大；血白细胞可减少，淋巴细胞相对升高，贫血，红细胞沉降率加快、C 反应蛋白增高；虎红平板凝集试验阳性及布鲁氏菌抗体试验阳性。对于布鲁氏菌性骶髂关节炎的确诊，主要依靠骨髓穿刺、手术或血培养。经验性治疗后症状有效缓解，也有助于确诊。

2. 鉴别诊断

（1）强直性关节炎：双侧骶髂关节对称性发病。20 岁左右发病率最高。其临床症状隐匿，臀部、骶髂关节或大腿后侧隐痛、下腰痛不适为最常见症状。脊椎受累则其活动受限。实验室检查 HLA-B27 多为阳性，病变程度及进程多一致。影像发现骶髂关节最早改变为髂侧关节面下小的软组织密度侵蚀灶，以关节下 1/3 明显，周缘有较宽硬化带，后期侵蚀骶骨关节面。关节间隙早期不规则增宽，以后关节间隙又逐渐变窄，最后骨小梁通过关节面而形成骨性强直、关节面下骨质硬化，此时患者疼痛症状随之消退。MRI 可显示骶髂关节的关节软骨信号强度和形态的异常、关节面的骨质侵蚀、软骨炎性病变及继发骨髓水肿，表现为关节面下骨质 T_1WI 序列低信号，T_2WI 序列高信号区，可强化。后期，关节周围骨髓内脂肪沉积，表现为关节面下骨质 T_1WI 及 T_2WI 序列高信号灶，T_2WI 脂肪抑制序列或 STIR 呈低信号。骶髂关节周围不伴有软组织炎性水肿及脓肿形成可鉴别。

（2）感染性骶髂关节炎：化脓性骶髂关节炎是急性骶髂关节炎中最常见的，但相对其他类型的骶髂关节炎少见，患者常有手术史或败血症病史。临床常出现臀区或腰骶部疼痛，临床症状及体征明显，可伴有红肿热痛等炎症反应。而布鲁氏菌性骶髂关节炎多为变态反应性关节炎，炎症反应相对轻微。结核性骶髂关节炎临床症状一般不伴有波状热、关节游走性疼痛。结核性骶髂关节炎形成软组织脓肿多伴有不规则钙化或死骨形成。

（3）类风湿关节炎：多见于女性，发病年龄大多在中年。常为单侧性骶髂关节受累，侵及双侧，也多不对称。多有广泛的骨质疏松，关节面糜烂区边缘不清楚，关节面下骨质硬化无或轻微，一般无骨性强直。同时骶髂关节周围不伴有软组织炎性水肿及脓肿形成。类风湿因子阳性。

（4）莱特尔（Reiter）综合征：常有泌尿系感染的病史，侵犯双侧骶髂关节不对称，肌腱、韧带附着部增生为其特点。同时骶髂关节周围不伴有软组织炎性水肿及脓肿形成。

（5）银屑病性关节炎：多有皮肤银屑病病史，侵犯双侧骶髂关节，不对称，肌腱、韧带附着部增生为其特点。MRI 增强显示强化的炎性组织常在关节囊外。同时骶髂关节周围不伴有软组织炎性水肿及脓肿形成。

（6）肠源性疾病：骶髂关节炎与强直性关节炎有相似影像表现，需结合病史、体征及化验进行鉴别。

二、布鲁氏菌性外周关节炎

布鲁氏菌性外周关节炎常累及大关节，尤其是髋关节、膝关节和踝关节，多见于儿童和青少年，单侧关节感染常见[23]。有30%～40%布鲁氏菌病关节炎患者为多关节受累。布鲁氏菌性外周关节炎占布鲁氏菌病的14.0%～19.5%。布鲁氏菌引起的关节周围炎症包括滑囊炎、肌腱炎，可与关节炎同时存在，也可以单独发生。

【临床表现】

受感染后2～3周后产生菌血症，出现寒战、发热、多汗、头痛和不适症状，并间歇性发作，形成波状热热型。退热后局部出现关节肌肉疼痛、肿胀及活动受限。可有肝脾大、淋巴结肿大和贫血。

【实验室检查】

一般实验室检查可发现白细胞计数多正常或偏低，淋巴细胞相对增多，有时可出现异常淋巴细胞。急性期可出现红细胞沉降率加快，慢性期多正常。免疫学检查包括：虎红平板或平板凝集试验结果为阳性；试管凝集试验：滴度为1∶100及以上或病程一年以上滴度1∶50及以上；补体结合试验：滴度1∶10及以上；布鲁氏菌病Coombs：滴度1∶400及以上。病原学检查血液、关节液、关节滑膜组织等培养分离到布鲁氏菌。

【影像检查技术的优选】

MRI是急性期、亚急性期或反应性布鲁氏菌性外周关节炎的首选检查方法，可发现骨髓信号的改变，判断是否存在关节腔或滑囊积液，周围软组织是否受累。DR平片和CT对于慢性期或败血症性布鲁氏菌性外周关节炎的敏感度高，可观察到关节面发生骨质形态的改变，包括骨质破坏及增生硬化、关节间隙的改变。对于已确诊布鲁氏菌病且怀疑多关节受累的患者，放射性核素显像是比较敏感的检查方法，可直观显示受感染部位累及范围[24]。

【影像学表现】

1. DR表现

急性期、亚急性期布鲁氏菌性外周关节炎表现为关节周围软组织肿胀，密度增高，关节骨质密度正常或骨质密度减低、骨小梁稀疏。发病2～3个月后，骨性关节面小囊状骨质破坏并伴有周围骨质硬化，甚至完全的骨质破坏（图11-3-7）。儿童布鲁氏菌性外周关节炎尤其是髋关节可表现为病变股骨头骨骺骨碎裂（图11-3-8）。少数病例肌腱、韧带附着处骨化。无脓肿或死骨形成。早期关节间隙正常，中晚期关节间隙假性增宽或狭窄，有时可见“真空征”（图11-3-9）。

2. CT表现

CT所见显示的骨质形态改变与DR片大致相同。急性期、亚急性期布鲁氏菌性外周关节炎表现为关节周围软组织肿胀和关节腔、滑膜囊积液，呈液体密度影，关节构成骨质形态正常，骨质密度减低

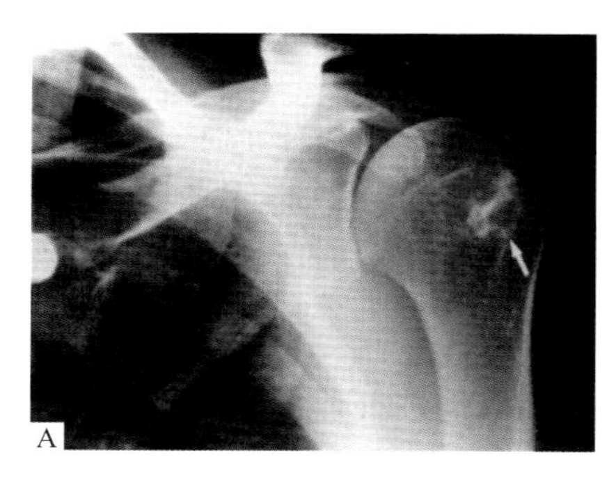

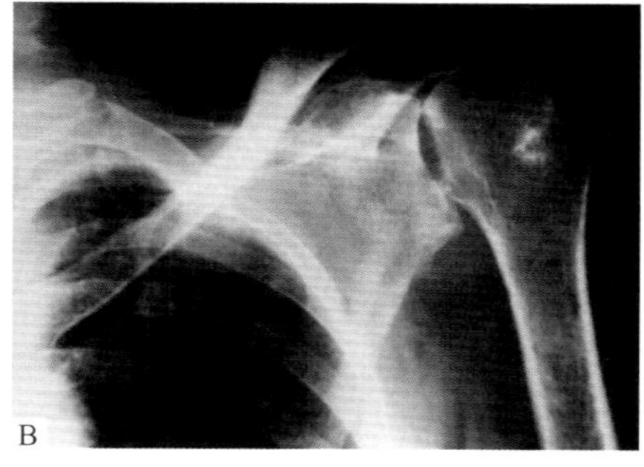

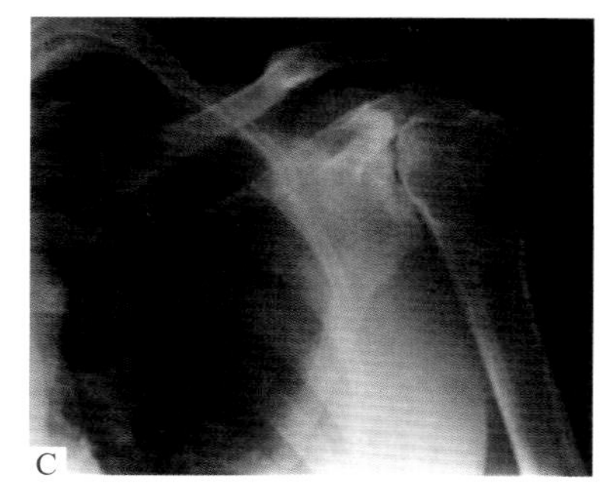

图11-3-7　布鲁氏菌性关节炎（一）

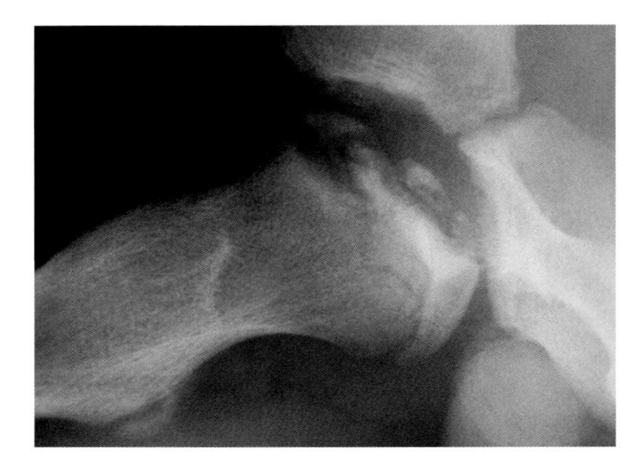

图 11-3-8 布鲁氏菌性关节炎（二）

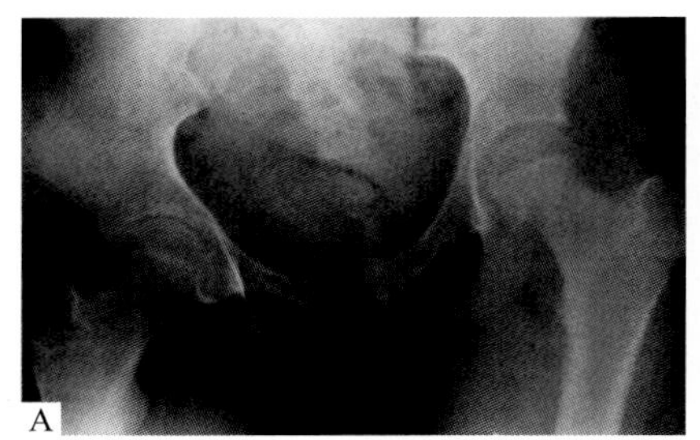

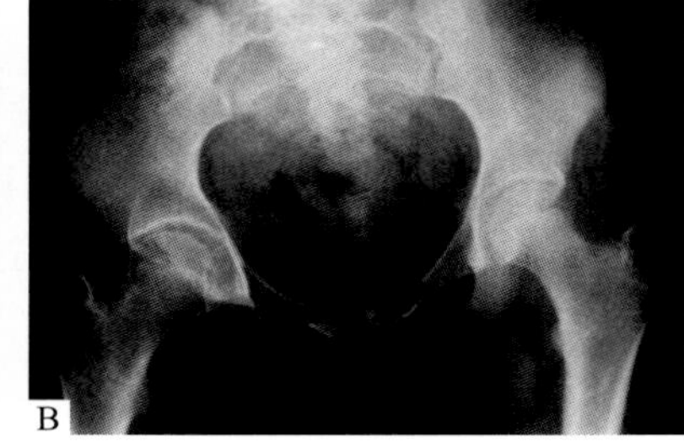

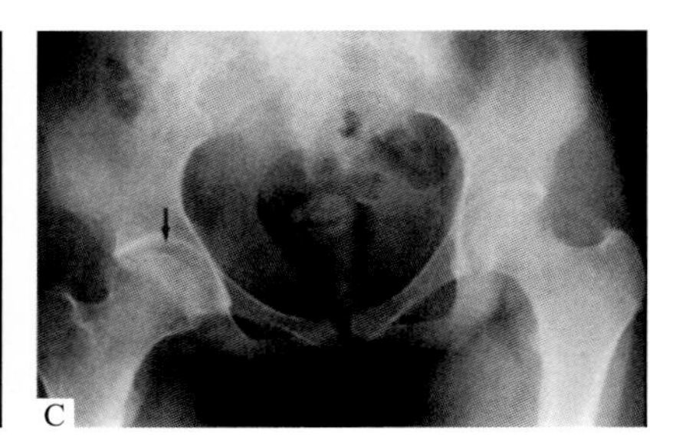

图 11-3-9 布鲁氏菌性关节炎（三）

（图 11-3-10A）。关节间隙正常或变窄。发病 2～3 个月后，软骨下骨质吸收，甚至完全的骨质破坏，发生骨碎裂或呈斑片状骨密度减低区，周围可有弥漫性的反应性骨质硬化，关节间隙假性增宽或变窄。关节周围软组织可见脓肿形成，呈团块状稍低密度影，增强扫描边缘环形强化。少数病例肌腱、韧带附着处骨化。严重者可发生骨性强直[25]。

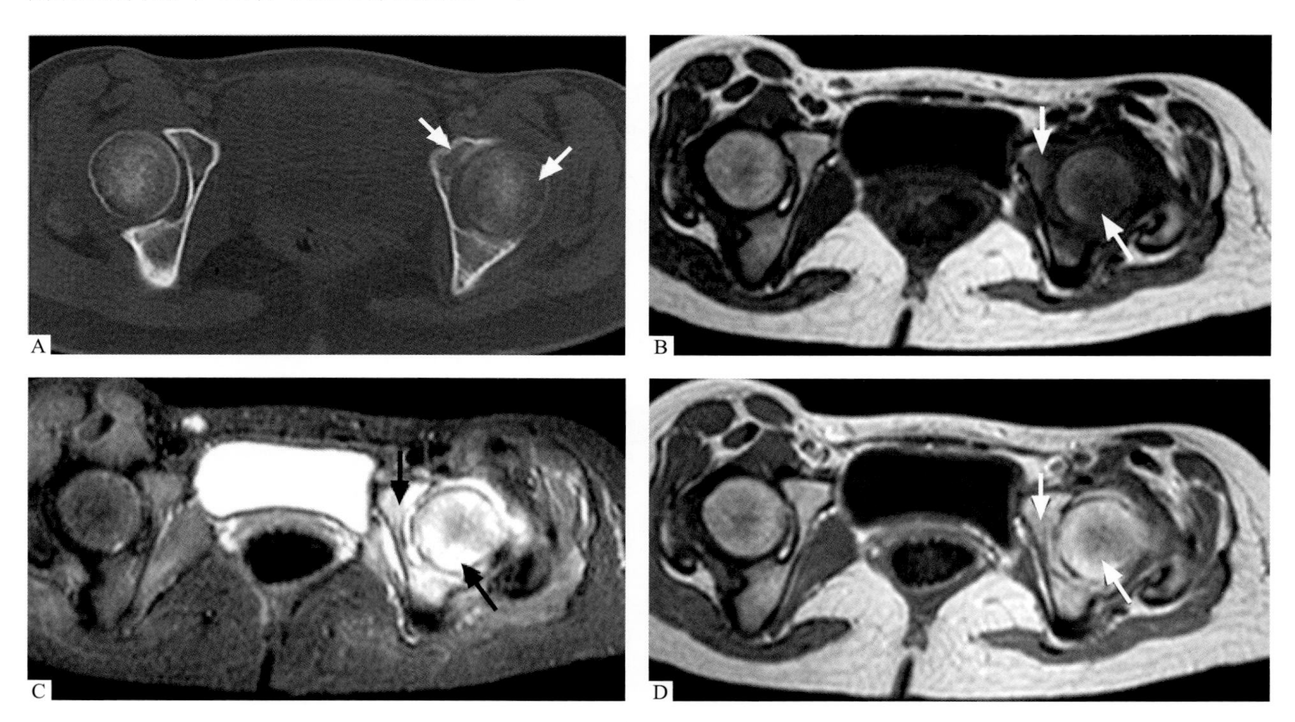

图 11-3-10 布鲁氏菌性关节炎（四）

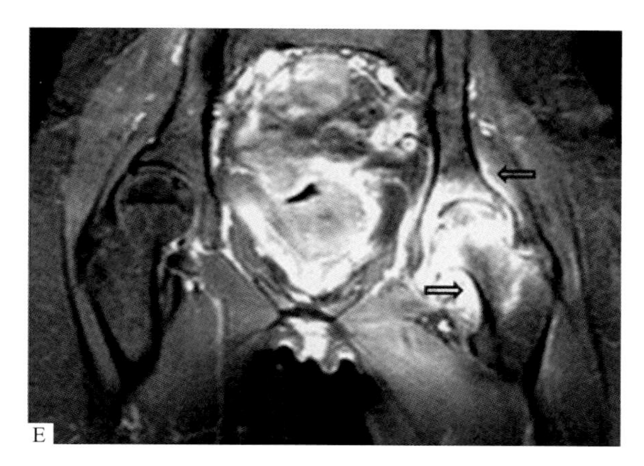

图 11-3-10 （续）

3．MRI 表现

急性期、早期布鲁氏菌性外周关节炎可单纯引起关节邻近滑囊、关节腔积液，表现为关节腔或关节邻近滑膜囊内片样液体信号，信号均匀（图 11-3-11C、E，图 11-3-12B，图 11-3-14）。有时关节面下松质骨骨髓水肿，表现为 T_1WI 序列呈稍低信号，T_2WI 序列呈稍高信号，STIR 或 T_2WI 脂肪抑制序列呈高信号，无关节面的骨质破坏（图 11-3-10B、C，图 11-3-11，图 11-3-12A）。亚急性期或慢性期布鲁氏菌性外周关节炎，关节软骨发生破坏，表现为关节软骨信号不均匀或信号缺失。同时关节面下发生小囊状骨质破坏并间杂骨质硬化，表现为关节面下线样或小片状低信号（图 11-3-12C）；关节面骨质破坏表现为：关节面下骨质类圆形或斑片状异常信号，T_1WI 序列呈低信号，T_2WI 序列呈高信号

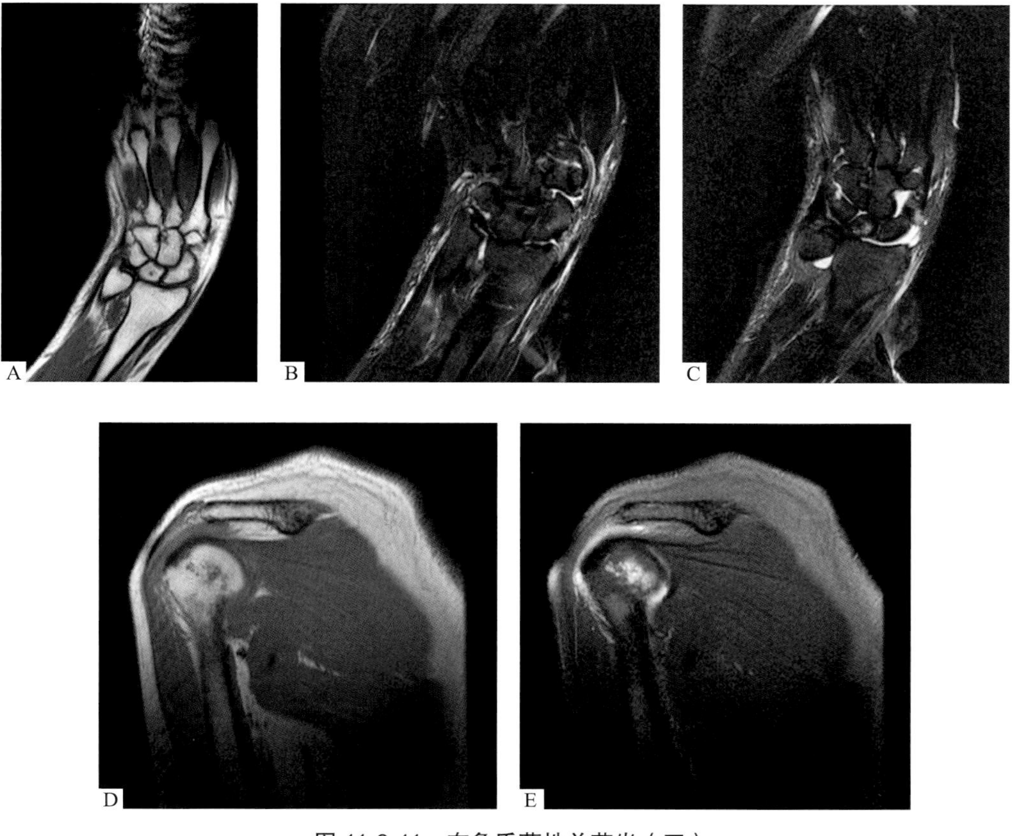

图 11-3-11　布鲁氏菌性关节炎（五）

（图 11-3-13B）。关节周围软组织水肿，表现为片絮状 T_1WI 低信号、T_2WI 高信号。T_1WI 序列可显示关节间隙变窄，关节面的骨质破坏，多见于关节感染的慢性期和晚期。

T_1WI 增强扫描后受感染骨质、滑膜及关节周围软组织不均匀强化（图 11-3-10D、E，图 11-3-13C）。软组织内脓肿多局限于关节旁，向下方流注征象不明显（图 11-3-12C，图 11-3-13A），T_1WI 增强扫描脓肿壁轻度增厚且边缘强化[26-27]。

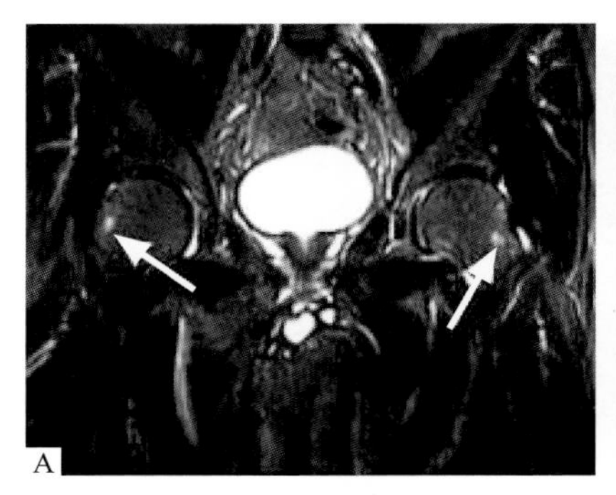

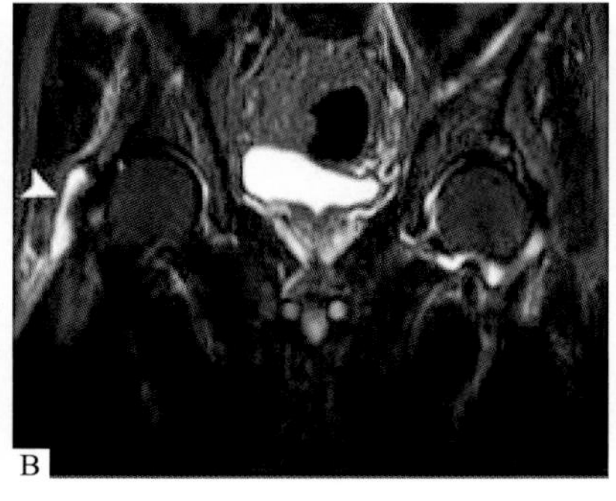

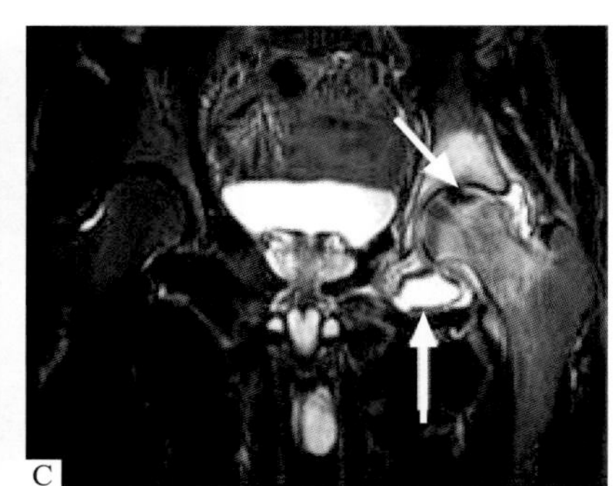

图 11-3-12 布鲁氏菌性关节炎（六）

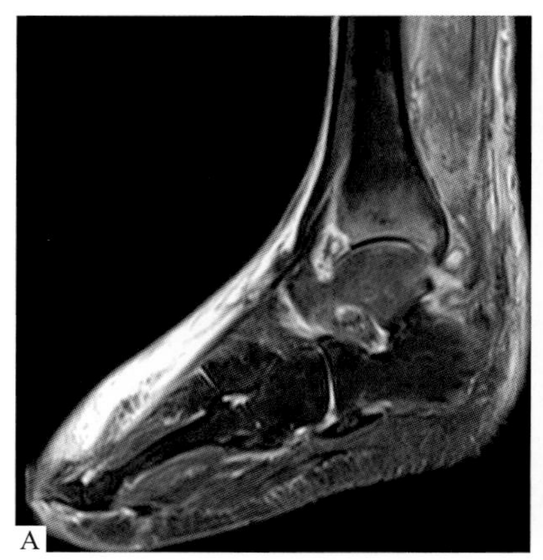

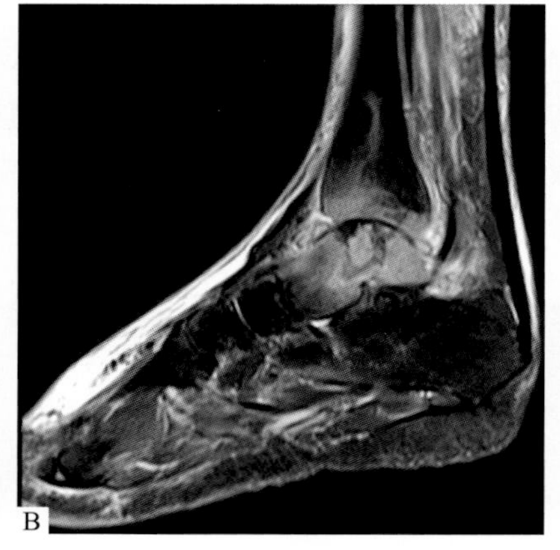

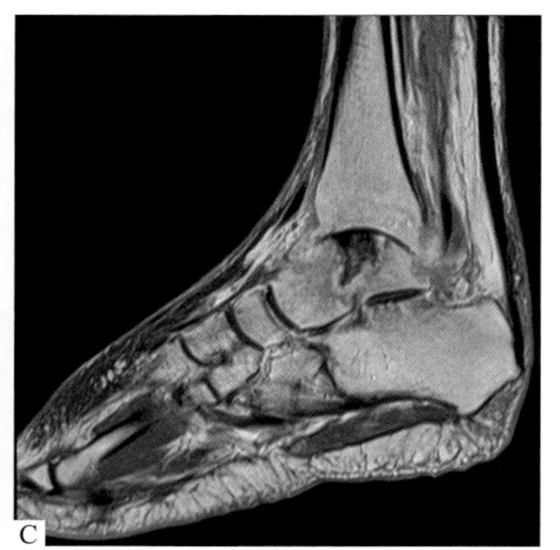

图 11-3-13 布鲁氏菌性关节炎（七）

4. 核素扫描

受感染关节放射性核素摄取增加（图 11-3-15）。

【诊断与鉴别诊断要点】

1. 诊断

布鲁氏菌性外周关节炎临床表现首先为菌血症，出现寒战、发热、多汗、头痛和全身不适症状，并间歇性发作，形成波状热热型。退热后关节肌肉疼痛及活动受限。影像检查发现关节腔、滑膜囊积液；关节面骨质侵蚀破坏、周围反应性骨质硬化，关节间隙变窄，后期伴有肌腱韧带附着处骨化。MRI 可见关节软骨及骨髓信号异常，周围软组织炎性水肿并少数脓肿形成。患者发病前有与家畜或畜产品、布鲁氏菌培养物等密切接触史，或在布鲁氏菌病流行区生活史，应考虑此病。可伴有肝功能异常，肝脾大；血白细胞可减少，淋巴细胞相对升高，贫血，红细胞沉降率加快、C 反应蛋白增高；虎红平板凝集试验阳性及布鲁氏菌抗体试验阳性。对于布鲁氏菌性外周关节炎的确诊，主要依靠骨髓穿刺、组织或血培养发现布鲁氏菌或布鲁氏菌抗体试验阳性。经验性治疗后症状有效缓解，也有助于确诊。

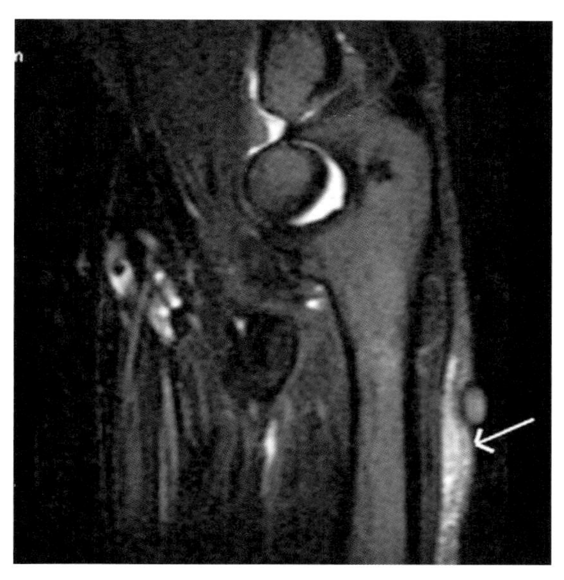

图 11-3-14　布鲁氏菌性关节炎（八）

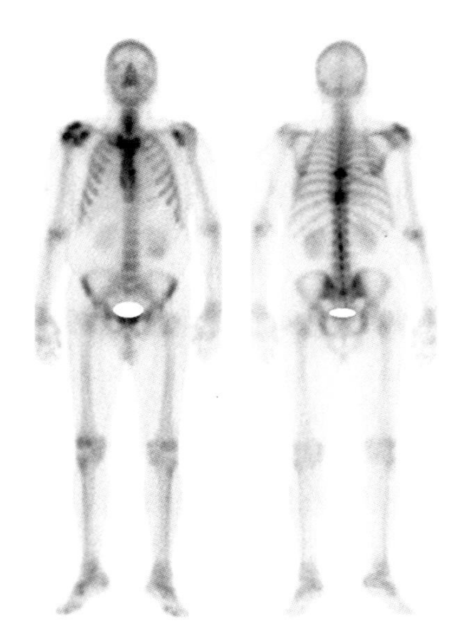

图 11-3-15　布鲁氏菌性关节炎核素扫描

2. 鉴别诊断

（1）化脓性关节炎：多由金黄色葡萄球菌感染所致，病程短，临床症状及体征明显，关节剧痛与发热寒战同时存在为一临床鉴别要点。多单发于髋、膝等承重大关节。影像表现为骨性关节面承重区骨质破坏、骨膜新生骨形成及大块死骨。反应性骨质硬化出现早而明显，少有肌腱和韧带骨化。而布鲁氏菌性关节炎多为反应性关节炎，病程长，关节骨质破坏相对轻微，较少形成死骨。

（2）关节结核：早期症状轻微，表现为关节酸痛、轻度肿胀，呈关节游走性疼痛，活动期为关节疼痛和肿胀，关节有压痛，皮温不高，局部淋巴结可有肿大及疼痛。同时可伴有发热、盗汗、乏力、贫血和体重下降等全身症状。一般不伴波状热。结核菌素强阳性可鉴别。影像上，滑膜型关节结核早期关节肿胀、关节腔及滑膜囊积液。骨性关节面非承重区的骨质破坏或骨髓信号异常，关节软骨多不受累，信号正常。骨性关节结核显示骨骺或干骺端内类圆形不规则形骨质破坏，其内可见死骨，布鲁氏菌性外周关节炎此征象少见。骨性关节面的骨质破坏及关节面下的骨质疏松为关节结核的常见影像表现，而破坏区周围骨质硬化、肌腱滑囊钙化少见。关节结核较易形成软组织脓肿，形成脓肿内可见不规则钙化或死骨。

（3）股骨头缺血性骨坏死：有时单凭平片或 CT 影像表现较难与发生于髋关节的布鲁氏菌性关节炎鉴别，尤其是儿童。临床上，布鲁氏菌性髋关节炎除髋部疼痛活动受限外，还有发热、出汗、全身不适等布鲁氏菌感染症状。对于布鲁氏菌性髋关节炎和儿童股骨头骨骺缺血坏死 MRI 有助于鉴别诊断，前者病变只于股骨头骨骺出现信号异常，而布鲁氏菌性髋关节病变同时于髋臼与股骨头关节面下骨质、信号出现异常，多呈斑片状 T_1WI 低信号、T_2WI 高信号的骨髓水肿信号。对于成人股骨头缺血性坏死，股骨头塌陷，密度不均匀，MRI 图像股骨头关节面下信号异常，可出现典型“线样征”表现，而髋臼关节面影像上密度信号多表现正常可鉴别。病因学上，前者一般由激素治疗、酒精中毒引起的股骨头缺血坏死多为双侧发病，由创伤引起的股骨头缺血坏死可为单侧发病，结合病史对于鉴别诊断意义较大。

（4）风湿性疾病：肩关节的布鲁氏菌感染的发病年龄较大，容易被误诊为风湿性关节炎。两者影像表现相似，临床上都表现为关节疼痛严重，反复发作、阴天加剧。但是，风湿性关节炎多有风湿热的病史，病变多见于大关节，关节腔积液少见，一般不发生关节畸形，常合并心脏损害，血清抗链球菌溶血素“O”滴度增高，布鲁氏菌病特异性实验室检查阴性有助于鉴别[28]。

（5）强直性关节炎：双侧骶髂关节及脊柱常首先累及，影像表现为椎体变方，脊椎周围韧带骨化，椎间隙变窄，脊柱呈竹节样，椎间小关节可发生骨性强直，椎体少有破坏和硬化。双侧骶髂关节可见骨侵蚀破坏、关节间隙模糊、狭窄或强直。强直性关节炎周围不伴有软组织炎性水肿及脓肿形成。20岁左右发病率最高。其临床症状发病隐匿。实验室检查 HLA-B27 多为阳性可鉴别。

（6）银屑病性关节炎：多有皮肤银屑病病史，易累及手、足远端关节，骨质硬化不明显，脊椎呈跳跃式分布，骨化粗大而不对称。肌腱、韧带附着部增生为其特点。MRI 增强显示强化的炎性组织常在关节囊外。关节周围不伴有软组织脓肿形成。

（7）非特异性滑膜炎：早期布鲁氏菌性外周关节炎与非特异性滑膜炎引起的滑囊积液单纯从影像上鉴别困难，都表现为关节腔或滑囊内团片状液体密度影或 T_1WI 低信号、T_2WI 高信号的液体，密度或信号均匀。布鲁氏菌性滑囊炎多见于全身性、多关节受累的布鲁氏菌病患者，有家畜或畜产品等密切接触史，或在布鲁氏菌病流行区生活史，早期表现为发热、波状热、寒战、全身不适等菌血症症状，血常规出现异常。而非特异性滑膜炎，临床表现轻微、仅表现为关节肿胀，活动受限，无发热、乏力等感染临床症状和体征，血常规正常，部分患者有外伤史。

第四节　软组织布鲁氏菌感染

一、布鲁氏菌性肌炎

肌炎是肌肉的细菌性感染，很少见，多由葡萄球菌或链球菌引起。布鲁氏菌也可引起肌炎。基耶多齐（Chiedozi）等学者将肌炎的病程分为三个阶段。第一个阶段，炎症反应轻微，肌肉变硬，白细胞轻度升高，无脓肿形成。第二个阶段通常在出现症状的 2～3 周时，炎症反应加剧，出现化脓反应。第三阶段，主要表现为全身性毒性反应。布鲁氏菌性肌炎可表现为肌肉本身感染或软组织内脓肿形成。布鲁氏菌引起的软组织脓肿最常见于椎旁或腰大肌。

【临床表现】

局部表现为肌肉疼痛及活动受限。如神经受累，可引起神经压迫症状、远端肢体放射痛。部分患者伴有发热，多为波状热，寒战、多汗和不适症状。可有肝、脾、淋巴结肿大和贫血。

【实验室检查】

实验室检查包括三个方面：一般实验室检查、免疫学检查和病原学检查。一般实验室检查可发现白细胞计数多正常或偏低，淋巴细胞相对增多，有时可出现异常淋巴细胞。急性期可出现红细胞沉降率加快，慢性期多正常。免疫学检查包括：虎红平板或平板凝集试验结果为阳性；试管凝集试验：滴度为 1∶100 及以上或病程一年以上滴度 1∶50 及以上；补体结合试验：滴度 1∶10 及以上；Coombs 试验：滴度 1∶400 及以上。病原学检查软组织脓肿穿刺脓液或血培养分离到布鲁氏菌。

【影像检查技术的优选】

平片及单纯的 CT 平扫对布鲁氏菌性肌炎的诊断意义不大，部分患者可表现为阴性。增强扫描 CT 对化脓性肌炎或软组织内脓肿的诊断有一定帮助。因为 CT 对于单纯或早期肌炎的检查结果通常表现为轻微的，带有不确定性而且容易被忽视，MRI 检查对单纯或早期肌炎的诊断敏感性要远超过 CT，可作为首选影像检查方法。MRI 也可用于评估布鲁氏菌性肌炎的预后情况。超声检查存在很多局限性，对布鲁氏菌性肌炎的诊断主要依赖于超声检查医生或操作者的经验和专业知识水平。患者由于疼痛不配合超声检查可影响诊断检查结果导致误诊或漏诊。此外，超声检查无法确定感染是否累及骨骼。

【影像学表现】

1. DR 表现

DR 表现阴性或局部软组织肿胀、密度增高（图 11-4-1A）。

2. CT 表现

单纯布鲁氏菌性肌炎表现为病变肌肉弥漫性肿大，边界不清，中间可见液体密度影。增强扫描显示受感染肌肉强化。布鲁氏菌形成的脓肿表现为肌间隙或肌肉内类圆形液体密度影，壁较厚，有时可见分隔，增强扫描脓肿壁环形强化，分隔强化。

3. MRI 表现

MRI T_1WI 序列显示受感染肌肉增大，呈等或稍低信号，T_2WI 及 STIR 序列显示受感染肌肉呈明显高信号，信号不均匀（图 11-4-1B，C）。邻近肌间隙水肿，表现为片絮状 T_1WI 低信号、T_2WI 高信号，STIR 呈高信号。布鲁氏菌形成的脓肿表现为肌间隙或肌肉内类圆形 T_1WI 低信号、T_2WI 高信号影，STIR 呈高信号，信号均匀，有时可见分隔，脓肿壁较厚时增强扫描环形强化（图 11-4-2，图 11-4-3）。有少数病例软组织病变表现为团块状 T_1WI 稍低信号、T_2WI 低信号，增强扫描无明显强化（图 11-4-4）。

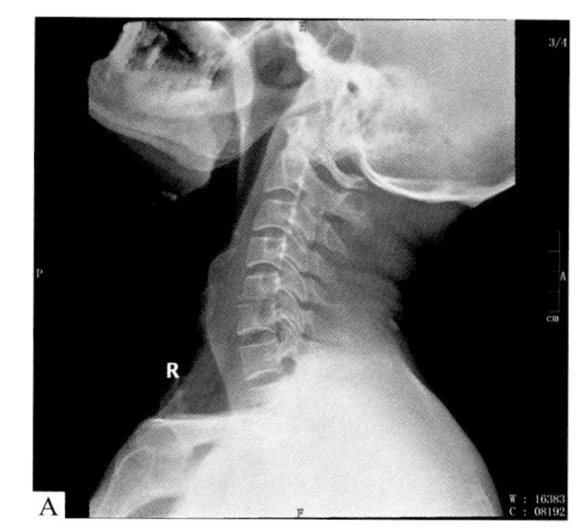

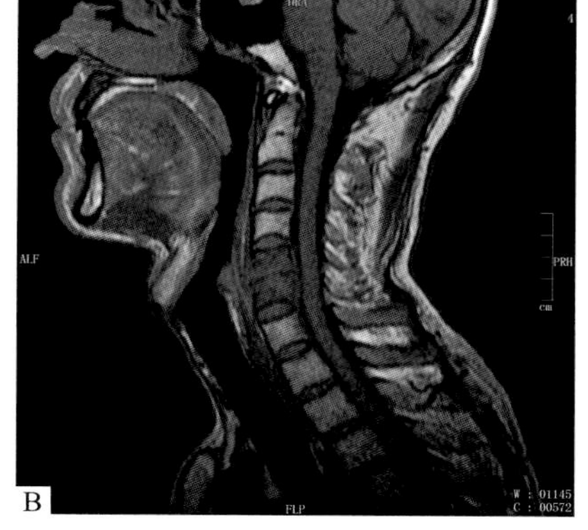

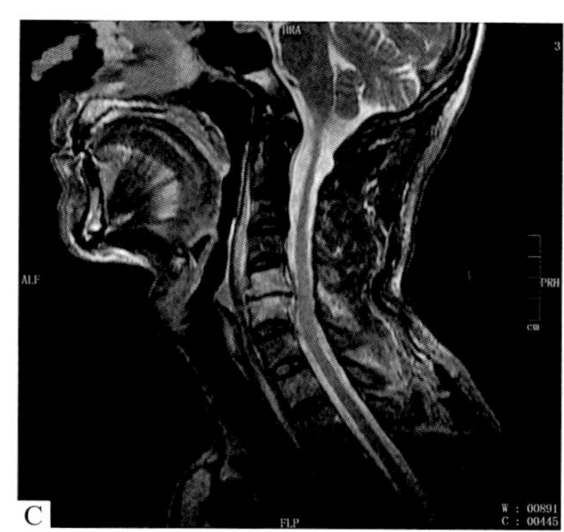

图 11-4-1 软组织布鲁氏菌感染（一）

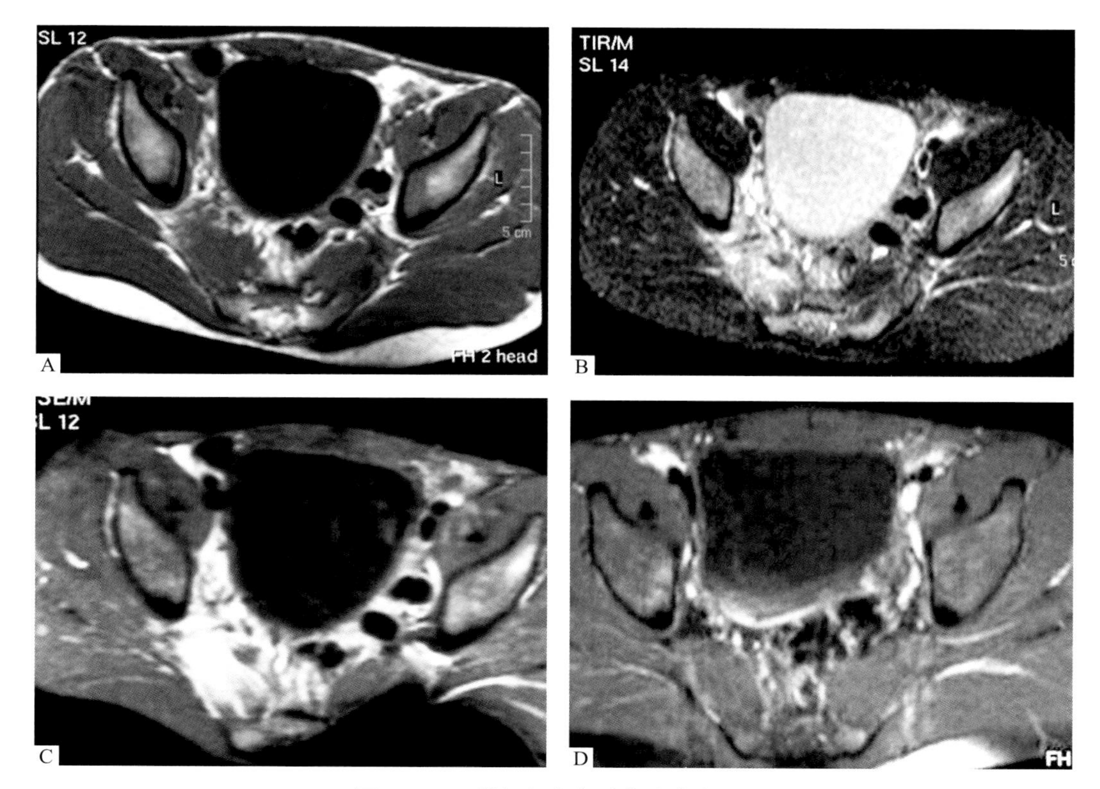

图 11-4-2 软组织布鲁氏菌感染（二）

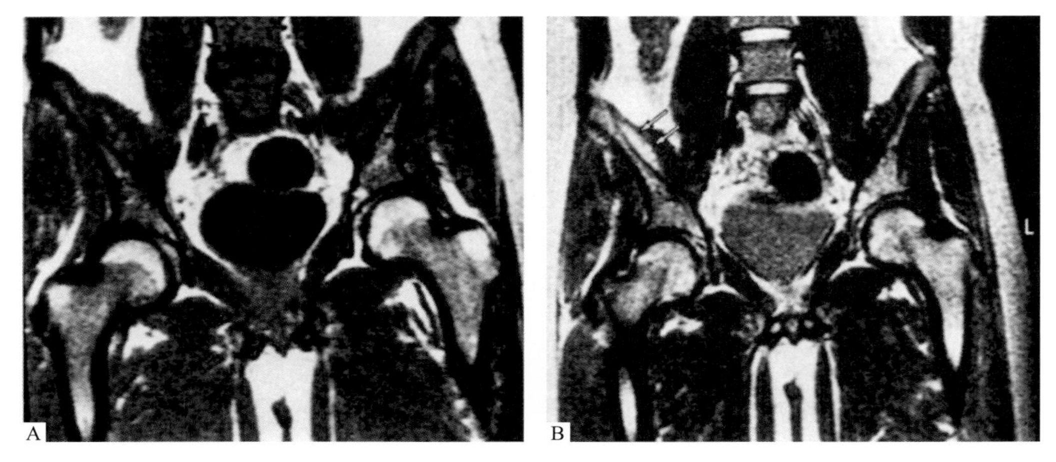

图 11-4-3 软组织布鲁氏菌感染（三）

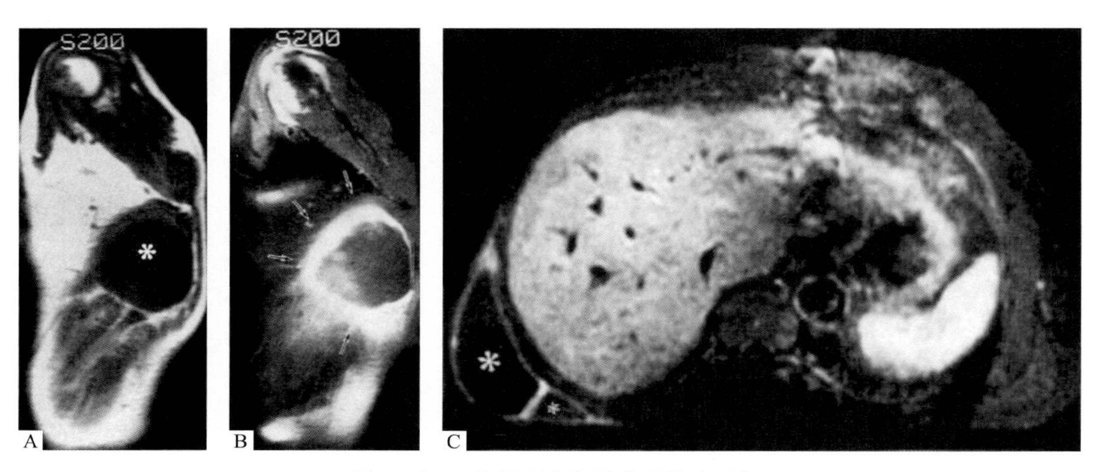

图 11-4-4 软组织布鲁氏菌感染（四）

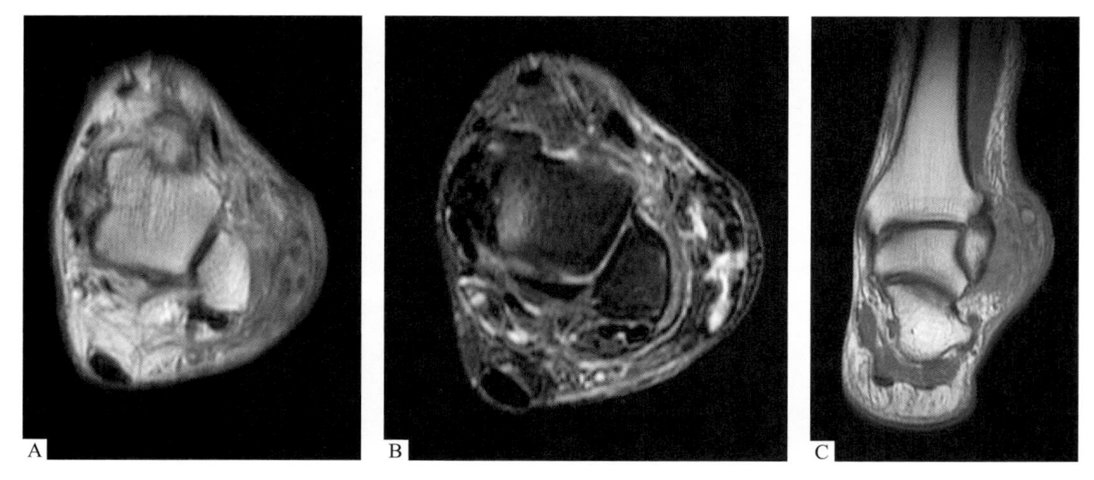

图 11-4-5 软组织布鲁氏菌感染（五）

【诊断与鉴别诊断要点】

1. 诊断

布鲁氏菌性肌炎临床表现主要为局部肌肉疼痛，伴有寒战、发热、多汗和全身不适症状，形成波状热型。影像检查发现肌肉肿大，密度增高，在 MRI 上肌肉发生信号异常，多呈 T_1WI 等信号、

T_2WI 高信号，STIR 呈明显高信号；后期软组织内形成布鲁氏菌性脓肿表现为肌肉或肌间隙内类圆形液体密度影或液体信号，信号均匀，脓肿壁较薄。患者发病前有与家畜或畜产品、布鲁氏菌培养物等密切接触史，或在布鲁氏菌病流行区生活史，应考虑此病。可伴有肝功能异常，肝脾大；血白细胞可减少，淋巴细胞相对升高，贫血，红细胞沉降率加快、C 反应蛋白增高；虎红平板凝集试验阳性及布鲁氏菌抗体试验阳性。对于布鲁氏菌性肌炎的确诊，主要依靠软组织脓肿穿刺脓液、组织或血培养发现布鲁氏菌或布鲁氏菌抗体试验阳性。经验性抗布鲁氏菌病治疗后，病变肌肉信号恢复正常或脓肿影缩小、临床症状有效缓解，也有助于确诊。

2. 鉴别诊断

（1）细菌性脓肿：多由金黄色葡萄球菌、溶血性链球菌感染所致，病程短，临床症状及体征明显，常有寒战、高热，受累软组织疼痛、压痛和皮温升高。关节剧痛与发热寒战同时存在为一临床鉴别要点。实验室检查中性粒细胞升高，红细胞沉降率加快，脓液涂片见大量中性粒细胞、脓细胞和细菌。影像表现为脓肿内可出现气体，周边有包膜，明显环形强化，常合并蜂窝织炎，静脉血栓形成。

（2）血肿：多数有外伤史。临床表现为局部软组织肿胀、疼痛，无发热、寒战等炎性症状或体征。MRI 图像上，血肿在 T_1WI 序列多呈等或高信号，磁敏感序列（SWI 序列）呈低信号可鉴别。

二、布鲁氏菌性腱鞘炎

腱鞘炎是指腱鞘发生的炎症。布鲁氏菌引起的腱鞘炎非常罕见，多属于继发性的，引起炎症通常会存在一些诱因，比如感染、外伤、运动过度、肌张力增加等。布鲁氏菌可发生于任何腱鞘，最多见于手、腕关节、足。已有足趾深浅屈肌、冈上肌腱、腕部屈肌腱的腱鞘布鲁氏菌感染的相关报道。

病理学上，布鲁氏菌性腱鞘炎属于肉芽肿性腱鞘炎，组织学检查表现为慢性非特异性滑膜炎。早期、急性期表现为腱鞘滑膜鞘炎性改变、液体聚集。随后伴有纤维蛋白增多，滑膜鞘内可见黄色米粒样肉芽肿形成，此为慢性布鲁氏菌性腱鞘炎特征性的病理改变（图 9-4-6B）。多数布鲁氏菌性腱鞘炎在手术及抗布鲁氏菌病治疗后预后良好。

【临床表现】

多数患者病程时间长，关节慢性进行性疼痛，肿胀，活动受限。症状可放射到远端肢体。局部感觉可发生异常。后期病情加重，患者会出现肌萎缩或肌无力。多数患者无发热、出汗、乏力等布鲁氏菌全身感染症状。

【实验室检查】

多数患者血常规正常。有些患者急性期白细胞计数降低，淋巴细胞增高，贫血，少数患者全血细胞减少，血小板减少。急性期可出现红细胞沉降率加快、红细胞沉降率增加达 30%，C 反应蛋白也可升高。慢性期多正常。免疫学检查包括：虎红平板或平板凝集试验结果为阳性；试管凝集试验：滴度为 1∶100 及以上或病程一年以上滴度 1∶50 及以上；补体结合试验：滴度 1∶10 及以上；布鲁氏菌病 Coombs 试验：滴度 1∶400 及以上。病原学检查腱鞘滑膜穿刺或血培养分离到布鲁氏菌。

【影像检查技术的优选】

MRI 是布鲁氏菌性腱鞘炎的首选检查方法，可以观察到布鲁氏菌引起的肌腱增粗、腱鞘积液及神经受压情况，也可用于评估布鲁氏菌性腱鞘炎抗布鲁氏菌病治疗的预后情况。

【影像学表现】

1. DR 表现

DR 表现阴性或局部软组织肿胀、密度增高。

2. CT 表现

CT 表现阴性或局部肌腱腱鞘增粗、肿胀。早期布鲁氏菌性腱鞘炎表现为腱鞘积液。慢性期可在腱鞘内形成肉芽肿性病变，CT 表现为肌腱腱鞘增粗，其内密度不均匀。

3. MRI 表现

早期表现为肌腱腱鞘轻度增厚、腱鞘内液体增多，表现为 T_1WI 低信号、T_2WI 高信号的液体，信号均匀（图 11-4-6）。亚急性期及慢性期患者腱鞘滑膜增厚，腱鞘积液增多，其内信号不均匀，可见多发米粒状或类椭圆形异常信号，T_2WI 或 T_2WI 脂肪抑制序列呈稍高信号，病灶边界清楚，此为特征性表现，提示腱鞘内肉芽肿性病变形成[29]（图 11-4-7）。

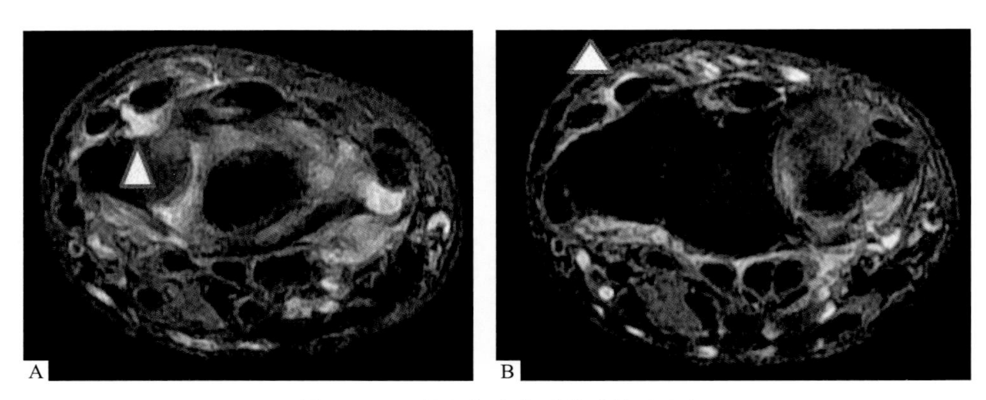

图 11-4-6 软组织布鲁氏菌感染（六）

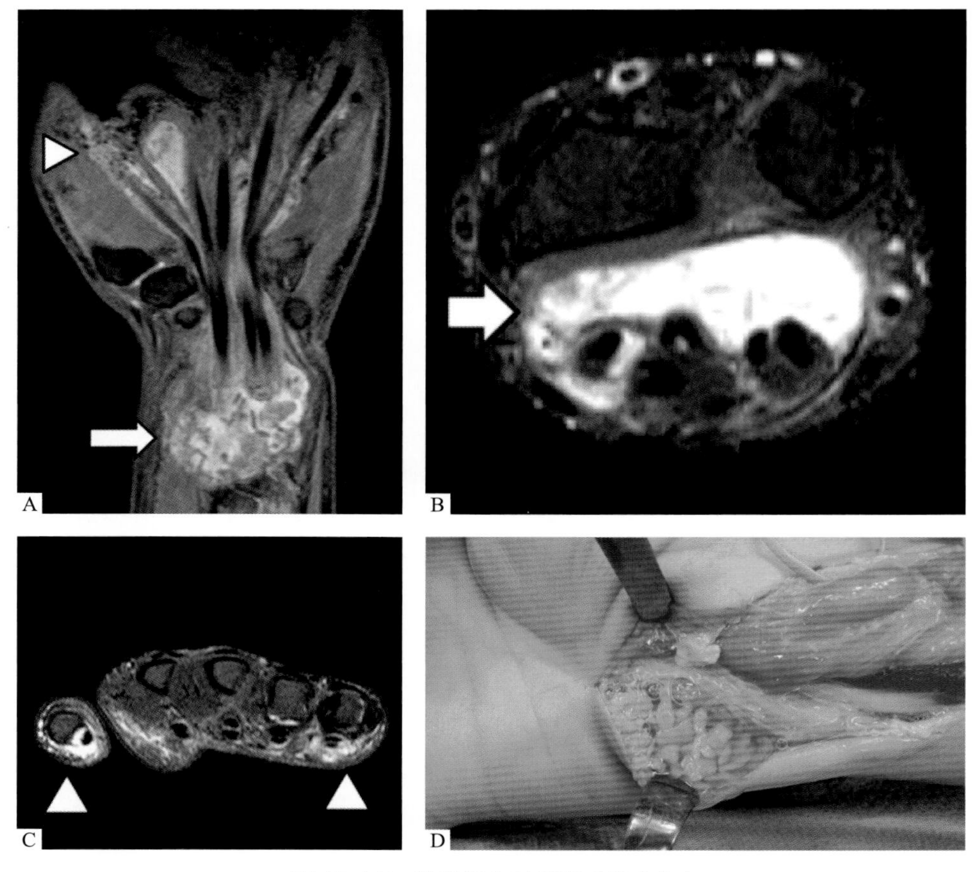

图 11-4-7 软组织布鲁氏菌感染（七）

【诊断与鉴别诊断要点】

1. 诊断

布鲁氏菌性腱鞘炎临床表现主要为受感染腱鞘邻近关节疼痛、肿胀、活动受限，症状可放射至远端肢体。少数患者会出现发热、出汗、乏力等全身感染症状。影像上，早期布鲁氏菌性腱鞘炎表现为肌腱腱鞘增厚，腱鞘内积液，呈均匀液体密度或信号。亚急性期及慢性期布鲁氏菌性腱鞘炎腱鞘内出现多发米粒状软组织密度灶或异常信号灶，提示布鲁氏菌性肉芽肿形成。患者发病前有与家畜或畜产品、布鲁氏菌培养物等密切接触史，或在布鲁氏菌病流行区生活史，应考虑此病。部分患者血常规正常，部分可伴有肝功能异常，肝脾大；血白细胞可减少，淋巴细胞相对升高，贫血，红细胞沉降率加快、C 反应蛋白增高；虎红平板凝集试验阳性及布鲁氏菌抗体试验阳性。对于布鲁氏菌性腱鞘炎的确诊，主要依靠腱鞘滑膜穿刺液或血培养发现布鲁氏菌，布鲁氏菌抗体试验阳性。经验性抗布鲁氏菌病治疗后，腱鞘积液减少、临床症状有效缓解，也有助于确诊。

2. 鉴别诊断

主要与非感染腱鞘炎鉴别。后者多有关节长时间处于固定、机械而频繁活动的工作状态下或有损伤（扭伤、拉伤）的病史。桡骨茎突狭窄性腱鞘炎多见于 40 岁以上女性。非感染腱鞘炎与早期或急性期布鲁氏菌性腱鞘炎在 MRI 影像表现不易鉴别，表现为腱鞘增厚，液体聚集。两者鉴别则依靠病史、临床表现及实验室检查。非感染腱鞘炎局部可发生红肿、发热、压痛，关节肿胀，活动受限，但实验室检查阴性。

参考文献

[1] 梁晨, 魏伟, 梁秀文, 等. 骨关节布鲁氏菌病的研究进展 [J]. 中国人兽共患病学报, 2018, 34 (12): 1147-1150.

[2] POURBAGHER A, POURBAGHER M A, SAVAS L, et al. Epidemiologic, clinical, and imaging findings in brucellosis patients with osteoarticular involvement [J]. AJR Am J Roentgenol, 2006, 187 (4): 873-880.

[3] HINNERS J. Vertebral osteomyelitis and the role of imaging [J]. Radiol Technol, 2017, 88: 519-535.

[4] AHMADINEJAD Z, ABDOLLAHI A, ZIAEE V, et al. Prevalence of positive autoimmune biomarkers in the brucellosis patients [J]. Clin Rheumatol, 2016, 35: 2573-2578.

[5] ESMAEILNEJAD-GANJI S M, ESMAEILNEJAD-GANJI S M R. Osteoarticular manifestations of human brucellosis: A review [J]. World J Orthop, 2019, 10 (2): 54-62.

[6] KONG W. Brucellosis infection increasing in Southern China [J]. Eur J Intern Med, 2018, 51: 16-18.

[7] LIU Z G, WANG M, ZHAO H Y, et al. Investigation of the molecular characteristics of Brucella isolates from Guangxi Province, China [J]. BMC Microbiol, 2019, 19 (1): 292.

[8] 王子轩, 刘吉华, 曹吉选. 骨关节解剖与疾病影像诊断 [M]. 北京: 人民卫生出版社, 2009.

[9] 赵斌, 王翠艳. 脊柱诊断影像学 [M]. 济南: 山东科学技术出版社, 2018.

[10] 郭辉, 刘文亚, 马华, 等. 多层螺旋计算机 X 线断层扫描技术对布鲁菌性脊柱炎的诊断价值 [J]. 中华传染病杂志, 2015, 33 (12): 747-750.

[11] BOZGEYIK Z, AGLAMIS S, BOZDAG P G, et al. Magnetic resonance imaging findings of musculoskeletal brucellosis [J]. Clin Imaging, 2014, 38 (5): 719-723.

[12] OZTEKIN O, CALLI C, ADIBELLI Z, et al. Brucellar spondylodiscitis: magnetic resonance imaging features with conventional sequences and diffusion-weighted imaging [J]. Radiol Med, 2010, 115 (5): 794-803.

[13] AYDIN M, FUAT YAPAR A, SAVAS L, et al. Scintigraphic findings in osteoarticular brucellosis [J]. Nucl Med Commun, 2005, 26 (7): 639-647.

[14] 高萌. MRI 在布氏杆菌脊柱炎和脊柱结核鉴别诊断中的应用价值 [D]. 济南: 山东大学, 2016.

[15] 张译徽, 朱新生, 夏巴海提・伊明, 等. MR 椎体终板破坏分型鉴别诊断布鲁菌性脊柱炎与结核性脊柱炎 [J]. 中国医学影像技术, 2017, 33 (1): 101-105.

[16] 杨新明, 石蔚, 杜雅坤, 等. 布氏杆菌性脊柱炎与脊椎结核临床影像学表现比较 [J]. 临床放射学杂志, 2008 (2): 231-234.

[17] 王艳, 刘文亚, 杨秀梅, 等. 儿童急性布鲁氏菌性骨髓炎的 MRI 表现 [J]. 中华实用诊断与治疗杂志, 2019, 33 (1): 66-68.

[18] FOWLER T P, KEENER J, BUCKWALTER J A. Brucella osteomyelitis of the proximal tibia: a case report [J]. Iowa Orthop J, 2004, 24: 30-32

[19] TURAN H, SEREFHANOGLU K, KARADELI E, et al. A case of brucellosis with abscess of the iliacus muscle, olecranon bursitis, and sacroiliitis [J]. Int J Infect Dis, 2009, 13 (6): 485-487.

[20] GOTUZZO E, ALARCÓN G S, BOCANEGRA T S, et al. Articular involvement in human brucellosis: a retrospective analysis of 304 cases [J]. Semin Arthritis Rheum, 1982, 12 (2): 245-255.

[21] BOSILKOVSKI M, ZEZOSKI M, SISKOVA D, et al. Clinical characteristics of human brucellosis in patients with various monoarticular involvements [J]. Clin Rheumatol, 2016, 35 (10): 2579-2584.

[22] 王艳, 杨豫新, 刘文亚, 等. 布鲁氏菌性骶髂关节炎 MRI 诊断 [J]. 临床放射学杂志, 2019, 38 (6): 1090-1093.

[23] CERIT E T, AYDIN M, AZAP A. A case of brucellar monoarthritis and review of the literature [J]. Rheumatol Int, 2012, 32 (5): 1465-1468.

[24] 刘晓慧. 布鲁氏菌病并发骨关节炎的临床及影像学特点分析 [D]. 呼和浩特: 内蒙古医科大学, 2019.

[25] 梁碧玲. 骨与关节疾病影像诊断学 [M]. 2 版. 北京: 人民卫生出版社, 2016.

[26] 王艳, 刘文亚, 李梅. MRI 诊断布鲁氏菌性髋关节炎 [J]. 中国医学影像技术, 2019, 35 (10): 1545-1548.

[27] 王艳. 基于 MRI 多序列成像诊断布鲁氏菌性骨关节炎系列研究 [D]. 乌鲁木齐: 新疆医科大学, 2020.

[28] 中华人民共和国卫生部. 布鲁氏菌病诊疗指南 (试行) [J]. 传染病信息, 2012, 25 (6): 323-324, 359.

[29] LLUCH A, BARRERA-OCHOA S, CORTINA J, et al. Brucellosis as a primary cause of flexor tenosynovitis on the hand: case report and literature review [J]. J Hand Microsurg, 2015, 7 (1): 140-142.

附　　录

附录 A　布鲁氏菌病诊疗指南（试行）

布鲁氏菌病（又称“布鲁菌病”，简称“布病”）是由布鲁氏菌感染引起的一种人畜共患疾病。患病的羊、牛等疫畜是布鲁氏菌病的主要传染源，布鲁氏菌可以通过破损的皮肤黏膜、消化道和呼吸道等途径传播。急性期病例以发热、乏力、多汗、肌肉、关节疼痛和肝、脾、淋巴结肿大为主要表现。慢性期病例多表现为关节损害等。

布鲁氏菌病是《中华人民共和国传染病防治法》规定的乙类传染病。

一、临床表现及分期

潜伏期一般为 1～3 周，平均为 2 周。部分病例潜伏期更长。

（一）临床表现

1. 发热

典型病例表现为波状热，常伴有寒战、头痛等症状，可见于各期患者。部分病例可表现为低热和不规则热型，且多发生在午后或夜间。

2. 多汗

急性期病例出汗尤重，可湿透衣裤、被褥。

3. 肌肉和关节疼痛

为全身肌肉和多发性、游走性大关节疼痛。部分慢性期病例还可有脊柱（腰椎为主）受累，表现为疼痛、畸形和功能障碍等。

4. 乏力

几乎全部病例都有此表现。

5. 肝、脾及淋巴结肿大

多见于急性期病例。

6. 其他

男性病例可伴有睾丸炎，女性病例可见卵巢炎；少数病例可有心、肾及神经系统受累表现。

（二）临床分期

1. 急性期

具有上述临床表现，病程在 6 个月以内。

2. 慢性期

病程超过 6 个月仍未痊愈。

二、实验室检查

（一）一般实验室检查

1. 血常规

白细胞计数多正常或偏低，淋巴细胞相对增多，有时可出现异常淋巴细胞，少数病例红细胞、血小板减少。

2. 红细胞沉降率

急性期可出现红细胞沉降率加快，慢性期多正常。

（二）免疫学检查

1. 平板凝集试验

虎红平板或平板凝集试验结果为阳性，用于初筛。

2. 试管凝集试验

滴度为 1∶100 及以上或病程一年以上滴度 1∶50 及以上；或半年内有布鲁氏菌疫苗接种史，滴度达 1∶100 及以上者。

3. 补体结合试验

滴度 1∶10 及以上。

4. 布鲁氏菌病抗 - 人免疫球蛋白试验

滴度 1∶400 及以上。

（三）病原学检查

血液、骨髓、关节液、脑脊液、尿液、淋巴组织等培养分离到布鲁氏菌。急性期血液、骨髓、关节液阳性率较高，慢性期阳性率较低。

三、诊断及鉴别诊断

（一）诊断

结合流行病学史、临床表现和实验室检查进行诊断。

1. 疑似病例

符合下列标准者为疑似病例：

（1）流行病学史：发病前与家畜或畜产品、布鲁氏菌培养物等有密切接触史，或生活在布鲁氏菌病流行区的居民等。

（2）临床表现：发热，乏力，多汗，肌肉和关节疼痛，或伴有肝、脾、淋巴结和睾丸肿大等表现。

2. 临床诊断病例

疑似病例免疫学检查第 1 项（初筛试验）阳性者。

3. 确诊病例

疑似或临床诊断病例出现免疫学检查第 2、3、4 项中的一项及以上阳性和（或）分离到布鲁氏菌者。

4. 隐性感染病例

有流行病学史，符合确诊病例免疫学和病原学检查标准，但无临床表现。

（二）鉴别诊断

1. 伤寒、副伤寒

伤寒、副伤寒患者以持续高热、表情淡漠、相对缓脉、皮肤玫瑰疹、肝脾肿大为主要表现，而无肌肉、关节疼痛、多汗等布鲁氏菌病表现。实验室检查血清肥达反应阳性，伤寒杆菌培养阳性，布鲁氏菌病特异性检查阴性。

2. 风湿热

布鲁氏菌病与风湿热均可出现发热及游走性关节痛，但风湿热可见风湿性结节及红斑，多合并心脏损害，而肝脾肿大、睾丸炎及神经系统损害极为少见。实验室检查抗链球菌溶血素“O”为阳性，布鲁氏菌病特异性检查阴性。

3. 风湿性关节炎

慢性布鲁氏菌病和风湿性关节炎均是关节疼痛严重，反复发作、阴天加剧。风湿性关节炎多有风湿热的病史，病变多见于大关节，关节腔积液少见，一般不发生关节畸形，常合并心脏损害，血清抗链球菌溶血素“O”滴度增高，布鲁氏菌病特异性实验室检查阴性有助于鉴别。

4. 其他

布鲁氏菌病急性期还应与结核病、败血症等鉴别，慢性期还应与其他关节损害疾病及神经官能症等鉴别。

四、治疗

（一）一般治疗

注意休息，补充营养，高热量、多维生素、易消化饮食，维持水及电解质平衡。高热者可用物理方法降温，持续不退者可用退热剂等对症治疗。

（二）抗菌治疗

治疗原则为早期、联合、足量、足疗程用药，必要时延长疗程，以防止复发及慢性化。常用四环素类、利福霉素类药物，亦可使用喹诺酮类、磺胺类、氨基糖苷类及三代头孢类药物（用法用量见附表 1）。治疗过程中注意监测血常规、肝肾功能等。

1. 急性期治疗

（1）一线药物：多西环素合用利福平或链霉素。

（2）二线药物：不能使用一线药物或效果不佳的病例可酌情选用多西环素合用复方新诺明或妥布霉素；利福平合用氟喹诺酮类。

（3）难治性病例可加用氟喹诺酮类或三代头孢菌素类。

（4）隐性感染病例是否需要治疗目前尚无循证医学证据，建议给予治疗。

2. 慢性期治疗

抗菌治疗：慢性期急性发作病例治疗多采用四环素类、利福霉素类药物，用法同急性期，部分病例需要 2～3 个疗程的治疗。

3. 并发症治疗

（1）合并睾丸炎病例抗菌治疗同上，可短期加用小剂量糖皮质激素。

（2）合并脑膜炎病例在上述抗菌治疗基础上加用三代头孢类药物，并给予脱水等对症治疗。

（3）合并心内膜炎、血管炎、脊椎炎、其他器官或组织脓肿病例，在上述抗菌药物应用的同时加用三代头孢菌素类药物；必要时给予外科治疗。

4. 特殊人群治疗

（1）儿童：可使用利福平联合复方新诺明治疗。8 岁以上儿童治疗药物选择同成年人。

（2）孕妇：可使用利福平联合复方新诺明治疗。妊娠 12 周内选用三代头孢菌素类联合复方新诺明治疗。

（三）中医药治疗

布鲁氏菌病属于中医湿热痹症，因其具有传染性，故可纳入湿热疫病范畴。本病系感受湿热疫毒之邪，初期以发热或呈波状热，大汗出而热不退，恶寒，烦渴，伴全身肌肉和关节疼痛，睾丸肿痛等为主要表现；继而表现为面色萎黄，乏力，低热，自汗盗汗，心悸，腰腿酸困，关节屈伸不利等。其基本病机为湿热痹阻经筋、肌肉、关节，耗伤肝肾等脏腑。

1. 急性期

1）湿热侵袭

临床表现：发热或呈波状热，午后热甚，恶寒，大汗出而热不退，烦渴，或伴胸脘痞闷、头身关节肿疼、睾丸肿痛，舌红，苔黄或黄腻，脉滑数。

治法：清热透邪，利湿通络。

参考方药：生石膏、知母、苍术、厚朴、生薏米、青蒿、黄芩、忍冬藤、汉防己、杏仁、广地龙、六一散。

加减：恶寒身痛重者加藿香、佩兰；睾丸肿痛者加川楝子、元胡。

2）湿浊痹阻

临床表现：发热，汗出，午后热甚，身重肢困，肌肉关节疼痛，肝脾肿大，睾丸肿痛，舌苔白腻或黄腻，脉弦滑或濡。

治法：利湿化浊，宣络通痹。

参考方药：独活、寄生、生薏米、汉防己、秦艽、桑枝、苍术、广地龙、赤芍、丹参、黄芩、生甘草。

加减：热甚者加栀子、知母；关节痛甚者加刺五加、木瓜。

2. 慢性期

气虚络阻

临床表现：病情迁延，面色无华，气短懒言，汗出，肌肉关节困胀，舌质淡，苔白，脉沉细无力。

治法：益气化湿，养血通络。

参考方药：生黄芪、党参、苍术、茯苓、山药、当归、白芍、威灵仙、鸡血藤、生薏米、白术、甘草。

加减：腰痛重加杜仲、川断、骨碎补；肢体关节肿痛加用乌梢蛇、松节、泽泻；盗汗、五心烦热者，加生地；畏寒重者加巴戟天。

外治法：在局部疼痛部位，可进行针灸、熏蒸、热罨包及塌渍等方法治疗。

附表 1　布鲁氏菌病抗菌治疗推荐方案一览表

类别		抗菌治疗方案	备注
急性期	一线药物	① 多西环素 100 mg/ 次，2 次 / 天，6 周＋利福平 600～900 mg/ 次，1 次 / 天，6 周； ② 多西环素 100 mg/ 次，2 次 / 天，6 周＋链霉素肌注 15 mg/kg，1 次 / 天，2～3 周。	可适当延长疗程
	二线药物	① 多西环素 100 mg/ 次，2 次 / 天，6 周＋复方新诺明，2 片 / 次，2 次 / 天，6 周； ② 多西环素 100 mg/ 次，2 次 / 天，6 周＋妥布霉素肌注 1～1.5 mg/kg，8 小时 1 次，1～2 周； ③ 利福平 600～900 mg/ 次，1 次 / 天，6 周＋左氧氟沙星 200 mg/ 次，2 次 / 天，6 周； ④ 利福平 600～900 mg/ 次，1 次 / 天，6 周＋环丙沙星，750 mg/ 次，2 次 / 天，6 周。	
	难治性病例	一线药物＋氟喹诺酮类或三代头孢菌素类	
慢性期并发症		同急性期	可治疗 2～3 个疗程
	合并睾丸炎	抗菌治疗同上	短期加用小剂量糖皮质激素
	合并脑膜炎、心内膜炎、血管炎、脊椎炎等	上述治疗基础上联合三代头孢类药物	对症治疗
特殊人群	儿童	利福平 10～20 mg/（kg·d），1 次 / 天，6 周＋复方新诺明儿科悬液（6 周至 5 个月）120 mg、（6 个月至 5 岁）240 mg、（6～8 岁）480 mg，2 次 / 天，6 周。	适当延长疗程。8 岁以上儿童治疗药物同成年人。
	孕妇	① 妊娠 12 周内：利福平 600～900 mg/ 次，1 次 / 天，6 周＋三代头孢菌素类，2～3 周； ② 妊娠 12 周以上：利福平 600～900 mg/ 次，1 次 / 天，6 周＋复方新诺明，2 片 / 次，2 次 / 天，6 周。	复方新诺明有致畸或核黄疸的危险

五、预后

急性期病例经上述规范治疗多可治愈，部分病例治疗不及时或不规范可转为慢性。

布鲁氏菌病血清学检测结果不作为疗效判定标准。

中华人民共和国卫生部

2012 年 10 月 8 日

附录 B　布鲁氏菌病诊疗专家共识

布鲁氏菌病，简称“布病”，也称“波状热”，是布鲁氏菌感染引起的一种人畜共患传染病，属自然疫源性疾病，感染人以及牛、羊、猪、犬等动物。临床上主要表现为病情轻重不一的发热、多汗、关节痛和肝、脾、淋巴结肿大等。该病是《中华人民共和国传染病防治法》规定的乙类传染病，可造成严重的健康和社会经济损失。为规范布鲁氏菌病的预防、诊断和治疗，《中华传染病杂志》编辑委员会组织国内相关领域的专家进行了多次深入讨论，形成了《布鲁氏菌病诊疗专家共识》(以下简称“共识”)，旨在帮助临床医生在布鲁氏菌病的诊断、治疗和预防工作中做出合理决策。

一、流行病学与病原学特征

全球有近170个国家和地区的人畜中存在布鲁氏菌病。20世纪50～60年代，我国布鲁氏菌病严重流行，70年代疫情逐渐下降，曾在20世纪80年代和90年代初期得到基本控制，但自90年代中期起疫情持续快速上升，布鲁氏菌病成为报告发病率上升速度最快的传染病之一[1]。2016年报告47139例，发病率达3.44/10万。报告病例最多的省（自治区）为新疆维吾尔自治区、内蒙古自治区、山西省和黑龙江省，集中于北方。但处于南方非牧区的广东省、广西壮族自治区近年也出现布鲁氏菌病暴发事件，河南、福建等省的发病率也持续上升。目前疫区分布广泛，变化趋势体现为由牧区向半牧半农区甚至农区转化，由聚集暴发向散在发病转化。每年该病高峰发生于春夏之间，与动物产仔季节有关[2]。

布鲁氏菌属由6个种、19个生物种组成，其中引起人类疾病的有羊、牛、猪和犬布鲁氏菌（*B. canis*）。在我国流行的有羊布鲁氏菌（*B. melitensis*）、牛布鲁氏菌（*B. abortus*）、猪布鲁氏菌（*B. suis*）3种，以羊布鲁氏菌最为常见。羊布鲁氏菌毒力最强，可引起严重的急性感染与慢性感染，最常见的动物宿主是羊、骆驼和水牛。牛布鲁氏菌感染分布范围最广，但引起的疾病往往较轻。猪布鲁氏菌感染率较前两者少，但血清型1/3都能导致严重疾病。犬布鲁氏菌可导致犬类感染，但人感染病例极少。

布鲁氏菌是胞内生长的革兰氏阴性多形球状杆菌，无芽孢形成。对光、热、酸以及常用化学消毒剂等均很敏感，日光照射10～20 min、湿热60℃环境下10～20 min，3%含氯石灰（漂白粉）澄清液等数分钟即可将其杀灭。布鲁氏菌在外界环境的生活能力较强，在4 ℃奶油中可存活6周，冰冻奶制品中存活30天，新鲜奶酪中存活50～100天，在干燥土壤、皮毛和乳类制品中可生存数周至数月，在水中可生存5天至4个月[3]。

布鲁氏菌病的传染源主要是动物食品，即羊、牛和猪等，其他动物如犬、麋鹿、骆驼、马等也可成为传染源。细菌可在哺乳动物生殖道黏膜细胞上生长，因此容易出现流产、死胎，其阴道分泌物特别具有传染性，其皮毛、各脏器、胎盘、羊水、胎畜、乳汁和尿液也常染菌，排菌可达数月至数年，接生者容易发生感染。患者的血液及组织器官也是潜在的传染源。

该病亦可通过与病畜密切接触传播。病畜的排泄物或分泌物污染环境后，细菌也可经消化道、体表直接接触和呼吸道传播至人。而在城市中最主要的传播途径是食用病畜的乳制品或肉制品。人与人间水平传播罕见。

人群对布鲁氏菌普遍易感，青壮年男性多见。与家畜接触频繁的职业是感染的高危人群，包括农民、牧民、屠夫、兽医等。实验室人员培养布鲁氏菌时防护措施不当也容易感染。故给动物接生或与动物接触过程中需做好个人防护，同时做好动物预防接种工作。

二、发病机制

布鲁氏菌自皮肤或黏膜进入人体后，中性粒细胞聚集以杀灭细菌。存活的菌体随淋巴液到达局部淋巴结。根据人体免疫力和菌体的数量及毒力的不同，可在局部被消灭或在淋巴结中繁殖生长并形成感染灶，增殖达到一定数量后，即突破淋巴结屏障而侵入血液循环，人体出现菌血症、毒血症等急性症状。进入血液循环的病菌易在肝、脾、骨髓、淋巴结等单核 - 吞噬细胞系统中形成新的感染灶，后者中的病菌又可多次进入血液循环导致症状加重，使发热呈波浪状。

该菌为胞内寄生菌，细菌感染细胞后，可限制补体系统和TLR信号通路，其脂多糖的结构有利于减少DC的激活以及向T淋巴细胞的抗原呈递，并且可抑制自噬和凋亡以避免免疫系统的清除，造成慢性化的病程。发病机制于急性期时为细菌及毒素起主要作用，慢性期则以迟发型变态反应为主，可出现由上皮样细胞、巨细胞、浆细胞、淋巴细胞等组成的肉芽肿。在肝、脾、淋巴结和骨髓中均可有类似病变，也可波及肝、脾、脑、肾等的小血管及毛细血管，导致血管内膜炎、血栓性脉管炎、脏器的浆液性炎性反应和坏死等，各个累及器官系统的变态反应导致了相应症状。

三、临床表现与分期

人布鲁氏菌病临床表现多样，因感染的病原体、病程的阶段和累及器官系统不同而异。羊型和猪型布鲁氏菌病大多症状较重，牛型较轻。感染后潜伏期一般为1～4周，平均为2周，但少数患者可在感染后数月或1年以上才发病[4-5]。

1．急性期

急性期指病程6个月以内。起病相对急，表现为发热、多汗、厌食、乏力、头痛、肌痛、肝脾淋巴结肿大等，热型以弛张热最多，波浪热虽仅占5%～20%，但最具特征性。多汗常见于深夜或凌晨，当体温急剧下降时出现大汗淋漓，且常伴特殊气味。肌肉疼痛多见于两侧大腿和臀部，可见痉挛性疼痛。体检常非特异性，部分患者可出现肝脾肿大。

约30%布鲁菌病患者会出现局部感染病灶，并可累及全身任意器官或系统。其中以骨关节累及最为常见，特别是骶髂关节炎，关节疼痛常累及骶髂、髋、膝、肩等大关节，呈游走性刺痛。其余表现还包括脊椎炎、周围关节炎、骨髓炎等。累及生殖泌尿系统占所有病例的2%～20%，如睾丸炎、附睾炎、卵巢炎、肾小球肾炎、肾脓肿等。累及中枢神经系统占2%～7%，包括周围神经病、脑膜脑炎、精神症状、脑神经、舞蹈症等。最新报道也可引起脑脓肿。累及皮肤时可出现斑丘疹、囊肿、Stevens-Johnson综合征等；呼吸系统受累可发生胸腔积液、肺炎；血液系统病变可有白细胞升高或降低、血小板缺乏、贫血等。心血管系统受累相对少见，可表现为心内膜炎、血管炎、心肌炎等。其中神经系统累及和心内膜炎虽不常见，却是该病造成死亡的主要原因[4]。

2．慢性期

慢性期指病程超过6个月仍未痊愈。主要表现为疲乏无力，有固定或反复发作的关节和肌肉疼痛，还可有抑郁、失眠等精神症状。病情可有活动，伴临床表现的反复发作或加重。因为抗感染治疗不规律所致的复发和持续性的深部局灶感染（如骨关节、脏器脓肿等）都是造成慢性感染的原因。另有一部分患者血清抗体效价已经下降甚至消失，无发热等客观感染依据，症状仍持续，有类似疲劳综合征样表现。

临床分期尚无统一标准，WHO将病程＜12个月定义为急性或亚急性感染，病程≥12个月为慢性感染，但由于临床表现的异质性较大，根据病程划分临床分期目前较少采用。

四、实验室检查

（一）一般实验室检查

白细胞计数多正常或偏低，淋巴细胞相对增多，有时可出现异形淋巴细胞，少数出现红细胞、血小板计数减少。可出现红细胞沉降率、C反应蛋白升高等，累及肝脏者肝功能可有异常。

（二）细菌培养

血液、骨髓、乳汁、子宫分泌物、脓性分泌物、关节液、脑膜炎患者的脑脊液等均可作细菌培养，其中血液最常用。该菌专性需氧，生长缓慢，在哥伦比亚血琼脂平板上 35 ℃ 培养 18～24 h，出现较湿润、灰色、针尖大小菌落，48 h 后形成圆形、凸起、光滑、较小的灰色菌落，72 h 后逐渐增大。因此布鲁氏菌培养应注意延长时间，以获得更高阳性率。

国外推荐 Ruiz-Castaneda 双相培养法。国内常用哥伦比亚血琼脂平板，可参照《WS 269—2007 布鲁氏菌病诊断标准》操作[6]。自动化培养系统的应用缩短了培养时间，可提高培养的敏感度。仪器阳性报警，在取培养物涂片染色时，推荐革兰氏染色和瑞氏染色法，若镜下见紫色球杆状、形似血小板样、多位于破坏细胞内的细菌，则可初步诊断。若未见细菌，应延长培养时间或重新送血培养。血培养阳性直接涂片疑似布鲁氏菌时，即可取培养物行脲酶反应。由于布鲁氏菌的致病性以及既往实验室感染的报道，所有标本处理均应在二级以上的生物安全柜内进行。疑似布鲁氏菌的涂片染色前要用甲醇固定（以杀灭布鲁氏菌）再行涂片。

培养的敏感性取决于标本种类、培养方法和疾病分期以及抗菌药物的使用。骨髓培养比血培养更加敏感。急性发热患者的血培养阳性率高于亚急性以及慢性患者。应该指出，由于培养的低阳性率，阴性结果不能排除布鲁氏菌感染，治疗决策不应受阴性结果影响，应结合临床、流行病学史及血清学等各方面综合判断，给予诊断和治疗。

（三）血清学检测

血清学检测即检测机体对菌体细胞膜上的光滑脂多糖（smooth-lipopolysaccharide，S-LPS）产生的抗体。发病初期 IgM 效价上升，约 1 周后 IgG 效价升高。在治疗有效的患者中，抗体水平逐渐下降，然后可长时间维持在一定的水平。复发时，布鲁氏菌特异性 IgG 和 IgA 可升高。

由于抗原的共同性，血清学检测会对某些革兰氏阴性菌种（如小肠结肠炎耶尔森菌 O：9、大肠埃希菌 O：157、霍乱弧菌以及弯曲菌属等）产生交叉反应。由于产生抗体种类和效价随病程的变化而不同，且流行区背景效价的存在，抗体检测界值的确定是难题，难以顾全灵敏度和特异度。需要对所在地区的人群行背景效价的调查，建立正常区间。由于假阳性和假阴性的存在，建议同时采用两种以上血清学检测方法。国际上应用较广的血清学方法有：

1. 虎红平板凝集试验（rose bengal plate agglutination test，RBPT）

此法方便快捷，可在 5～10 min 内获得结果，呈现为阳性或阴性，推荐用作快速筛查试验。该方法基于 S-LPS，在非暴露人群中敏感度高，假阳性率低。但流行区高背景抗体效价会影响其诊断价值，且由于与其他革兰阴性菌的交叉反应，可出现假阳性结果。布鲁氏菌慢性感染和有并发症的患者可能出现较高的假阴性率。阳性结果须由其他血清学试验确认。我国有平板凝集试验（plate agglutination test，PAT），操作原理类似，亦用作初筛。标准化操作参见《WS 269—2007 布鲁氏菌病诊断标准》[6]。

2. 血清凝集试验（serum agglutination test，SAT）

检测所有针对布鲁氏菌 S-LPS 抗原的凝集性抗体（包括 IgM、IgA、IgG）。对产生症状的急性感染患者更加敏感，WHO 建议判断标准定为 1：160。对于流行区患者，由于高背景抗体效价，建议定为 1：320。然而假阴性也可能出现在某些病程（如起病的超早期或慢性期），且根据 WHO 的报道，约有 29.2% 的确诊患者效价＜1：80。特别是，由于抗原表位的不同，犬布鲁氏菌可以表现为 SAT 阴性。因此阴性并不能完全排除诊断。灵敏度随病程时间延长而下降，在复发患者、流行区或暴露者中特异度较低。SAT 存在与其他菌种抗体的交叉反应，如结肠耶尔森菌 O：9、大肠埃希菌 O：157、兔热病杆菌、霍乱弧菌等，可导致检测假阳性。国内根据《WS 269—2007 布鲁氏菌病诊断标准》[6] 的操作规范，将标准定为：效价 1：100 并出现显著凝集（液体 50% 清亮）及以上，或病程 1 年以上效价 1：50 并出现显著凝集及以上；或半年内有布鲁氏菌疫苗接种史，效价达 1：100 并出现显著凝集及以上者，可作为确诊试验之一。国际上一般将抗体效价作为筛查试验，两次抗体效价升高 4 倍方可作为确诊标准。

3. ELISA

现已较好地实现标准化，且检测迅速（4～6 h），敏感度、特异度较高，可以针对性地检测不同抗体，包括非凝集性抗体[7]。当其他测试都阴性时尤其推荐使用，可用于疗效监测和急慢性、局灶、并发症感染的检测。

4. 布鲁菌病抗 - 人免疫球蛋白试验

可同时检测凝集或非凝集性抗体，由此能更早产生阳性结果，且治疗恢复后保持阳性的时间也更长，灵敏度高。较之 SAT，更适合用于慢性、有并发症、复发和持续性感染患者的检查，但对技术和设备都有要求。国内根据《WS 269—2007 布鲁氏菌病诊断标准》判断标准定为：效价 1∶400 并出现显著凝集及以上。标准化操作参见《WS 269—2007 布鲁氏菌病诊断标准》[6]。

5. 补体结合试验（complement fixation test，CFT）

多用于动物感染诊断。WHO 的指南提出，因补体结合试验的操作复杂性和标准化的问题，不适合在小实验室进行[4]。国内根据《WS 269—2007 布鲁氏菌病诊断标准》将效价 1∶10 并出现显著凝集及以上作为确诊试验之一。标准化操作参见《WS 269—2007 布鲁氏菌病诊断标准》[6]。

6. 皮肤试验

WHO 不建议将皮内试验作为诊断手段，因其菌液抗原制备不规范等原因，可能导致健康人产生抗体[4]。而国内根据《WS 269—2007 布鲁氏菌病诊断标准》分别观察 24 h、48 h，皮肤红肿浸润范围有 1 次在 2.0 cm×2.0 cm 及以上（或 4.0cm^2 以上）作为筛查试验[5]。标准化操作参见《WS 269—2007 布鲁氏菌病诊断标准》[6]。

我国现行的诊断标准推荐 RBPT、SAT、皮内试验、CFT、Coombs 试验，可以根据这些研究的数据与当地的抗体背景用于实验室诊断[8]。

（四）分子生物学检测

IS711 或 IS650、16S～23S rRNA 片段、*BCPS31* 和 *omp2 a* 基因的 PCR 可以用作培养产物的菌种鉴定，也可直接用于临床标本鉴定[9]。该方法快速、敏感，但由于 PCR 尚未标准化，在临床上的应用还需验证，尚不适用常规检测。但对中枢神经系统感染或者局灶感染可发挥特别作用。

（五）其他检查

脑脊液检查适用于脑膜炎患者，可见脑脊液细胞（淋巴细胞为主）和蛋白质增加。心电图可示 P-R 间期延长、心肌损害、低电压等。骨、关节的 X 射线检查可见软组织钙化、骨质修复反应强而破坏性小，椎间盘和椎间隙变窄等[10]。肝功能、脑电图改变均属非特异性。

五、诊断标准

综合患者的流行病学资料、临床表现和辅助检查，可做出诊断。由于该病临床表现的非特异性、病原体培养的低阳性率，血清学检查在诊断中发挥主要作用，同时流行病学资料对协助诊断有重要价值。

（一）实验室诊断标准

1. 筛查试验

RBPT 或 PAT 阳性者应通过下述提及的确诊试验以证实。

2. 确诊试验

①由血或其他临床标本中分离得到布鲁氏菌属。②在上述基于凝集抗体检测的筛查试验基础上，加以下基于非凝集抗体的检测：a. ELISA IgG 阳性；b. Coombs IgG 效价 1∶400，并出现显著凝集及以上。③不少于 2 周间隔获取的双份血清标本抗体效价升高不低于 4 倍。④ CFT：效价 1∶10 并出现显著凝集及以上。⑤ SAT ：国内作为确诊试验，效价为 1∶100 并出现显著凝集及以上或病程一年以上，效价 1∶50 并出现显著凝集及以上；或半年内有布鲁氏菌疫苗接种史，效价达 1∶100 并出现显著凝集及以上者。

（二）人布鲁菌病临床诊断标准

1. 疑似诊断

符合临床表现（有发热、多汗、关节痛、头痛、乏力、厌食、肌痛、体质量减轻、关节炎、脊椎炎、脑膜炎或局灶器官累及心内膜炎、肝脾肿大、睾丸炎 / 附睾炎等），且流行病学相关，如疑似或确诊动物，患者或污染动物制品，有培养物接触史，生活在布鲁菌病流行区，与菌苗的生产、使用和研究有密切关系等。

2. 临床诊断

疑似病例基础上有筛查试验阳性。

3. 确诊病例

疑似或临床诊断病例基础上有确诊试验阳性。

4. 隐性感染

有流行病学史，符合确诊病例免疫学和病原学检查标准，但无临床表现。

5. 血清学阴性病例

值得注意的是，犬布鲁氏菌细胞膜表面的抗原不同于 S-LPS，普通血清学方法可能导致假阴性。因此临床强烈提示布鲁氏菌感染者，即使血清学阴性，也需排除犬型布鲁氏菌病的可能，此时可以通过培养或者 PCR 确诊[11]。

六、鉴别诊断

1. 伤寒、副伤寒

伤寒、副伤寒患者以持续高热、表情淡漠、相对缓脉、皮肤玫瑰疹、肝脾大为主要表现，而无肌肉、关节疼痛、多汗等表现。实验室检查血清肥达反应阳性，伤寒杆菌培养阳性，布鲁氏菌病特异性检查阴性。

2. 风湿热

布鲁氏菌病与风湿热均可出现发热及游走性关节痛，但风湿热可见风湿性结节及红斑，多合并心脏损害，而肝脾大、睾丸炎及神经系统损害极为少见。实验室检查抗链球菌溶血素“O”为阳性，布鲁氏菌病特异性检查阴性。

3. 风湿性关节炎

慢性布鲁氏菌病和风湿性关节炎均是关节疼痛严重，反复发作、阴天加剧。风湿性关节炎多有风湿热的病史，病变多见于大关节，关节腔积液少见，一般不发生关节畸形，常合并心脏损害，血清抗链球菌溶血素“O”效价增高，布鲁氏菌病特异性实验室检查阴性有助于鉴别。

4. 结核

布鲁氏菌病与结核病类似，均可有长期低热、多汗、乏力、淋巴结肿大等症状。两者的病原学以及特异性实验室检查（如结核菌素试验、γ 干扰素释放试验和布鲁菌病血清试验）有助于鉴别。

5. 其他

布鲁氏菌病急性期还应与败血症等鉴别，慢性期还应与其他关节损害疾病鉴别，脑膜炎则需要与其他细菌性脑膜炎以及神经官能症等鉴别。

七、治疗方案

（一）一般治疗

注意休息，注意水、电解质及补充营养，给予高热量、足量维生素 B 族维生素以及易于消化的饮食。高热者可用物理方法降温，持续不退者可用退热剂等对症治疗。合并睾丸炎者，可短期加用小剂量糖皮质激素。合并脑膜炎者需给予脱水降颅压治疗。

（二）针对性抗菌治疗方案

治疗原则为早期、联合、足量、足疗程用药，必要时延长疗程，以防止复发及慢性化。治疗过程中注意监测血常规、肝肾功能等。无合并症的非复杂性感染（成人以及 8 岁以上儿童）者首选多西环素（6 周）＋ 庆大霉素（1 周）、多西环素（6 周）＋ 链霉素（2～3 周）或多西环素（6 周）＋ 利福平（6 周）。若不能耐受，亦可采取二线方案，见附表 2。慢性期感染可治疗 2～3 个疗程。

附表 2　布鲁氏菌病推荐抗菌药物治疗及方案

类别	抗菌治疗方案		备注
	一线方案	二线方案	
非复杂性感染（成人以及 8 岁以上儿童）	① 多西环素（6 周）＋庆大霉素（1 周） ② 多西环素（6 周）＋链霉素（2～3 周） ③ 多西环素（6 周）＋利福平（6 周）	① 多西环素（6 周）＋妥布霉素（1～2 周） ② 利福平（6 周）＋左氧氟沙星（6 周） ③ 利福平（6 周）＋环丙沙星（6 周）	即不伴局部病损 慢性期可治疗 2～3 个疗程
合并脊柱炎、骶髂关节炎	① 多西环素（至少 3 个月）＋庆大霉素（1 周）＋利福平（至少 3 个月） ② 多西环素（至少 3 个月）＋利福平（至少 3 个月）＋头孢曲松（1 个月）	环丙沙星（至少 3 个月）＋利福平（至少 3 个月）	外科手术指征：复发感染，脊椎不稳定，显著的脊椎后突，脊椎病引起的难以控制的疼痛，局灶脓肿形成。
合并脑膜炎、脑膜脑炎	多西环素（4～5 个月）＋利福平（4～5 个月）＋头孢曲松（1 个月）	多西环素（5～6 个月）＋利福平（5～6 个月）＋复方新诺明（5～6 个月）	监测脑脊液情况，待脑脊液完全正常时方可停药。不推荐外科手术
合并心内膜炎	① 多西环素（6 周至 6 个月）＋利福平（6 周至 6 个月）＋复方新诺明（6 周至 6 个月）＋庆大霉素（2～4 周） ② 非复杂性感染药物基础上联合三代头孢菌素		应结合手术治疗。布鲁菌病所致感染性心内膜炎的手术指征主要包括：①严重心功能不全，严重血流动力学紊乱；② 感染难以控制；③栓塞事件风险较高
妊娠	利福平（6 周）	利福平（4 周）＋复方新诺明（孕 12 周后适用，疗程 4 周）	复方新诺明不可用于孕 12 周以前或孕 36 周以后
儿童（8 岁以下）	复方新诺明儿科悬液（8～40 mg/kg，每天二次，口服 6 周）＋利福平（10～20 mg/kg，每天一次，口服 6 周）	复方新诺明儿科悬液（8～40 mg/kg，每天二次，口服 6 周）＋庆大霉素（5 mg/kg，每天一次，肌内或静脉注射 7～10 天）	庆大霉素慎用

注：多西环素 100 mg，每天二次，口服；庆大霉素 5 mg/kg，每天一次，肌内注射；链霉素 1 g，每天一次，肌内注射；利福平 10 mg/kg，最高 900 mg，每天一次，口服；复方新诺明 160 /800 mg，每天二次，口服；环丙沙星 750 mg，每天二次，口服；头孢曲松 2 g，每 12 h 静脉注射；妥布霉素 1～1.5 mg/kg，每 8 h 肌内注射。

（三）有合并症或者特殊人群的推荐治疗方案

1. 有合并症患者的治疗推荐

合并脊柱炎、骶髂关节炎者若复发感染，脊椎不稳定，显著的脊椎后突，脊椎病引起的难以控制的疼痛，局灶脓肿形成等情况时建议外科手术[7]，抗菌治疗建议三联治疗，可以采用多西环素（3 个月）＋ 庆大霉素（1 周）＋ 利福平（至少 3 个月），或者采取环丙沙星（至少 3 个月）＋ 利福平（至少 3 个月）。

2. 合并脑膜炎、脑膜脑炎的治疗推荐

建议多西环素（5～6 个月）＋利福平（5～6 个月）＋复方新诺明（5～6 个月）三联治疗，或者采用多西环素（4～5 个月）＋利福平（4～5 个月）＋头孢曲松（1 个月）三联治疗。监测脑脊液的生物化学和常规，待脑脊液完全正常时方可停药。

3. 合并心内膜炎

建议采用多西环素（6 周至 6 个月）＋ 利福平（6 周至 6 个月）＋ 复方新诺明（6 周至 6 个月）＋庆大霉素（2～4 周）四联治疗。布鲁菌病所致感染性心内膜炎的手术指征主要包括：①患者有严重心功能不全的症状体征，或有严重心衰的心超下表现，或有严重瓣膜反流、瓣膜狭窄等血流动力学紊乱；②感染难以控制，包括局部脓肿形成、窦道形成、血培养持续阳性、耐药菌株感染、有心内植入器械等情况；③栓塞事件风险较高，包括赘生物＞30 mm，或有效抗菌治疗下，患者仍出现栓塞事件，或赘生物直径＞10 mm，且活动度较高。术后应持续抗感染治疗达到充足疗程。

4. 妊娠

建议采用利福平（6 周）或（4 周）＋复方新诺明（孕 12 周后适用，疗程 4 周），但是复方新诺明不可用于孕 12 周以前或孕 36 周以后的患者。

5. 儿童（8 岁以下）

建议复方新诺明儿科悬液（8～40 mg/kg，每天二次，口服 6 周）＋利福平（10～20 mg/kg，每天一次，口服 6 周）或者复方新诺明儿科悬液（8～40 mg/kg，每天二次，口服 6 周）＋庆大霉素（5 mg/kg，每天一次，肌内或静脉注射 7～10 天）。

6. 复发病例

复发病例多因药物治疗依从性较差，未满疗程停药，而非耐药菌的产生，可用原方案再治疗 1 个疗程。对于延迟恢复病例，则通常认为抗菌治疗效果不佳。

7. 耐药菌感染

国外有文献报道，布鲁氏菌对利福平的敏感性降低，我国尚无关于耐药性的大规模研究。辽宁省对急性布鲁菌病的 31 株羊布鲁氏菌分离株的药物敏感试验显示：对利福平、多西环素、喹诺酮类、头孢曲松、链霉素、复方新诺明等常用抗菌药物全部敏感，但对阿奇霉素、克拉霉素等大环内酯类耐药。我国是抗菌药物应用大国，耐药性问题不容忽视，有待较大规模的调查以明确我国布鲁氏菌的耐药现状。临床可根据药物敏感试验和相关推荐方案调整用药。

8. 隐性感染病例

隐性感染是否需要治疗目前尚无循证医学证据，但仍建议给予治疗。

八、预防

预防接种和病畜管理是控制布鲁氏菌病的主要措施。流行区提倡对牲畜提供减毒活疫苗接种。牧民、兽医、实验室工作者以及军营中生活的人接受预防接种，由于预防接种不良反应较大，仅推荐疫区人群在产羔季节前2～4个月接种[12]。病畜管理包括病畜隔离，外地输入的牲畜必须经血清学及细菌学检查，证实无病后方可放牧。做好养殖场卫生工作，流产胎羔应加生石灰深埋。急性期患者应隔离至症状消失，且血、尿培养均应阴性。加强粪、水管理，防止病畜、患者的排泄物污染水源。人畜分居，生乳需经巴氏法处理，家畜肉类经煮熟后才可进食[13]。实验室技术人员需在生物安全2级以上的实验室进行布鲁氏菌病血清学操作，必须在生物安全3级以上的实验室培养布鲁氏菌。

执笔者：张文宏、张跃新

参加本共识讨论的专家名单（按姓氏汉语拼音排序）

白雪帆、曹武奎、陈智、陈良、陈澍、陈建杰、陈天艳、陈永平、程良斌、冯缨、甘建和、高志良、龚国忠、龚作炯、韩涛、洪亮、侯金林、胡必杰、黄祖瑚、江建宁、金昱、李欣、李军、李家斌、李兰娟、李太生、李兴旺、李用国、李智伟、梁海林、林明华、刘正印、卢洪洲、卢峪霞、孟庆华、缪晓辉、倪武、倪鎏达、潘晨、彭劼、任万华、尚佳、邵凌云、盛吉芳、石荔、谭德明、唐红、田德英、万谟彬、王峰、王凯、王磊、王贵强、王慧芬、王建设、王明贵、王宇明、魏少峰、翁心华、乌云、吴疆、武淑环、肖永红、谢青、谢敬东、熊勇、徐小微、许洁、颜学兵、杨东亮、杨兴祥、易建华、余祖江、俞云松、袁宏、袁静、臧国庆、张洁、张福杰、张伦理、张文宏、张欣欣、张跃新、赵彩彦、赵龙凤、赵英仁、甄真、郑昕、朱传武

参考文献

[1] ZHONG Z, YU S, WANG X, et al. Human brucellosis in the People's Republic of China during 2005—2010 [J]. Int J Infect Dis, 2013, 17 (5): 289-292. DOI: 10. 1016 /j. ijid. 2012. 12. 030.

[2] 陈灏珠, 林果为, 王吉耀. 实用内科学 [M]. 14版. 上海: 人民卫生出版社, 2013.

[3] BENNETT J E, DOLIN R, BLASER M J. Mandell, douglas, and bennett's principles and practice of infectious diseases [M]. 8th. Philadelphian: Saunders, 2014: 2583-2589.

[4] GOONARATNA C. Brucellosis in humans and animals [J]. Ceylon Med J, 2007, 52 (2): 66. DOI: 10. 4038 /cmj. v52i2. 1028.

[5] 中华人民共和国卫生部. 布鲁氏菌病诊疗指南（试行）[J]. 传染病信息, 2012, 25 (6): 323-324, 359. DOI: 10. 3969 /j. issn. 1007-8134. 2012. 06. 002.

[6] 格根通力嘎. 布鲁氏菌病诊断标准 [J]. 疾病监测, 2009, 24 (10): 781.

[7] GALIŃSKA E M, ZAGÓRSKI J. Brucellosis in humans—etiology, diagnostics, clinical forms [J]. Ann Agric Environ Med, 2013, 20 (2): 233-238.

[8] AL DAHOUK S, NÖCKLER K. Implications of laboratory diagnosison brucellosis therapy [J]. Expert Rev Anti Infect Ther, 2011, 9 (7): 833-845. DOI: 10. 1586 /eri. 11. 55.

[9] WANG Y, WANG Z, ZHANG Y, et al. Polymerase chain reactionbased assays for the diagnosis of human brucellosis [J/OL]. Ann Clin Microbiol Antimicrob, 2014, 13: 31 (2014-08-01) [2017-12-15]. http://ann-clinmicrob. biomedcentral. com/articles/10. 1186 /s12941-014-0031-7. DOI: 10. 1186/s12941-014-0031-7.

[10] 李小鹏, 马学晓, 岳斌, 等. 脊柱布氏杆菌病的诊断与治疗 [J]. 中华骨与关节外科杂志, 2016, 9 (2): 118-121. DOI: 10. 3969/j. issn. 2095-9958. 2016. 02-06.

[11] ARAJ G F. Update on laboratory diagnosis of human brucellosis [J]. Int J Antimicrob Agents, 2010, 36 Suppl 1: 12-17. DOI: 10. 1016 /j. ijantimicag. 2010. 06. 014.

[12] FRANCO M P, MULDER M, GILMAN R H, et al. Human brucellosis [J]. Lancet Infect Dis, 2007, 7 (12): 775-786.

[13] LIU Q, CAO L, ZHU X Q. Major emerging and re-emerging zoonoses in China: a matter of global health and socioeconomic development for 1. 3 billion [J]. Int J Infect Dis, 2014, 25: 65-72. DOI: 10. 1016 /j. ijid. 2014. 04. 003.

《中华传染病杂志》编辑委员会